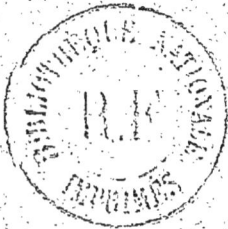

ATLAS

DES

PLANTES MÉDICINALES

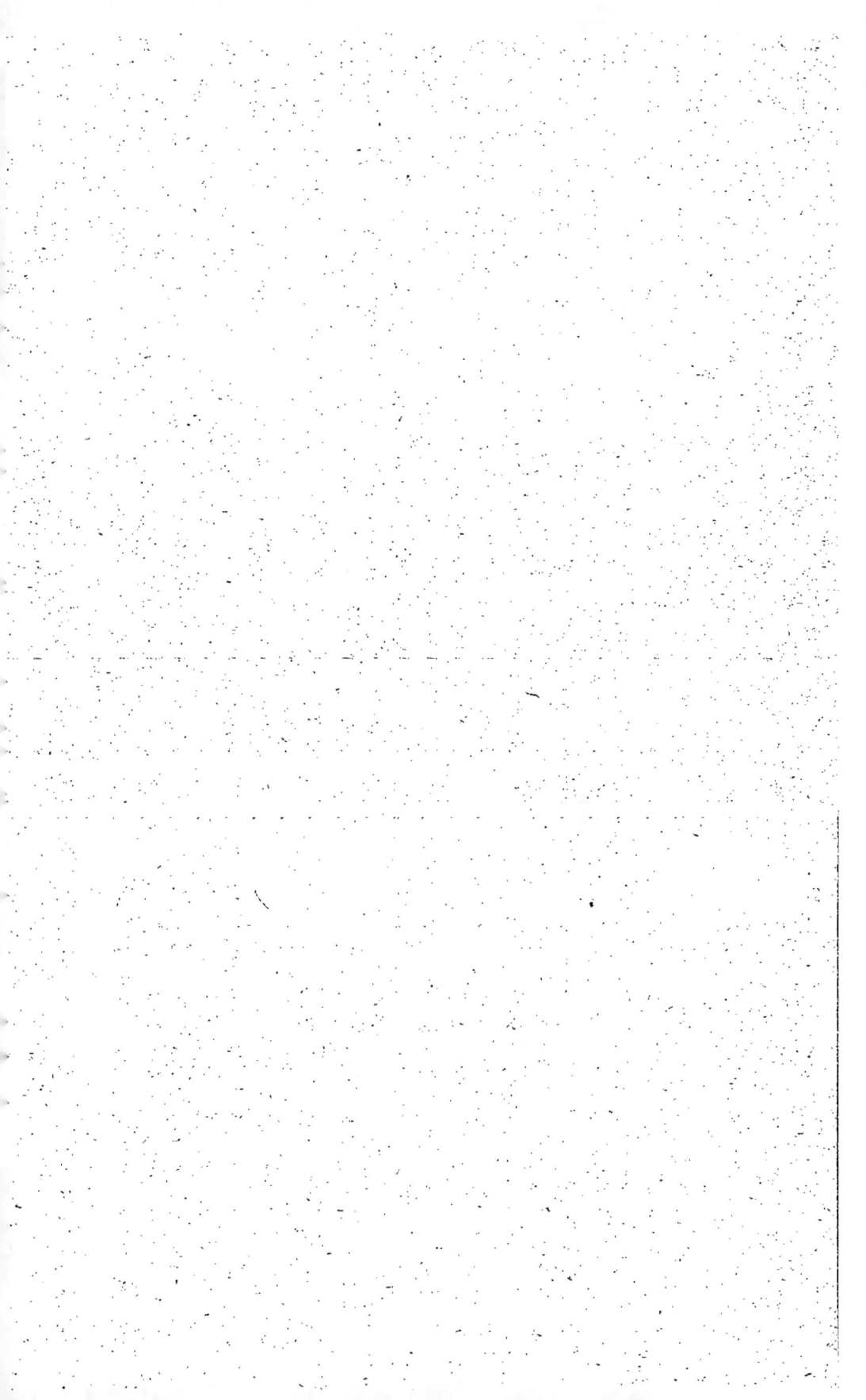

ATLAS COLORIÉ

DES

PLANTES MÉDICINALES

indigènes

~~~~~~~~

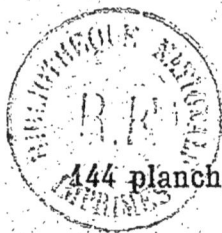

444 planches en couleur représentant 148 espèces
avec texte

donnant les propriétés et emplois en médecine populaire
de 364 plantes

PAR

Paul HARIOT

Pharmacien de 1ʳᵉ classe, Ex-Interne des Hôpitaux de Paris.

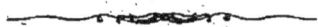

PARIS

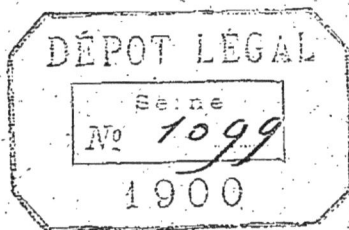

LIBRAIRIE DES SCIENCES NATURELLES
PAUL KLINCKSIECK
3, RUE CORNEILLE, 3
1900

—

Tous Droits réservés.

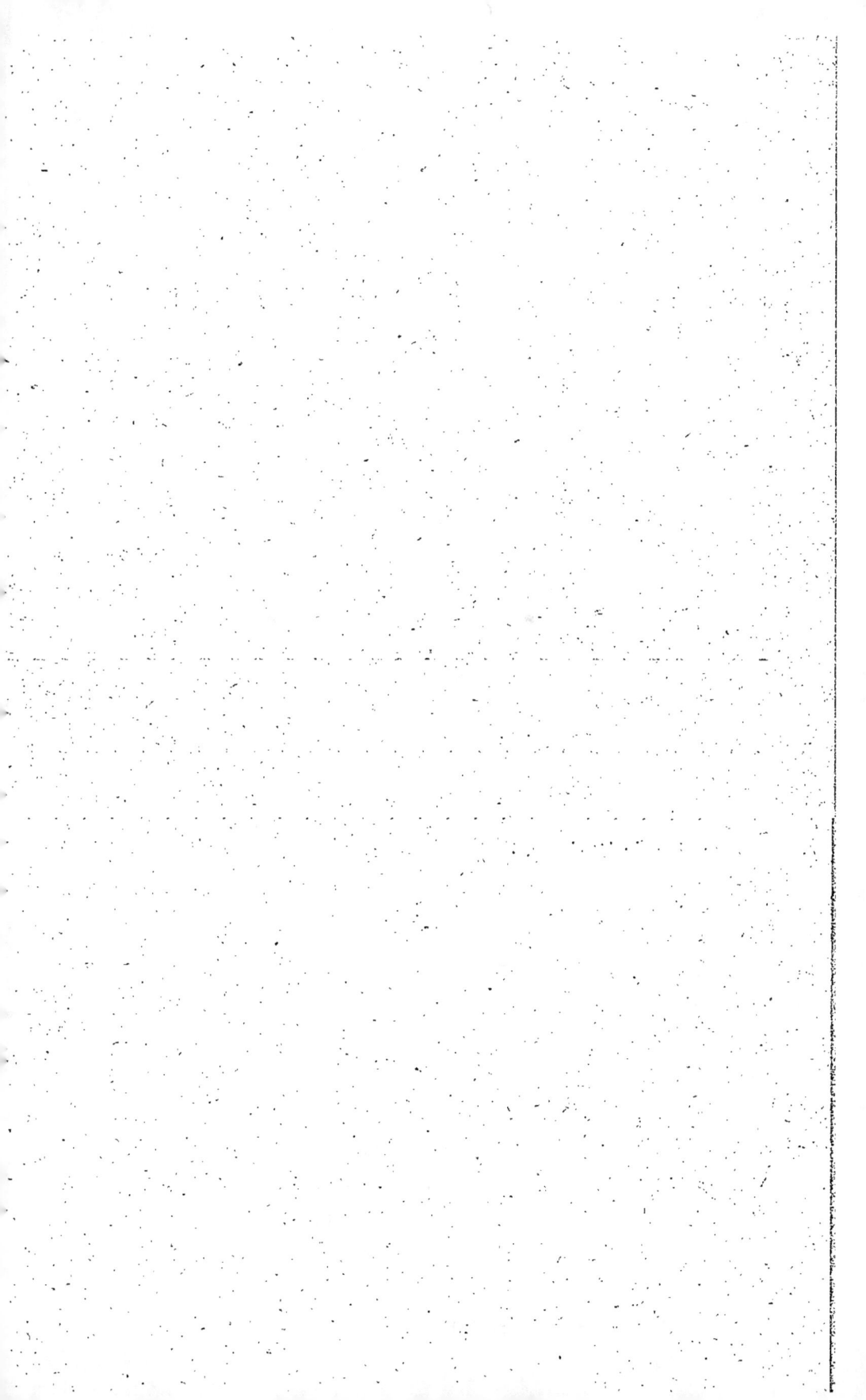

PRÉFACE

Les plantes médicinales, les *simples*, comme on les appelait autrefois, ont joui d'une réputation qui n'est pas encore complètement perdue. On trouvait en elles le remède à tous les maux; plusieurs d'entre elles constituaient de véritables panacées. Dès l'apparition de l'homme sur la terre, il est probable qu'on a fait appel à leurs vertus, et souvent le résultat a été heureux.

Nos pères avaient la foi naïve; par contre, nous sommes peut-être un peu trop incrédules ou sceptiques. Les conquêtes de la chimie moderne ont fait perdre la confiance que nous avions dans les simples. Et pourtant les plantes médicinales nous rendent, chaque jour encore, d'importants services, par les principes actifs qu'on en extrait. Soyons d'accord avec nous-mêmes et avec les faits acquis; sachons reconnaître aux simples les propriétés qu'elles possèdent.

Fontenelle a dit avec raison : « La botanique ne serait qu'une simple curiosité, si elle ne se rapportait à l'art de guérir. » Récemment encore, mon excellent ami, Paul Maryllis (1) écrivait en parlant des plantes : « Comme ces filles des champs qui, sous des jupes grossières, cachent des

---

1. P. Maryllis, *Les Harmonies naturelles*, 1899.

formes délicates, elles tiennent plus qu'elles ne promettent. Ce sont les sœurs de charité de la nature. Elles s'offrent à nous dans toutes les affections. Demandez-leur la santé, ce bien que nul trésor ne remplace, et elles vous fourniront qui ses feuilles, qui ses tiges, qui ses racines, pour vous remettre en état. A la campagne, on les choie pour leurs multiples vertus. A la ville, le pharmacien en a toujours quelque réserve dans ses boîtes et dans ses bocaux. Elles ont pour elles d'être à la portée de toutes les bourses, de soulager même l'indigent. »

Le petit livre, que nous publions, a pour but de faire connaître les végétaux utiles, pris parmi ceux qui nous entourent; c'est à proprement parler un choix des plantes indigènes, qui peuvent rendre des services dans l'art de guérir. Autrefois toutes les plantes avaient au moins une propriété curative : il suffit de se reporter aux textes des vieux botanistes de l'époque grecque, latine et du XVIᵉ siècle, pour se rendre compte de leur croyance naïve et parfois ridicule. Les botanistes n'ont été longtemps que des thérapeutistes, et c'est sous le couvert de la médecine populaire que la botanique a pris naissance.

Toutes les propriétés, que les Anciens ont attribuées aux plantes, sont loin d'être vaines, et nous avons pensé qu'il n'était pas inutile de les faire connaître : nous avons voulu être utile, nous avons cru faire œuvre bonne, en venant en aide aux habitants de la campagne éloignés des médecins et des pharmaciens. Nous avons espoir que les gens de la ville en retireront également quelque profit.

En raison même des limites restreintes, entre lesquelles nous devions nous renfermer, nous avons dû être sobre de descriptions. Dans la plupart des cas même, nous nous sommes trouvé dans l'obligation de les laisser à peu près entièrement de côté. Mais l'homme des champs n'est-il pas instinctivement *herboriste*? ne connaît-il pas le nom de la plupart des végétaux qui croissent autour de lui, qu'il est appelé, chaque jour, à rencontrer dans sa lutte de tout instant avec la nature? C'est donc à l'emploi que nous nous sommes attaché, aux doses et à la façon d'administrer les simples.

Cette connaissance même des végétaux utiles, que chaque habitant de la campagne porte en soi, nous a engagé à donner le plus grand nombre de noms populaires, qu'il nous a été possible de réunir. Dans la plupart des départements ces dénominations varient peu : l'Ile de France, la Normandie, la Champagne, la Bourgogne, etc., désignent à peu près de la même façon les plantes médicinales.

Dans les campagnes de la Gascogne et de la Provence, ces dénominations sont passablement différentes; elles empruntent au génie local, au terroir, une saveur qui n'est pas dénuée de poésie, qu'il nous eût semblé dommage de passer sous silence. C'est peut-être dans cette région privilégiée du sol national, que les simples ont gardé le plus de propriétés, que la foi est surtout restée en leurs vertus.

Mais si les effets utiles des plantes médicinales sont réels, ils sont des plus divers. Les unes sont à peu près anodines, on peut les administrer à des doses élevées, sans qu'il y ait la moindre crainte à concevoir; d'autres, au contraire, demandent dans leur mode d'emploi les plus grandes précautions, et quelques-unes d'entre elles devront être laissées à l'appréciation du médecin. C'est ainsi que la Bourrache, le Bouillon blanc, l'Armoise, le Pied-de-chat, la Mauve, la Guimauve, etc., seront toujours inoffensifs, même si on en abusait, tandis que la Belladone, la Digitale, le Genêt, l'Aconit, le Colchique, etc., pourraient produire les effets les plus désastreux. En un mot, toutes les fois qu'il s'agira d'une plante dangereuse, il faudra recourir aux plus grandes précautions. D'ailleurs, nous avons eu soin d'indiquer, par des caractères gras, « plante dangereuse », qu'il fallait s'en méfier.

S'il nous avait fallu faire connaître toutes les plantes officinales indigènes, les limites dans lesquelles nous étions obligé de nous renfermer, eussent été beaucoup trop étroites. Force était de savoir nous restreindre et de faire un choix. Ce choix n'a pas toujours été facile à établir, aussi avons-nous dû diviser notre sujet en deux parties. Dans une première partie, nous avons fait passer sous les yeux des lecteurs, avec accompagnement de planches coloriées exactes et très ressemblantes, 148 espèces. Quel ordre devions-nous suivre? Fallait-il réunir les plantes par familles botaniques, par affinités de propriétés médicales? C'eût été peut-être trop scientifique, pas assez à la portée de ceux à qui notre publication était destinée. Nous avons, après mûres réflexions, pensé que nous ne nous adressions pas à des savants de profession, mais plutôt à des amateurs, à des gens qui voulaient avant tout chercher dans les herbes celles qui pourraient leur être utiles; et nous avons adopté l'ordre alphabétique. On nous jettera peut-être la pierre, tant pis!

Des considérations d'ordre spécial et matérielles nous ont même obligé, mais rarement, à ne pas suivre un ordre strictement alphabétique; il sera toujours facile de tourner la difficulté et de se retrouver, en recourant aux renvois qui se trouvent au bas des pages, ainsi qu'à la table générale.

Dans une seconde partie, nous avons fait connaître 216 autres plantes, pour la plupart d'ordre secondaire, au point de vue de l'importance qu'elles ont actuellement. Ici les descriptions manquent forcément, mais le grand nombre de noms populaires que nous avons donnés aidera à les faire reconnaître. Quelques plantes exotiques y ont trouvé place : le Café, le Thé, la Rhubarbe, etc., qui sont d'un tel emploi journalier, que leur brevet d'indigénat et d'acclimatation en est à peu près acquis.

Un chapitre spécial est celui qui a trait à la culture des plantes médicinales : il est, pouvons-nous dire sans nous vanter outre mesure, original. Cette culture, nous le prouvons par les données que fournit la statistique, n'a pas en France une bien grande importance et c'est, pour beaucoup de végétaux utiles, à l'étranger qu'il faut nous adresser. Il n'en est pas moins vrai que, en dehors des cultures particulières que l'on trouve un peu partout, dans tous les jardins de la campagne, il existe dans notre pays quelques centres où l'herboristerie a conservé des droits acquis. La Touraine, pour la Réglisse; le Maine-et-Loire; le Puy-de-Dôme, autrefois pour le Pavot à opium, le département de Seine-et-Oise, n'ont pas encore dit leur dernier mot. A Milly, particulièrement, dans ce dernier département, nous avons pu visiter, en compagnie de notre aimable et sympathique éditeur, des cultures, des *herbages* comme on les appelle là-bas, dont nous étions loin de nous figurer l'importance. En qualité de botaniste, habitué de longue date à observer, de pharmacien, fils de pharmacien, nous avons constaté avec plaisir que l'herboristerie n'était pas morte encore et que, si parfois elle ne battait que d'une aile, elle n'avait pas encore rendu son dernier souffle.

Nous parlons plus haut de figures coloriées : rappelons que toutes ont été faites d'après nature et que leur exactitude ne saurait être contestée. Le bon accueil qu'ont reçu précédemment les livres à planches coloriées, édités par M. Paul Klincksieck, imposait à notre éditeur — noblesse oblige — de ne rien admettre qui ne fût de tous points exact et rendu avec une scrupuleuse fidélité.

Un dernier mot pour terminer : on s'étonnera peut-être des citations que nous avons reproduites en ancien langage.

C'est probablement une faiblesse de notre part, mais nous n'avons pas su résister au charme de nos vieux *diseurs*, et grâce à leur naïveté, nous avons pu divulguer des propriétés et des recettes, que la langue froide et pondérée du xixᵉ siècle n'aurait pas admises.

P. Hariot.

Paris, 1ᵉʳ mars 1900.

PREMIÈRE PARTIE.

148 Plantes médicinales illustrées et décrites.

ABSINTHE (GRANDE).

Aluyne, Herbe sainte, Encens (Marseille), *Aousser* (Gascogne).

Tout le monde connaît l'Absinthe; son odeur forte et spéciale, sa saveur d'une remarquable amertume, ne permettent
pas de l'oublier. Elle se plaît au jardin, sans culture, dans le
coin le plus aride et atteint un mètre et plus de hauteur.

L'Absinthe passe pour vermifuge, emménagogue et apé-
ritive. Certains thérapeutistes l'ont conseillée également
pour combattre avec succès la constipation. De si belles qualités sont-elles réelles? Les médecins grecs et romains les ont
célébrées il y a déjà longtemps, et la tradition les a admises
et les reconnaît encore.

Une pincée (10 à 15 grammes) de sommités, dans un litre
d'eau bouillante, donne une excellente tisane aussi amère que
parfumée, dont on prendra un verre matin et soir comme
apéritif. La même vertu est attachée au Vin d'Absinthe que
l'on prépare avec 15 grammes pour un litre de vin blanc. On
pourra l'utiliser après huit jours de macération.

On s'est également servi de la poudre, de l'extrait, de la
teinture, de l'essence, des feuilles fraîches en cataplasme.
Comme emménagogue, l'Absinthe est loin d'avoir la valeur
de l'Armoise. Mais ce qui a donné à l'Absinthe sa grande célébrité, c'est la liqueur verte et attirante qui porte son nom et
dont les effets sont redoutables pour la santé. La liqueur
d'Absinthe, agit, et par l'alcool qui provoque l'ivresse, et par
l'Absinthe elle-même qui détermine des attaques convulsives
d'épilepsie; et pourtant la plante était au xvie siècle un antidote contre l'ivresse. Le traducteur de Fuchs ne dit-il pas :
« L'absinthe purge la colère qu'il trouve en l'estomac et au
ventre... il engarde d'enyvrer, estant prins devant toutes
viandes. »

L'Absinthe affectionne les lieux incultes, les rochers, surtout
dans le Midi et le Sud-Ouest, où on la rencontre aussi près de
la mer.

Absinthe maritime, voir partie II. Nº 145.
    —   Petite,   — . II. Nº 145 *bis*.

Lieux incultes, rochers et cultivé. — Fleurit de juillet en septembre.

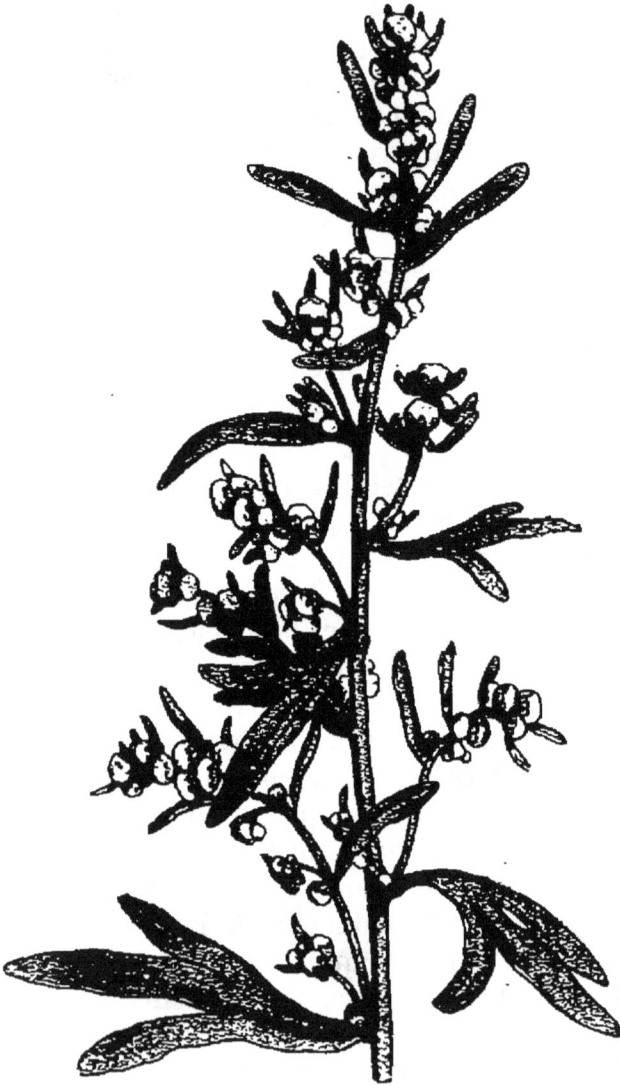

Absinthe (Grande).
Artemisia Absinthium.
— Composées. —

Lieux humides du littoral, bords des marais salants. — Fleurit de juillet en septembre.

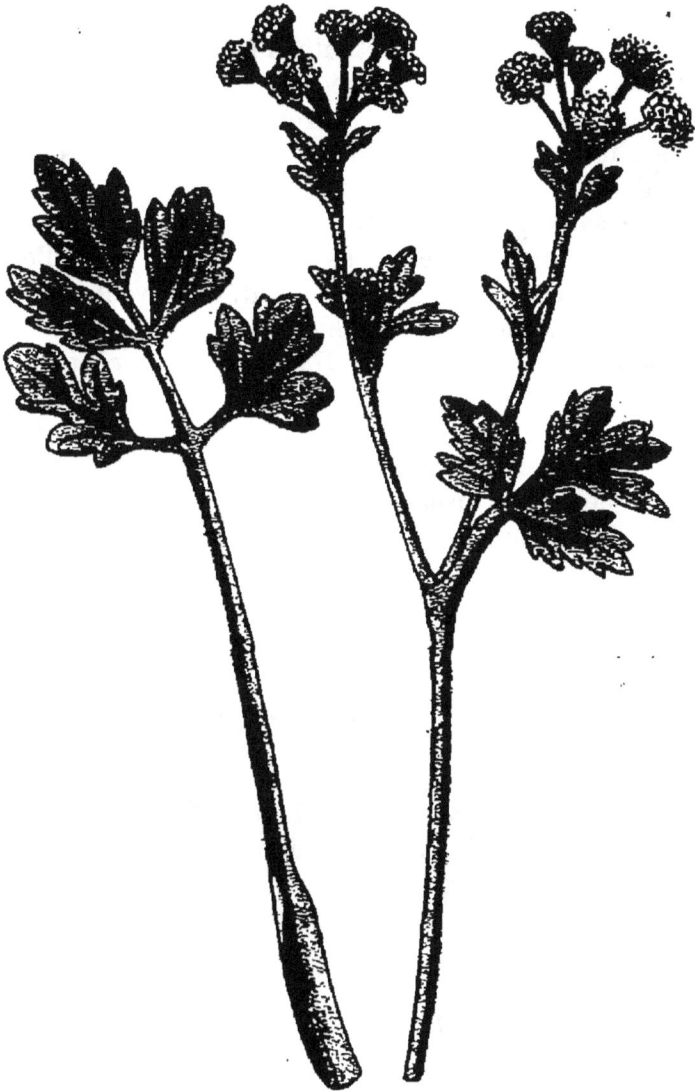

Ache des marais.

Apium graveolens.

— OMBELLIFÈRES. —

ACHE DES MARAIS.

Céleri des marais, Lapi (Gascogne).

L'Ache est une plante qui présente, à première vue, les plus grands traits de ressemblance avec le Céleri. Il n'y a rien là qui puisse surprendre, puisqu'il est reconnu que le Céleri n'est pas autre chose que l'Ache, modifié par une longue culture qui a changé du tout au tout ses propriétés.

La plante sauvage est, sinon dangereuse, tout au moins suspecte. Fait remarquable : dans l'hémisphère sud, elle est comestible sans le moindre inconvénient. Sa saveur est âcre, son odeur aromatique, peu agréable.

On emploie surtout la racine qui passe pour avoir des propriétés stimulantes, qui lui ont valu d'entrer dans la composition du Sirop des cinq racines, avec l'Asperge, le Fenouil, le Petit Houx et le Persil. On pourra le préparer soi-même facilement, en faisant infuser parties égales des cinq racines (125 grammes de chacune) dans 2.250 grammes d'eau bouillante. On conserve la liqueur et on fait une seconde infusion avec 4 litres d'eau. On mélange à 3.750 grammes de sirop de sucre.

Le suc des feuilles a été préconisé comme antiscorbutique, ainsi que dans les fièvres intermittentes légères, qui, il faut le reconnaître, guérissent souvent seules.

L'extinction de voix, le catarrhe pulmonaire chronique, se trouveront bien de la décoction des feuilles (40 grammes par litre) coupée avec du lait et prise à jeun. Quant au Céleri, ses propriétés sont nombreuses également. Il passe pour aphrodisiaque, ce qui n'a jamais été bien prouvé. On a dit qu'il était souverain contre les affections goutteuses. Par expérience nous y croyons peu.

L'Ache des marais croît dans les lieux humides du littoral, au bord des marais salants.

ACONIT NAPEL.

Coqueluchon, Char de Vénus, Tue loup.

Les belles fleurs bleues de l'Aconit lui ont valu une place dans tous les jardins. Sa racine, en forme de navet, lui a fait donner le nom de *Napellus*, Napel. Toutes les parties de cette plante sont toxiques et l'administration en devra toujours être laissée au médecin. Pour donner une idée des qualités vénéneuses de cette plante, il suffira de rappeler que son principe actif, l'*Aconitine*, a parfois produit des empoisonnements à la dose d'un milligramme par jour.

Quoi qu'il en soit, l'Aconit est fréquemment employé comme calmant sous forme de teinture ou d'alcoolature, dont on peut poursuivre l'administration, jusqu'à ce qu'on voie survenir des picotements de la face, des vertiges. On a conseillé aussi de faire cuire la plante entière dans une suffisante quantité d'eau pour composer un cataplasme, qu'on appliquerait sur un membre endolori. En tout cas, il faudra toujours ne se servir de l'Aconit qu'avec une extrême prudence.

Les racines de l'Aconit, par leur ressemblance avec de petits navets et leur saveur douceâtre, ont donné lieu à des empoisonnements que l'on pourra combattre de la manière suivante : prendre un vomitif (1 gramme de poudre d'Ipéca et 10 centigrammes d'émétique) pour débarrasser l'estomac de la plus grande partie des matières absorbées; infusions aromatiques chaudes (Menthe poivrée) et eau-de-vie en grogs chauds très corsés. Si ces moyens ne suffisent pas, il faut provoquer la respiration artificielle sans relâche.

Plante très dangereuse. — L'Aconit croît dans une grande partie de la France, surtout dans les régions montagneuses.

Régions montagneuses. — Fleurit de juillet en septembre.

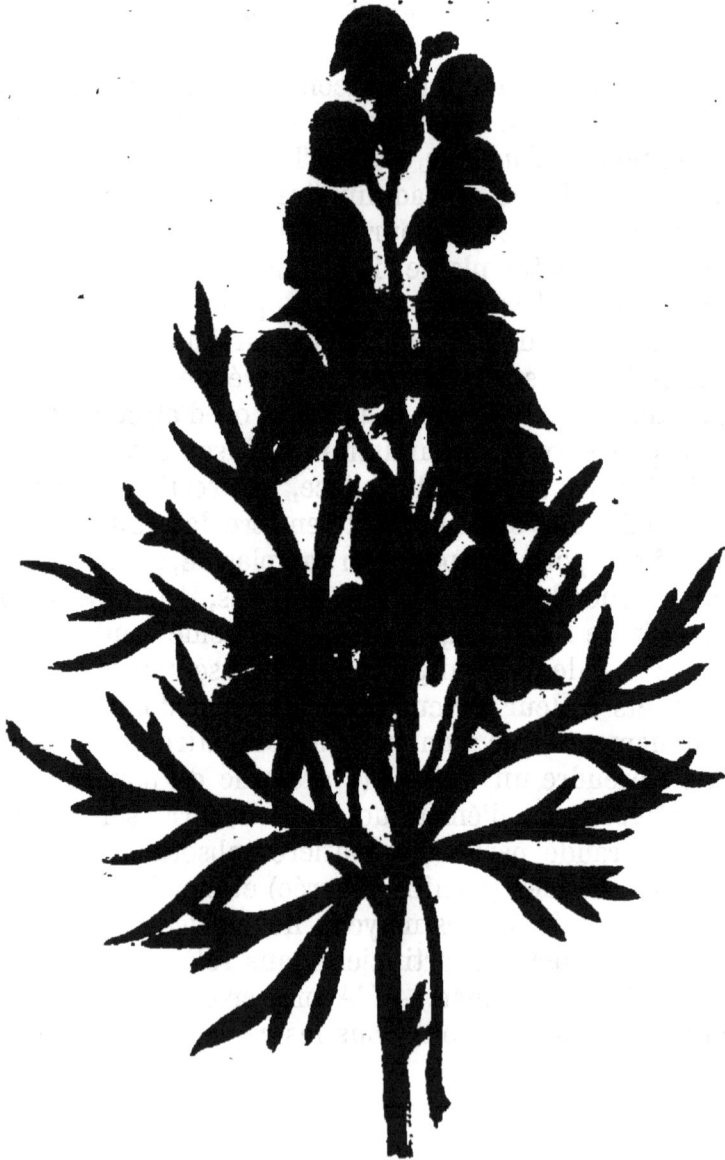

Aconit Napel.
Aconitum Napellus.
— RENONCULACÉES. —

Bords des eaux. — Fleurit en juin et juillet.

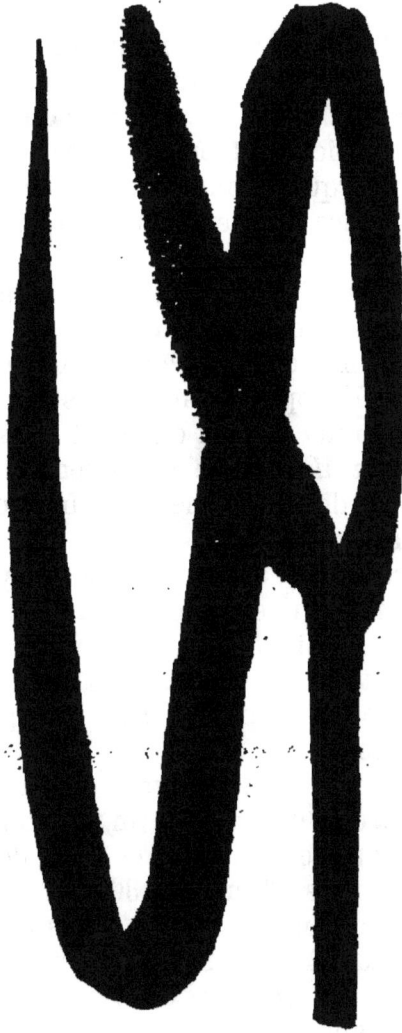

Acore.
Acorus Calamus.
— Aroïdées. —

ACORE.

Roseau aromatique, Calamus.

De longues feuilles étroites, qui rappellent celles de l'Iris, très aromatiques quand on les écrase, tel est le signalement de l'Acore. Ajoutez à cela que les rhizomes ou parties souterraines, que l'on emploie, sont brun-rougeâtre, de structure cornée sur le sec, marqués d'anneaux nombreux et de cicatrices arrondies à la face inférieure qui correspondent à l'insertion des racines.

L'Acore est employé depuis longtemps; son usage a été même beaucoup plus important autrefois que de nos jours. Il est originaire de l'Inde d'où il a été importé et d'où il s'est répandu dans toute l'Europe. C'était un des ingrédients de la *Thériaque* et les parfumeurs l'ont conservé dans la recette de la célèbre *Poudre à la Maréchale*. Actuellement, c'est un des médicaments favoris des indigènes de l'Inde où on le vend dans tous les bazars.

L'Acore est un stimulant aromatique et tonique ; il donne de bons résultats dans la dyspepsie et dans l'enrouement des chanteurs. Il a été aussi préconisé comme emménagogue, aphrodisiaque, diurétique et anthelminthique. On prétend même que sa poudre est employée dans quelques manufactures de tabac à priser.

Combiné à la Coriandre et au Poivre noir, il a été reconnu comme efficace contre la dysenterie. On fait bouillir 60 grammes d'Acore avec 4 gr. de Coriandre et 2 gr. de Poivre dans 600 gr. d'eau. On laisse réduire à 360 gr. environ et on absorbe 3 doses du mélange par jour, doses qui vont de 4 à 30 gr. suivant qu'on a affaire à un enfant ou à un adulte.

L'Acore croît aux bords des eaux dans une grande partie de la France, surtout dans l'est et dans le nord-est où on le récoltait autrefois pour le commerce de la droguerie.

AIGREMOINE.

Agrimoine, Grimoüèno (Gascogne).

L'Aigremoine semble bien déchue de son ancienne splendeur. Elle brillait à l'époque déjà lointaine où tous les simples guérissaient. Qui la connaît actuellement? Et pourtant elle figure toujours à la liste officielle des plantes médicinales. Ses longues grappes étroites de petites fleurs jaunes, ses tiges dressées, ses feuilles découpées en lobes aigus, la font facilement reconnaître. Elle n'a rien qui attire, rien qui éloigne; c'est une de ces plantes nombreuses, il faut bien le dire, qui laissent indifférent.

Au xvie siècle, l'Aigremoine passait pour être de « parties subtiles »; ses feuilles broyées, puis « avec viel oingt de porc, appliquées en forme de cataplasme, guérissent et consolident les ulcères qui viennent à malayse à cicatrice. La semence, ou l'herbe beüe en vin, allège les dysentériques, douleurs de foye, et morsures de serpents ». Tel était l'avis de Dioscoride, de Galien et de Pline.

Où sont ces belles et mirifiques vertus? *mais où sont les neiges d'antan?* On ne pouvait cependant passer sous silence l'Aigremoine eupatoire, dont le nom a perpétué celui du roi Eupator qui le premier en prescrivit l'usage. Actuellement, l'Aigremoine est un astringent léger, à saveur un peu amère et aromatique. Le tanin, qu'elle renferme en petite quantité, permet de l'employer en gargarismes contre les angines simples et contre les amygdalites à leur début.

L'Aigremoine est répandue dans toute la France, aux bords des chemins, le long des haies où elle acquiert de grandes dimensions.

Bords des chemins, le long des haies. — Fleurit de juin en août.

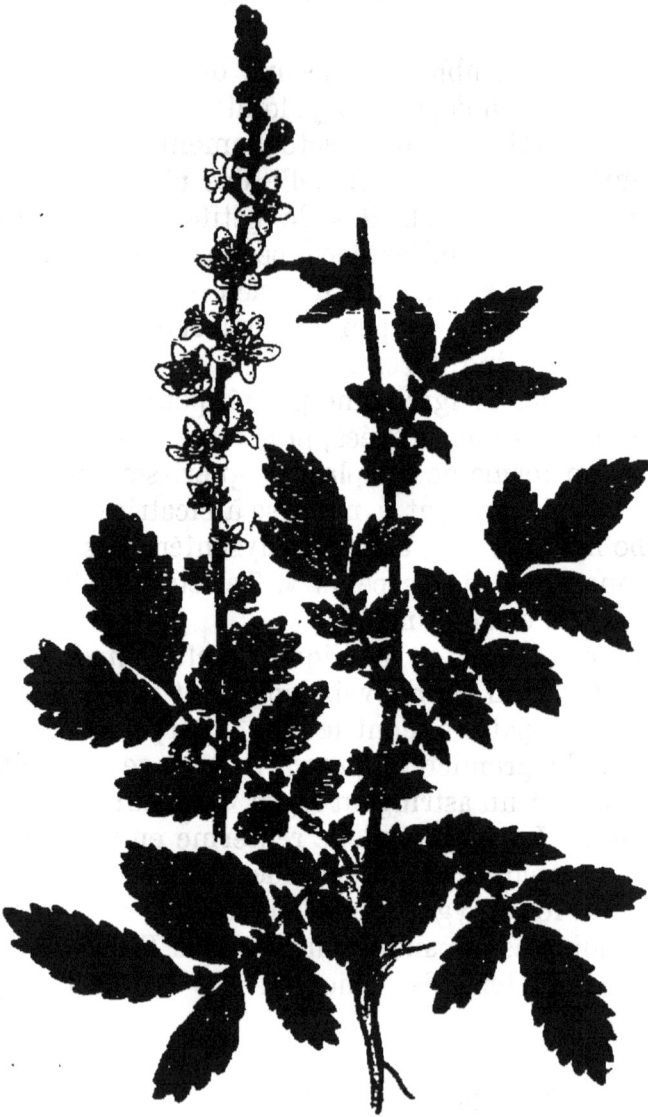

Aigremoine.
Agrimonia Eupatoria.
— Rosacées. —

Vignes. — Fleurit de juin en août. — Fructifie en septembre et octobre.

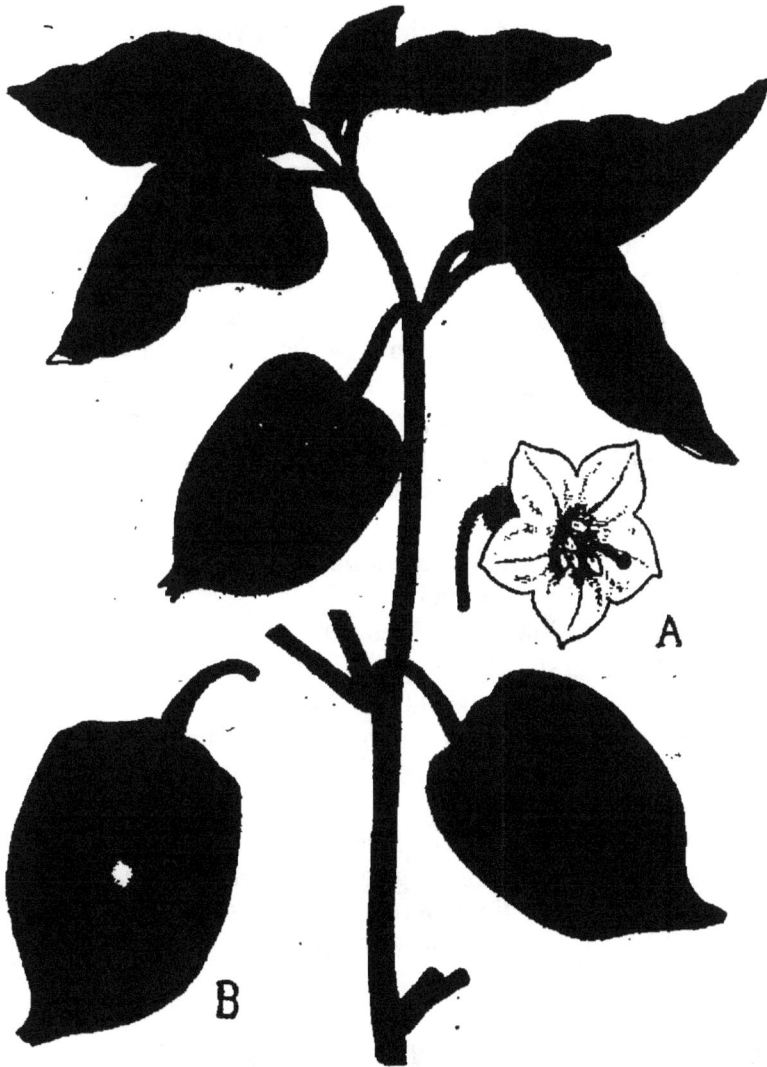

Alkékenge.
Physalis Alkekengi.
— SOLANÉES. —

ALKÉKENGE.

Coqueret, Madoûnéto (Gascogne).

Le calice en forme de vessie, d'abord vert puis rouge-orangé plus ou moins vif, fait reconnaître l'Alkékenge. Le fruit, de saveur acidule, est mucilagineux et assez agréable. Il est de couleur rouge–brique et employé dans certaines parties de la France pour colorer le beurre.

Les anciens auteurs l'appelaient *Baguenaudier*, en raison de l'enveloppe dilatée du calice, qui présente quelque vague ressemblance avec le fruit du *Colutea*. Ils lui attribuaient des propriétés efficaces contre la pierre, comme diurétique et contre la jaunisse. Actuellement le fruit de l'Alkékenge entre dans la composition du Sirop de Rhubarbe composé ou Sirop de Chicorée. C'est un purgatif léger en même temps que diurétique, à propriétés assez marquées pour qu'on l'ait préconisé contre la gravelle et l'œdème.

Les fruits et les tiges sont très amères, ce qui les avait fait prescrire autrefois comme succédanés du sulfate de quinine dans le traitement des fièvres intermittentes. Mais les succès ont été quelque peu douteux, et les vertus thérapeutiques de l'Alkékenge sont en somme de peu de valeur. En dehors du Sirop de Chicorée qui utilise les fruits, les autres parties de la plante, sous forme d'extrait, entrent dans la composition des pilules antigoutteuses du Dr Laville dont elles forment la base.

Le fruit est, paraît-il, très recherché par les merles.

L'Alkékenge croît dans les vignes, les terres légères de la plus grande partie de la France, où elle se propage avec une certaine rapidité, grâce à ses rhizomes traçants. Elle est redoutée des vignerons.

AMANDIER.

Amellé (Gascogne), *Amellos* (Gascogne), *Amendié* (Marseille).

L'Amandier fournit, à la matière médicale et à l'alimentation, des fruits qui peuvent être doux ou amers, suivant qu'ils proviennent de l'une ou de l'autre des deux variétés principales qu'il renferme.

Les amandes douces servent à la préparation de l'huile qui entre dans la composition du Cérat. C'est aussi un bon laxatif pour les enfants, soit seule, soit mélangée au Sirop de Chicorée. Emulsionnée avec de la gomme arabique, elle peut être employée avantageusement comme calmant dans la bronchite chronique. Les amandes douces servent encore en pharmacie à la préparation des *Loochs*.

Quant aux amandes amères, elles sont toxiques et leur consommation peut causer des accidents graves, qui se terminent quelquefois par la mort. Cette action nuisible est due à l'acide prussique que l'essence d'amandes amères contient toujours en quantité notable.

Les amandes douces et amères servent à la confection du Sirop d'orgeat, préparation des plus agréables, dont l'usage se perd de plus en plus. Ce sirop se fait de la façon suivante :

Amandes douces..	500 gr.
— amères.	150 gr.
Sucre blanc..	3 kil.
Eau distillée.	1.625 gr.
Eau de fleurs d'oranger.	250 gr.

On fait une pâte avec les amandes, 750 gr. de sucre et 125 gr. d'eau. On la délaye dans le reste d'eau; on passe avec expression à travers une toile et on fait dissoudre le reste du sucre dans l'émulsion qu'on a obtenue.

L'Amandier est fréquemment cultivé dans le midi de la France.

Aneth, voir partie II. N° 157.

Cultivé. — Fleurit en février et mars. — Fructifie de juillet
à septembre.

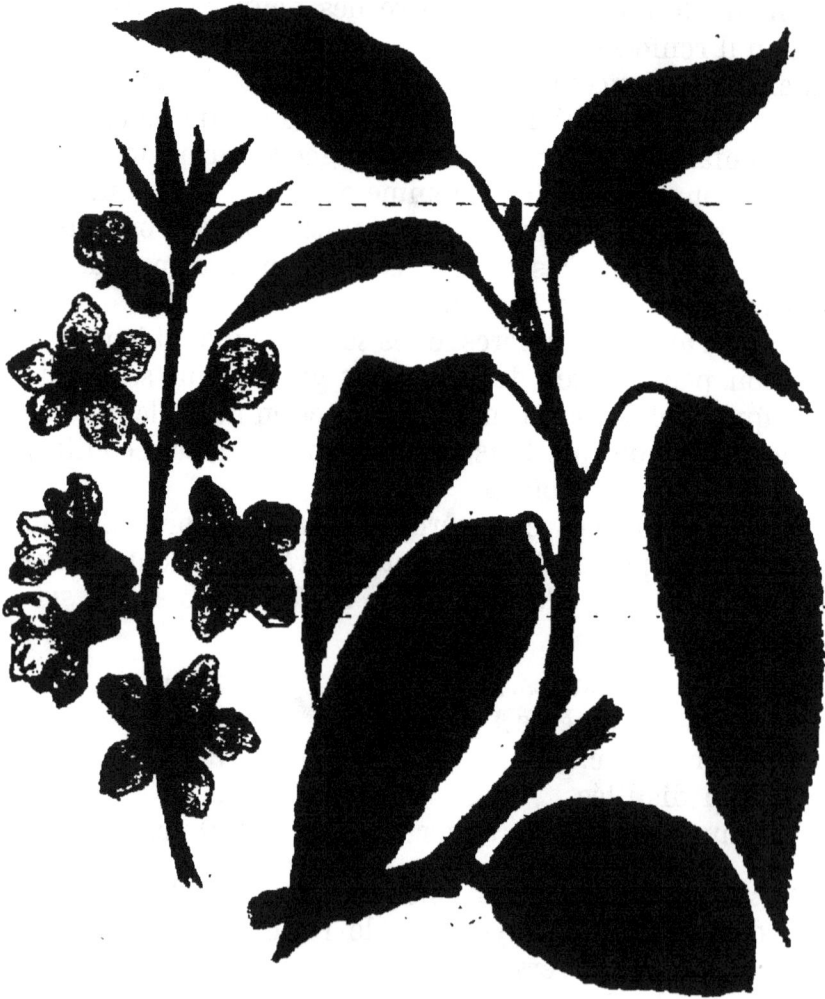

Amandier.
Amygdalus communis.
— AMYGDALÉES. —

Cultivé. — Fleurit en juin et juillet.

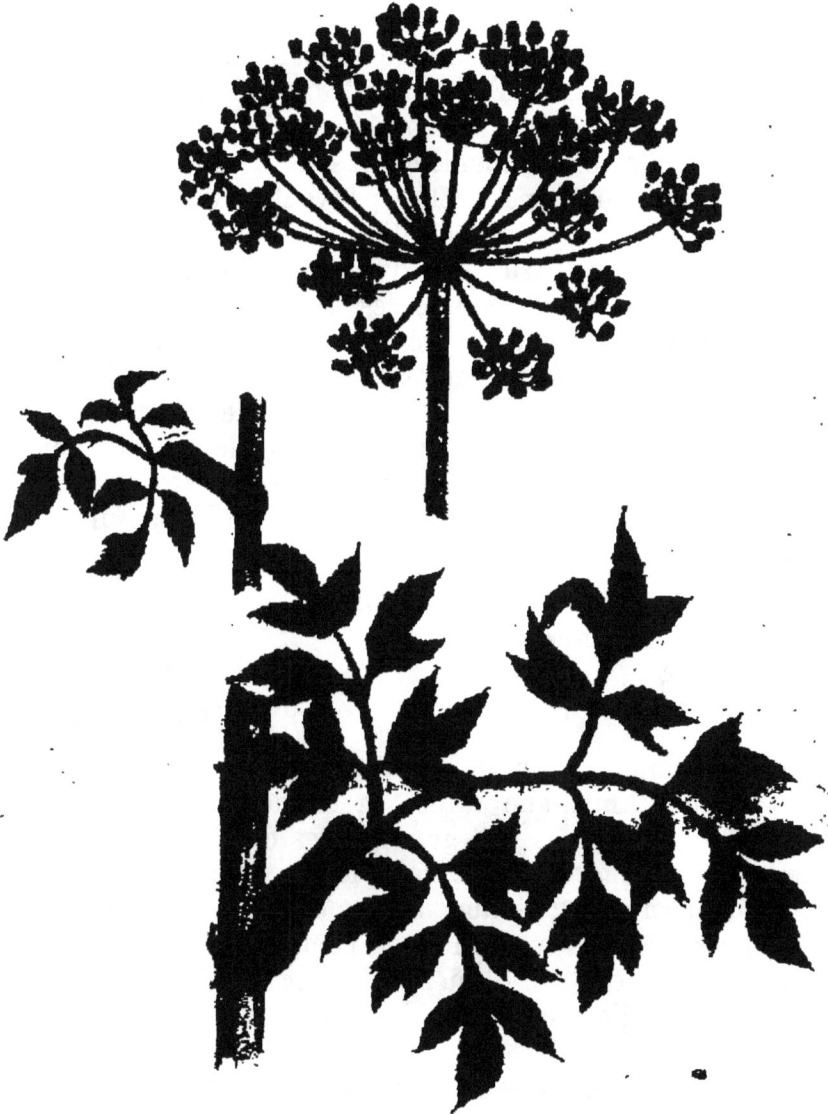

Angélique.
Angelica Archangelica.
— OMBELLIFÈRES. —

ANGÉLIQUE.

Racine du Saint-Esprit, Angélique de jardin.

Tout est bon dans l'Angélique archangélique, plante du nord de l'Europe qui en France n'est que cultivée.

Les racines jouissent de propriétés stimulantes, grâce à l'essence qu'elles contiennent, aussi sont-elles usitées contre la flatulence, la dyspepsie. Elles peuvent aussi jouer le rôle d'amer. Leur mode d'administration est l'infusion à la dose de 15 à 30 grammes par litre d'eau. Elles entrent dans la composition de l'Eau de Mélisse des Carmes.

Les feuilles servent à la préparation de l'Alcoolat vulnéraire. Les tiges confites peuvent être utilisées au lieu et place des autres préparations à base d'Angélique. Les graines entrent dans la confection des liqueurs de table, imitations plus ou moins réussies de la Chartreuse, dans le Vespétro, etc.

La formule suivante de *Ratafia d'Angélique* donne un bon résultat :

Tiges et feuilles d'Angélique . .	15 gr.
Eau-de-vie ordinaire	1 litre.
Eau	150 gr.
Sucre	300 à 500 gr.

on peut y ajouter un peu de vanille.

La crème d'Angélique utilise la racine et les graines : racine 130 gr., graines 125 gr., graines de Fenouil 12 gr., graines de Coriandre 15 gr.; faire macérer deux jours dans 4 litres d'alcool à 85°; ajouter 3 litres d'eau; distiller et retirer 3 litres; sucrer avec un sirop composé de 5 k. 500 de sucre et 2 litres et demi d'eau; compléter à 10 litres.

Les tiges confites de Niort et de Châteaubriant sont justement renommées.

L'Angélique est de culture capricieuse; il faut laisser à ses graines le soin de la multiplier naturellement.

ANIS.

Anis vert.

C'est également une plante d'origine orientale que l'Anis et qui, chez nous, ne se trouve que dans les jardins. Elle est de culture annuelle.

L'Anis est un stimulant et un carminatif dont on emploie les graines sous forme d'infusion, à la dose de 8 à 15 grammes par litre d'eau. Il entre dans la composition de la *Thériaque,* des pilules de Morton maintenant peu usitées, dans la fabrication de la plupart des eaux dentifrices sous forme d'essence et dans celle de plusieurs liqueurs de table digestives.

Autrefois, si nous en croyons Pomet, l'essence d'Anis avait « de très grandes propriétés, estant un excellent remède pour apaiser les tranchées, surtout des petits enfants, en leur en frottant le nombril ». A cette époque, 1694, l'Anis provenait de Malte et de la Touraine, principalement de Tours et de Chinon. L'Anis d'origine française était estimé pour la belle couleur verte qu'il gardait, tout en étant moins aromatique que celui des régions plus chaudes.

Les Anis de Verdun sont des graines d'Anis recouvertes de sucre.

L'anisette doit à l'Anis son parfum et son goût agréable :

Anis vert.	160 gr.
— étoilé	65 gr.
Coriandre.	15 gr.
Fenouil.	15 gr.
Thé	30 gr.

Telle est la formule de l'anisette de Bordeaux qui exige la distillation après une macération de 8 jours dans 4 litres d'alcool à 85°. On ajoute 2 litres d'eau et on retire 4 litres de liquide. On sucre avec 3 kilos de sucre dissous dans 2 litres d'eau et on complète à 10 litres. L'Anis entre également dans la composition de certaines absinthes fines.

Arénaria, voir partie II. N° 158.

Cultivé. — Fleurit de juin en août.

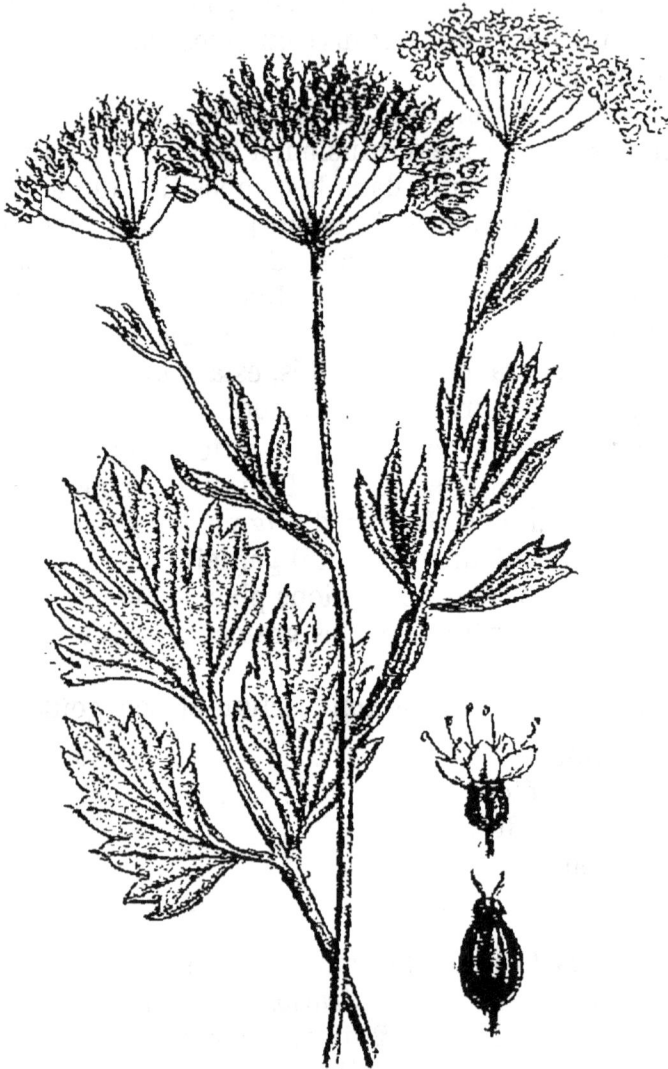

Anis.
Pimpinella Anisum.
— Ombellifères. —

Le long des routes, près des habitations. — Fleurit de mai
en juillet.

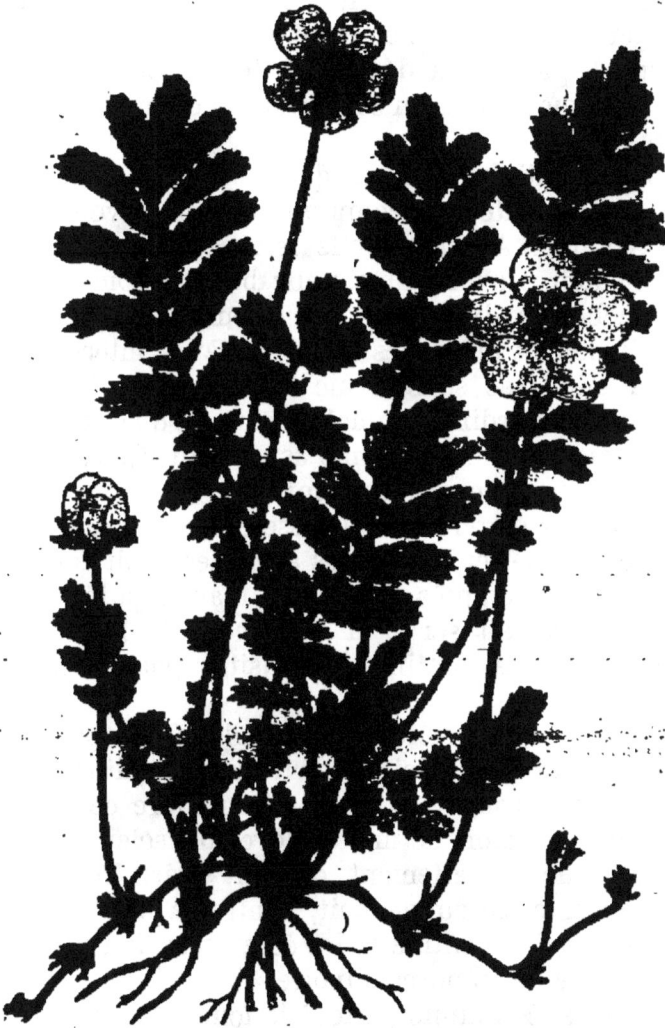

Argentine.
Potentilla Anserina.
— ROSACÉES. —

ARGENTINE.

Bec d'oie, Patte d'oie.

C'est une petite plante couchée sur le sol, à laquelle ses feuilles argentées et velues sur les deux faces ont fait donner le nom sous lequel on la désigne. Elle est encore appelée *Ansérine* parce que les oies en sont friandes et en consomment les feuilles.

La grande quantité de tanin, que renferment toutes les parties de cette plante, lui communique une saveur astringente et styptique. Aussi a-t-elle fait partie de nombreux remèdes populaires ayant tous pour but de combattre les flueurs blanches, la dysenterie, les calculs de la vessie, les affections du foie et même les accès de fièvre intermittente. Elle était administrée sous forme de lotions, de lavements ou d'injections. Dujardin-Beaumetz reconnaît qu'elle pourrait rendre quelques services, comme astringent léger, et qu'on pourrait fort bien en reprendre l'emploi.

Dans les parties pauvres de l'Ecosse et de l'Angleterre, on en mange les feuilles et les racines après les avoir fait bouillir. L'eau distillée, d'après Duchesne, était réputée comme cosmétique et pouvait servir à donner de la fermeté aux gazes. En Russie, l'Argentine était usitée pour la teinture en jaune.

C'était un spécifique contre les calculs. On exprimait le suc de cette plante et du Seigle vert, qu'on additionnait de partie égale de vin rouge, et on faisait prendre ce mélange le premier jour du mois de mai au lever du soleil. Au bout de trois années de ce traitement, on était guéri. Tournefort, le grand botaniste, recommandait, contre la leucorrhée, le bouillon fait avec l'Argentine et les écrevisses de rivière; on pouvait y ajouter des râpures d'ivoire.

L'Argentine est commune partout le long des routes, dans tous les lieux secs et près des habitations.

Aristoloche, voir partie II. N° 159.

ARMOISE.

Herbe de la Saint-Jean, Ormoise, Arquémiso (Marseille).

L'Armoise vulgaire a pour marraine Artémise, la femme de Mausole, roi de Carie. Elle s'est aussi appelée *Parthénis*, ou virginale, sans doute en raison des services qu'elle a rendus de tout temps comme emménagogue.

La thérapeutique moderne lui reconnaît des propriétés assez marquées, beaucoup plus actives que celles de l'Absinthe, mais sans aller cependant jusqu'à être abortive, comme on l'entend dire journellement.

Les Anciens en faisaient grand cas. Selon Pline, « ceux qui l'hont sur eux, ne peuvent être ni de poisons, ni de médicaments venimeux, ni de bestes, ni même du soleil endommagez ». Galien la tient pour bonne « pour rompre les pierres des reins ». C'était en quelque sorte la Coca des temps anciens, puisque « on tient aussi que les voyageurs, l'ayant liée sur eux, ne sentent lasseté aucune ».

L'infusion d'Armoise est actuellement encore réputée comme emménagogue, stimulante et sudorifique. On la prépare à la dose de 10 à 30 grammes de feuilles et d'inflorescences pour un litre d'eau. La poudre peut être aussi employée. Le suc frais a été également conseillé (30 à 40 grammes par jour) dans le courant de la semaine qui précède l'apparition des menstrues. Elle fait partie du sirop d'Armoise composé, et la racine entre dans les espèces emménagogues.

L'Armoise mêlée à la Matricaire, à la Mercuriale, à la Guimauve, à la Mauve, à la Camomille, au Mélilot, aux graines de Lin et de Séséli, servait à confectionner de petits sacs qu'on appliquait chauds sur l'ombilic, pour calmer les douleurs de l'accouchement. Elle est aromatique, mais tout autrement que l'Absinthe qui appartient au même genre et dont elle partage, quoiqu'à un moindre degré, l'amertume.

L'Armoise est une plante qui croît abondamment dans les lieux incultes, les haies, le bord des chemins, les décombres.

Lieux incultes, bords des chemins. — Fleurit de juillet en octobre.

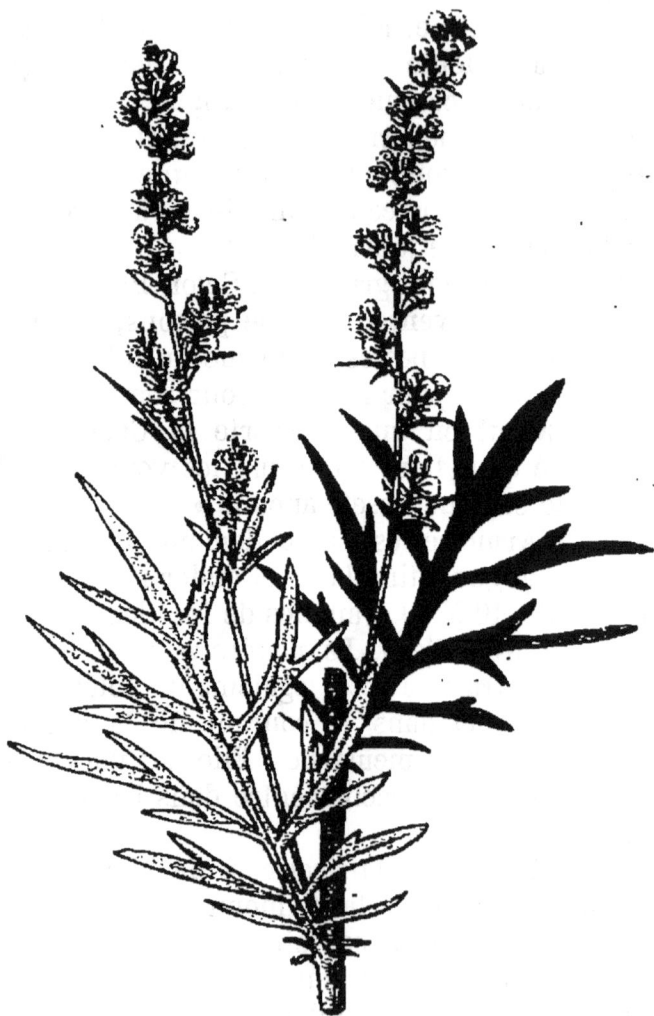

Armoise.

Artemisia vulgaris.

— Composées. —

Pâturages des montagnes. — Fleurit en juillet et août.

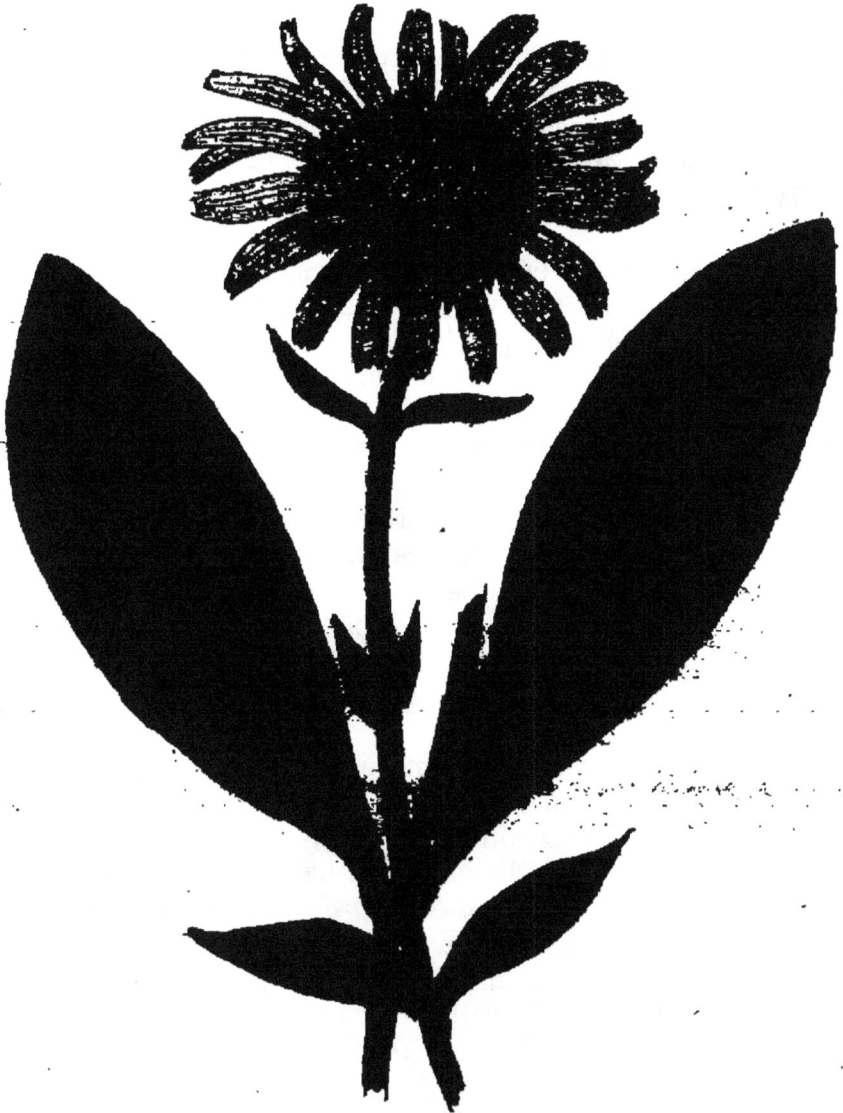

Arnica.
Arnica montana.
— Composées. —

ARNICA.

Tabac des Vosges, Tabac des Savoyards, Doronic d'Allemagne.

L'Arnica est une panacée populaire, aussi un grand nombre de plantes ont-elles porté ce nom, qui doit être réservé à l'*Arnica montana*. En Champagne, l'Arnica, c'est l'*Anthyllide vulnéraire* (Légumineuses); c'est encore le *Senecio Doria* fréquemment cultivé; en Bourgogne, c'est l'*Inula montana*.

C'est un stimulant énergique du système nerveux qui, employé à trop fortes doses, peut amener des accidents mortels. On emploie en thérapeutique les feuilles et les racines. L'infusion se fait avec 5 grammes de fleurs pour 1.000 grammes d'eau; il faut avoir soin de la passer pour éviter d'absorber les poils de l'aigrette, qui sont irritants et pourraient provoquer des vomissements.

La teinture d'Arnica, très usitée contre les chutes, les contusions, pour appliquer sur les plaies, doit être employée coupée d'eau et en compresses. Elle se prépare en faisant macérer 100 grammes de fleurs sèches dans 500 grammes d'alcool à 60°. On peut remplacer les fleurs par les racines. *Le taffetas à l'Arnica est d'un usage assez courant et agit* comme tout autre corps isolant.

Somme toute, l'Arnica est un médicament d'une réelle valeur. Le curé Kneipp voudrait que la teinture d'Arnica ne manquât dans aucune famille. Dans les Vosges, les Alpes, la Savoie, on fume les feuilles en guise de tabac, d'où le nom de *Tabac des Vosges, Tabac des Savoyards*. Les fleurs d'Arnica entrent dans la composition du *Thé* ou du *Vulnéraire suisse* avec l'Absinthe, la Bétoine, la Germandrée, l'Hysope, le Lierre terrestre, la Millefeuille, l'Origan, la Pervenche, le Romarin, la Sauge, le Thym, le Pied de chat, la Scabieuse, le Tussilage, etc...

L'Arnica abonde dans les pâturages de montagnes; il descend jusque dans les bruyères de la Sologne. On le trouve aussi en Belgique, aux environs de Spa.

ARROCHE.

Bonne-Dame, Belle-Dame.

L'Arroche n'est pas à proprement parler une plante médicinale, c'est-à-dire que ses propriétés, quoiqu'on ait prétendu que ses fruits étaient éméto-cathartiques, se bornent à la faire employer dans la préparation du bouillon aux herbes, qu'il est d'usage de prendre à la suite des purgatifs.

De ce bouillon aux herbes, plus usité à la campagne qu'à la ville, les formules sont nombreuses et variées. Nous donnons ici celle de l'ancien *Codex* quoique l'Arroche n'y figure pas, mais elle y peut sans inconvénient remplacer la Carde ou la Poirée :

Feuilles d'Oseille	125 gr.
— de Laitue	60 gr.
— de Poirée	30 gr.
— de Cerfeuil	30 gr.
Eau	1250 gr.

Faire cuire et ajouter :

Sel de cuisine et beurre frais : 20 gr. de chaque.

Les feuilles sont émollientes et peuvent être employées comme cataplasmes; on les a également recommandées, en raison de leur largeur, pour le pansement des vésicatoires et des cautères. Là encore elles remplacent avantageusement les feuilles de Poirée, dont elles n'ont pas les nervures épaisses et saillantes. On peut aussi les mêler à l'Oseille pour l'alimentation et les consommer comme succédanées de l'Epinard. C'est l'*Epinard des châteaux* d'autrefois.

L'Arroche est fréquemment cultivée sous plusieurs formes, dont une à feuilles et à tiges rouges.

Artichaut,	voir partie II.	Nº 160.	
Asperge,	—	—	II. Nº 161.
Aspérule odorante,	—	—	II. Nº 162.

Cultivé. — Fleurit de juin en août.

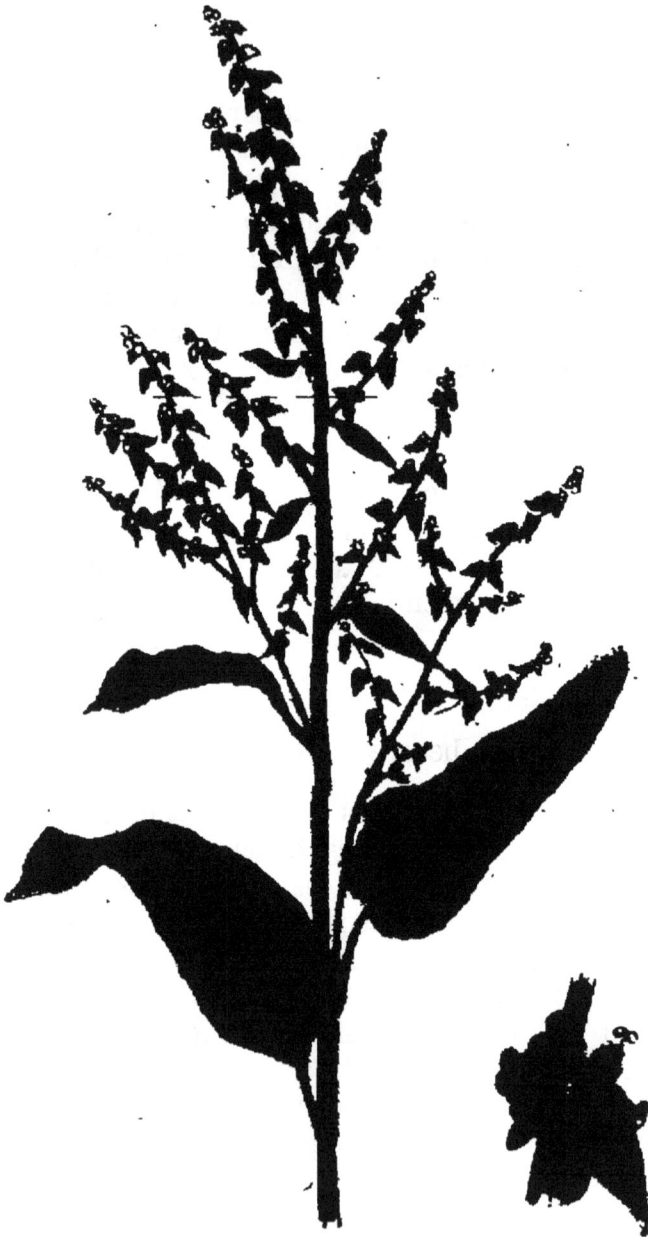

Arroche.
Atriplex hortensis.
— CHÉNOPODIACÉES. —

Bois humides. — Fleurit de juillet en septembre.

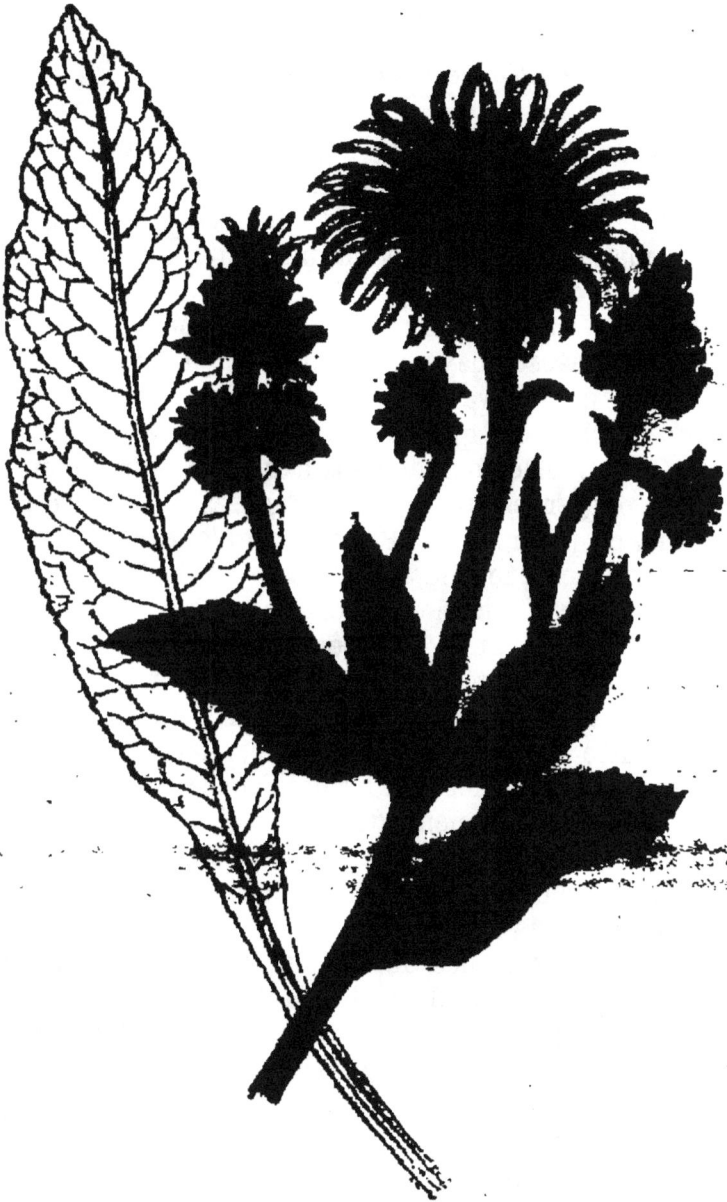

Aunée.
Inula Helenium.
— COMPOSÉES. —

AUNÉE.

OEil de cheval, Campana.

L'Aunée fournit à l'art de guérir ses racines courtes et épaisses, d'un jaune-brun à l'extérieur, blanches intérieurement, dures et coriaces quand elles sont sèches, d'une odeur aromatique légèrement camphrée, de saveur également aromatique et amère.

Son nom d'*Helenium* lui vient « des larmes d'Héleine desquelles, elle ha esté naye et produicte » et encore « de ce que Hélaine, en trouva le premier remède singulier, contre serpens ». Galien dit que la racine d'Aunée est grandement utile. « On la mesle comodément avec électuaires pour faire cracher et purger les grosses et visqueuses humeurs qui sont au thorax et poulmon. » Pline dit qu'elle « affermit les dents, quand on la mâche à jeûn, pourvue qu'elle ne touche terre, depuis qu'elle ha été arrachée ».

De nos jours, l'Aunée est aromatique, tonique et stimulante. On l'emploie intérieurement en infusion (15 à 30 grammes pour un litre d'eau), en teinture, en vin, en extrait, en poudre contre la chlorose, l'anémie, dans les catarrhes bronchiques. A l'extérieur on l'a préconisée, sous la forme de lotions, dans le traitement des dartres, des ulcères variqueux ; elle agit en calmant le prurit, d'où son usage autrefois contre la gale. On l'administre aussi en injection contre la leucorrhée.

D'autres sortes d'Aunée ont été employées, qui sont tombées dans le plus profond oubli : la *Pulicaire,* dont l'odeur avait la propriété de chasser les puces ; l'*Aunée dyssentérique,* usitée contre la dysenterie, qui garantissait de la grêle, de la foudre et des maléfices du diable ; la *Conyze,* emménagogue sudorifique qui éloignait les moucherons et les puces.

L'Aunée pousse dans les bois humides, argileux.

Aurone, voir partie II. N° 163.

AVOINE.

Avêne, Civada, Cibado (Gascogne); *Sibado* (Gascogne).

Tout le monde connaît l'Avoine, graminée dont l'origine n'est pas connue avec certitude et qui, selon toutes probabilités, paraît avoir été apportée d'Asie. Elle est maintenant cultivée dans toute l'Europe.

Débarrassée de ses *balles* ou enveloppes, le grain d'Avoine est d'un beau blanc et constitue le *gruau* des pharmacies d'un usage plus fréquent en Angleterre et en Ecosse que chez nous. L'emploi du gruau est très avantageux dans l'alimentation des enfants, pour préparer une bouillie. Dujardin-Beaumetz conseille de confectionner cette bouillie de la façon suivante : verser une ou deux cuillerées de farine d'Avoine dans un verre d'eau; agiter le mélange jusqu'à ce qu'il soit bien homogène et chauffer légèrement après avoir salé et sucré. Les enfants se trouvent très bien de cette bouillie qu'on leur fait prendre par cuillerées à bouche.

Le gruau a été préconisé comme adoucissant et diurétique, en décoction à la dose de 20 grammes pour 1.250 grammes d'eau qu'on fait réduire à un litre. On en a aussi préparé un sirop.

La farine d'Avoine est utilisée pour la confection des cataplasmes. Les balles du grain servent à remplir des coussins et des paillasses qui constituent une excellente couche pour les jeunes enfants.

On a signalé récemment dans l'Avoine, outre l'*Avénine* qui en est le principe actif, des traces de *Vanilline* qui communiquent aux préparations faites avec l'Avoine une odeur et une saveur particulières, qu'on retrouve dans les déjections des animaux qui en ont été nourris.

L'Avoine est cultivée sous de nombreuses variétés, qui forment leurs épis et mûrissent leurs grains à différentes époques.

Cultivé. — Floraison variable suivant les variétés.

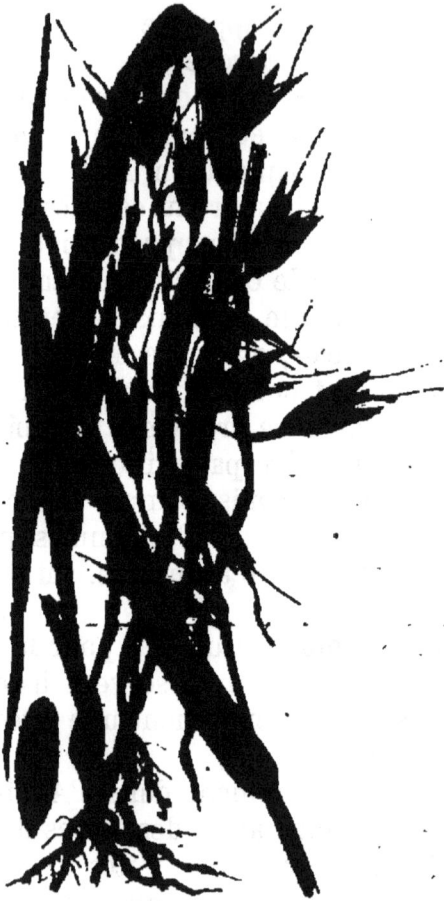

Avoine.
Avena sativa.
— GRAMINÉES. —

Lieux humides. — Fleúrit d'avril en juin.

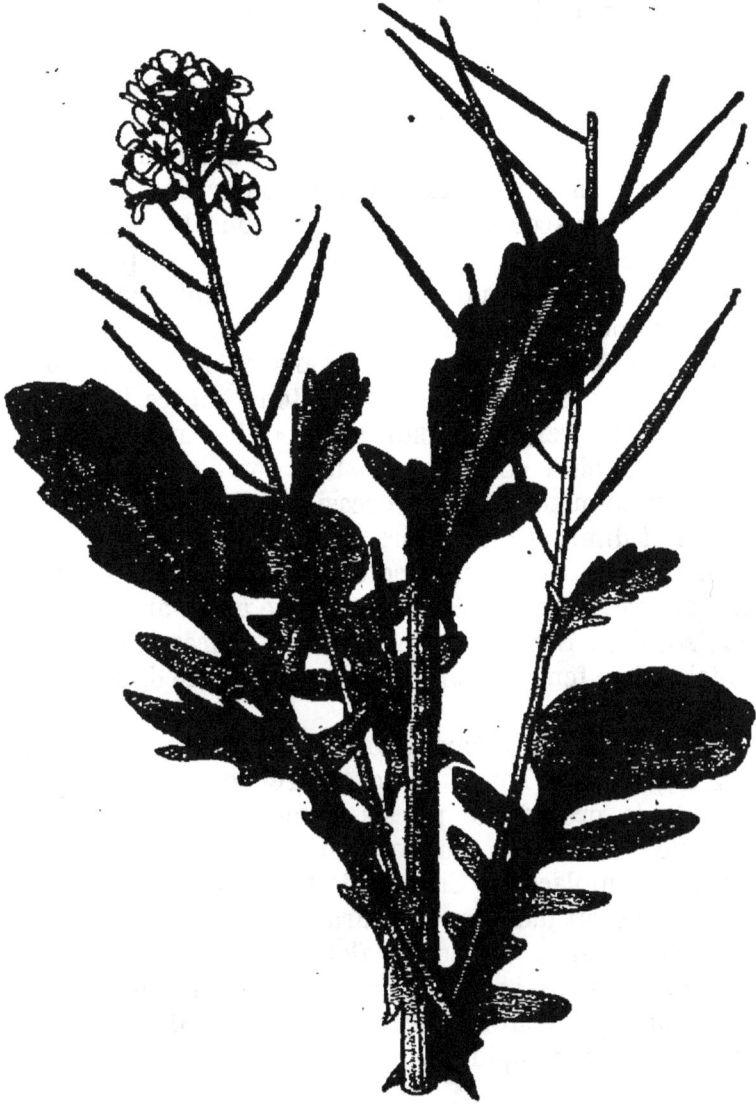

Barbarée.
Barbarea vulgaris.
— CRUCIFÈRES. —

BARBARÉE.

Herbe à Sainte-Barbe, Herbe aux charpentiers, Bardotte.

C'est une crucifère qui ne manque pas de valeur ornementale, que la Barbarée. On en cultivait même autrefois une
variété à fleurs doubles, actuellement fort rare dans les jardins. D'où lui vient son nom ? Le traducteur de Fuchs, en
1550, dit « je n'aie sceu présenter autre nom de cest' herbe
que le vulgaire. Car les herbiers du temps esmuez par quelque superstition, l'ont nommée l'herbe Sainte Barbe; et
quand à moy pour peine que j'y aye prins, n'en ay sceu tirer
autre nom par ceux qui estoyent savans en la matière des
herbes ». Quant à ses propriétés, écoutons encore le même
auteur qui nous renseigne sur elles, « elle médecine les
ulcères salles et où la chair surcroistra. Car d'autant qu'elle
dessèche puissamment, à ceste occasion elle peut nettoyer
les ordures et diminuer les chairs ».

Ces vertus semblent bien hypothétiques. Au siècle dernier
la Barbarée passait pour être un remède à nul autre pareil
contre le scorbut. Elle est encore, quoique rarement, usitée
comme telle. Les feuilles sont considérées comme diurétiques
et les graines comme apéritives.

Une autre espèce du même genre, le *Barbarea præcox* ou
patula, indigène dans l'ouest et le centre de la France, se
distingue de la précédente par la saveur piquante de ses
feuilles. Elle est cultivée sous le nom de *Cresson de terre* et
peut servir à remplacer le Cresson de fontaine.

La Barbarée croît dans toute la France, dans les lieux humides, où ses longues grappes de fleurs jaunes attirent l'attention sur elle. On lui indique des propriétés condimentaires,
sans nul doute par confusion avec le Cresson de terre, car
elle est absolument insipide.

BARDANE.

Copeau, Herbe aux teigneux, Glouteron, Gaffarot (Gascogne).

Les grandes et larges feuilles de cette plante, ses fleurs dont les bractées sont terminées en crochet et s'attachent facilement aux vêtements, ne permettent pas de méconnaître la Bardane. Ses racines colorées en gris ou en brun clair, rugueuses, plissées dans le sens de leur longueur, quand elles sont sèches, sont employées pour l'usage médicinal. Leur saveur est mucilagineuse, puis un peu amère et leur odeur désagréable.

La racine de Bardane est employée comme diurétique, sudorifique et dépurative. Elle se donne en tisane, de 15 à 20 grammes qu'on fait bouillir dans un litre d'eau et qu'on édulcore avec 15 grammes de racine de Réglisse. Henri III aurait, paraît-il, été guéri, par la Bardane, d'une maladie dont l'Amérique et l'Europe se rejettent la paternité. C'est Pierre Péna, son médecin, qui l'affirme.

On s'en est servi en lotions pour calmer le prurit des dartres et de l'eczéma, ainsi que contre la teigne dont elle fait tomber les croûtes, sans agir d'une façon plus active. Le suc des feuilles uni à l'huile constituait un liniment pour déterger les ulcères de mauvaise nature.

Les jeunes feuilles sont consommées comme épinards dans le nord, mais, comme on l'a justement dit, « il faut laisser aux bestiaux ce qui appartient aux bestiaux ». Les racines ont été prônées il y a quelques années sous le nom de Bardane du Japon. Elles ne feront certainement oublier ni les Scorzonères, ni les Salsifis, avec leur pointe de saveur résineuse qu'on ne peut faire disparaître.

La Bardane croît partout, au bord des chemins, dans les rues de village, etc.

Bords des chemins. — Fleurit de juin en septembre.

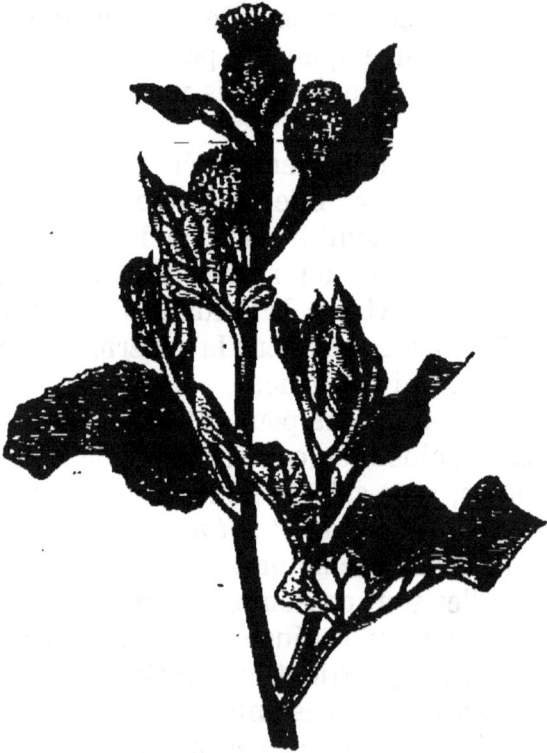

Bardane.
Lappa minor.
— Composées. —

Lieux cultivés, jardins. — Fleurit en juin et juillet.

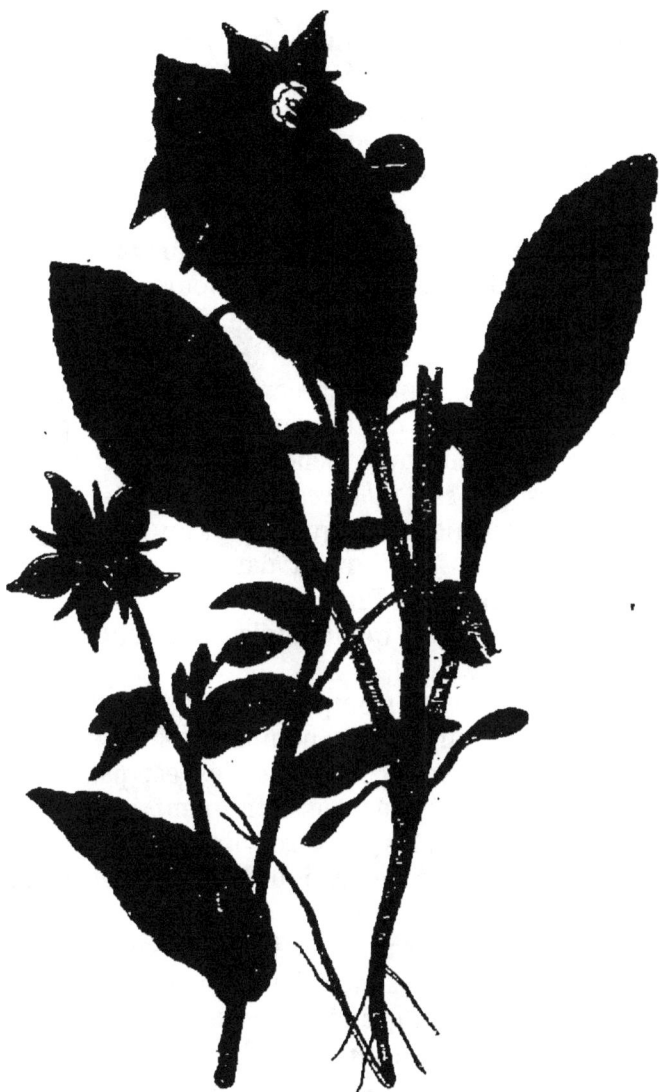

Bourrache.
Borago officinalis.
— BORAGINÉES. —

BOURRACHE.

Bourraiche, Langue de bœuf, Bouratcho (Gascogne).

La Bourrache, c'est le sudorifique populaire par excellence. Qui ne l'a pas employée au moins une fois dans sa vie ? et qui n'a cru en ressentir de bons effets ? Les médecins nous apprennent pourtant que toutes les parties de cette plante, qui a été regardée comme diurétique, sudorifique et émolliente, ne doivent leurs propriétés qu'à la quantité d'eau chaude que l'on ingère en prenant son infusion.

L'infusion — puisqu'on en prend toujours, malgré les médecins — se fait avec 10 grammes de fleurs et de feuilles sèches pour un litre d'eau.

Le beau temps de la Bourrache est passé, celui où l'on se croyait obligé — quand on se respectait — de prendre à chaque nouveau printemps, pendant un mois et tous les matins, une tasse de *suc d'herbes*. La Bourrache, mucilagineuse à l'excès, fournissait sa quote-part au brouet que nous ne connaissons plus. Elle figurait dans sa préparation avec le Cresson de fontaine, le Pissenlit, la Chicorée sauvage et le Cerfeuil. On remplaçait quelquefois le Pissenlit et le Cresson par la Fumeterre.

La Bourrache a encore triomphé sous le grand Roi, alors que La Quintinie la rangeait au nombre des plantes d'assaisonnement pour la table. L'usage ne s'en est pas complètement perdu, et s'il n'est plus aussi fréquent qu'autrefois de décorer les salades, avec les jolies corolles azurées de la Bourrache, on le retrouve encore pratiqué dans quelques contrées de la France.

L'étymologie de la Bourrache a fort intrigué les savants. Étant donnée sa propriété sudorifique bien connue, on l'avait fait dériver de *bou rasch*, qui signifie père de la sueur, mais rien n'est moins prouvé ni plus fantaisiste.

La Bourrache est naturalisée dans toute la France. Elle croît dans les lieux cultivés, les jardins.

BELLADONE.

Belle-Dame, Bouton noir.

La Belladone rappelle, par son nom scientifique, Atropos, l'une des trois parques. C'est une des plantes les plus dangereuses de la flore française, dont on ne devra faire emploi qu'avec la plus grande prudence. Elle ne pourra être administrée intérieurement que sur ordonnance de médecin.

La Belladone dilate la pupille, grâce à l'*Atropine* qu'elle renferme ; elle réussit fort bien à arrêter les sueurs des phtisiques. Elle donne de bons résultats dans la constipation habituelle d'origine nerveuse, ainsi que dans l'obstruction intestinale. Dans la coqueluche, c'est un remède presque assuré dans la plupart des cas ; enfin c'est un calmant, moins énergique, il est vrai, que l'opium. Les fruits passent pour astringents.

Les préparations pharmaceutiques de la Belladone sont tirées des feuilles et des racines, qui sont les parties les plus actives de la plante. La quantité de principe actif varie avec la culture, l'époque de la floraison. C'est au moment où la plante est fleurie que le maximum d'atropine s'y rencontre.

Les feuilles de Belladone entrent dans la composition du *Baume tranquille.*

On peut préparer des cataplasmes avec la décoction de feuilles de Belladone, épaissie au moyen de la farine de Lin, et confectionner soi-même des cigarettes calmantes, qu'il faudra fumer, avec ménagement, contre l'oppression.

Les fruits de Belladone sont de la forme et de la grosseur d'une guigne noire ; quoiqu'ils ne mûrissent qu'à une époque beaucoup plus tardive, ils ont donné lieu souvent à des empoisonnements chez des enfants, qui en avaient mangé par mégarde. Il faut dans ce cas vider l'estomac par des vomitifs et employer comme contrepoisons le tanin, l'infusion de café à haute dose, les alcooliques. L'opium paraît aggraver le mal.

Chose curieuse ! le lapin, le pigeon, etc., peuvent se nourrir de feuilles de Belladone impunément, ainsi que des baies. On pourrait être empoisonné en s'alimentant avec la chair de ces animaux. **Plante très dangereuse.**

La Belladone croît dans les bois ombragés.

Bois ombragés. — Fleurit de juin en août. — Fructifie d'août en septembre.

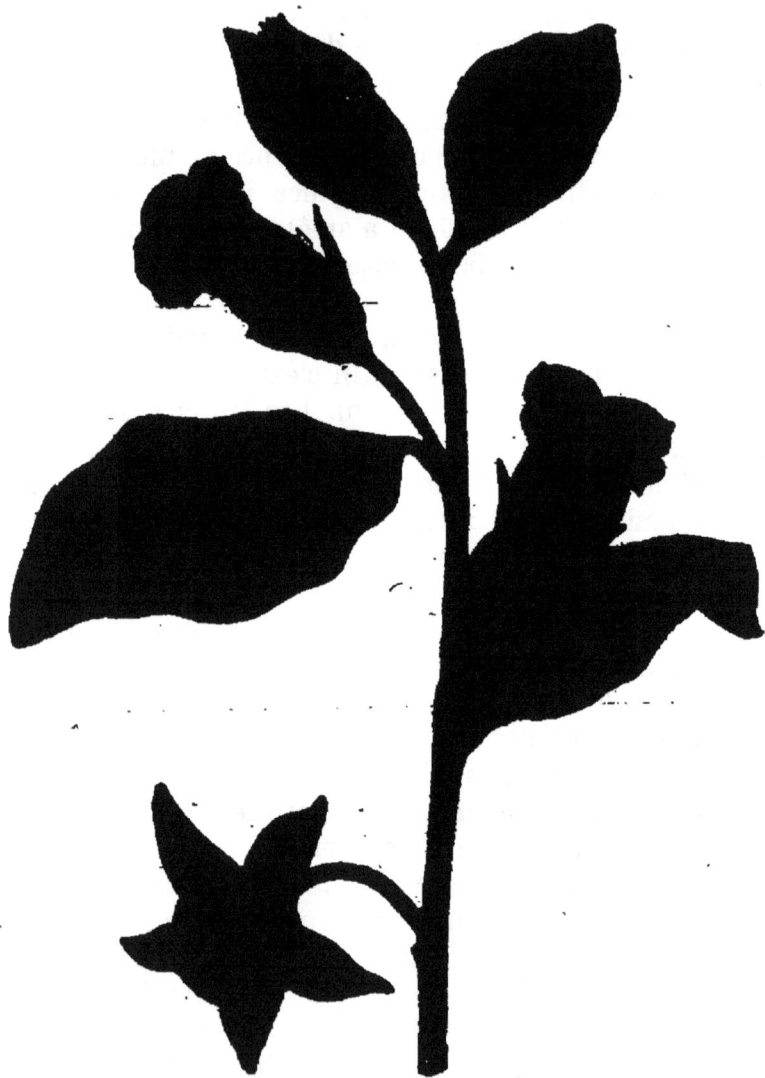

Belladone.
Atropa Belladona.
— Solanées. —

Bois. — Fleurit de juin en septembre.

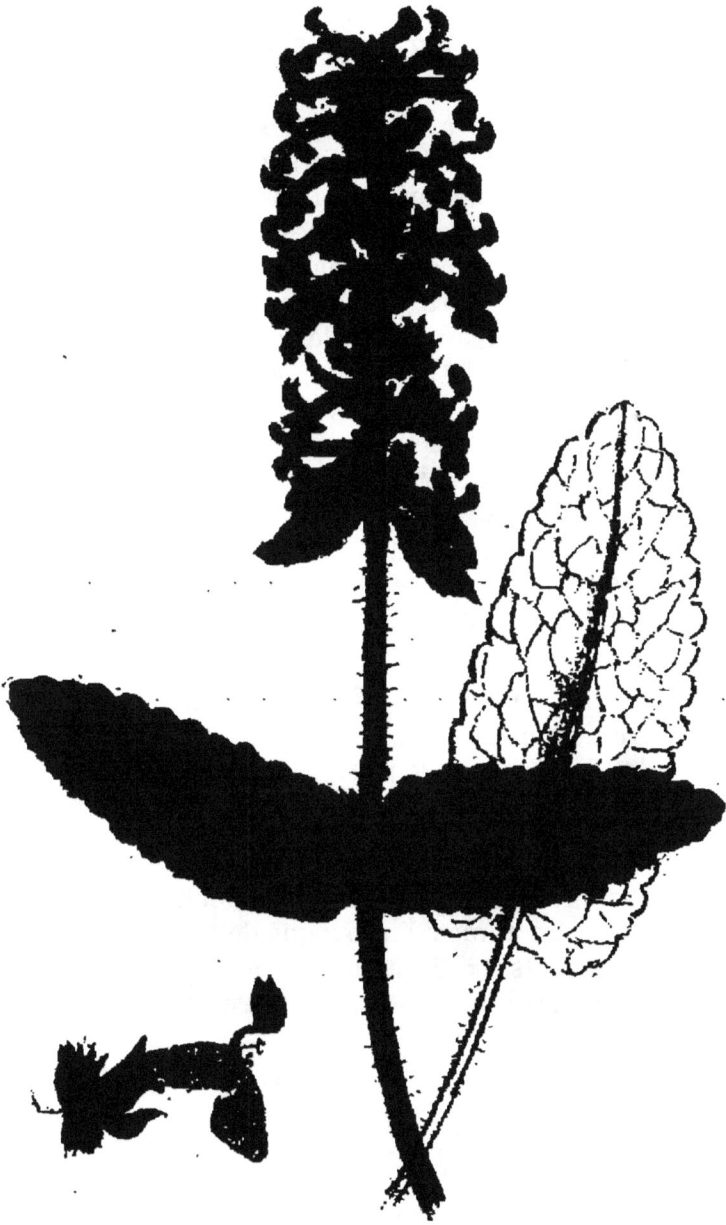

Bétoine.
Betonica officinalis.
— Labiées. —

BÉTOINE.

Tabac des gardes, Herbe de cœur, Bentonik.

Encore une plante qui a eu de nombreux usages et qui n'en a plus. En consultant les auteurs anciens, on la trouve bonne à tout : elle guérissait des morsures de serpents et elle était tellement efficace que « les serpens enfermez et enclos dans un cercle ou ceinture faits d'icelle, se tuent l'un l'autre à force de se battre et débattre ». En même temps, elle faisait vomir, allégeait les douleurs sciatiques, relâchait le ventre, remédiait à la paralysie, et le vin fait avec sa poudre était « bon pour l'estomac et la clarté des yeux ».

Savez-vous d'où vient son nom de Betonica ? « de ceux qui primitivement l'ont trouvée, qui estoyent nommez Vetones, peuple d'Espaigne. »

De nos jours, c'est tout au plus si la Bétoine se trouve indiquée comme remplissage, pour faire masse dans la formule de la fameuse *Poudre de Pistoïa,* si fort usitée comme remède antigoutteux :

Poudre de Bétoine	50 parties.
Poudre de bulbes de Colchique . .	20 —
Poudre de racine de Bryone . . .	10 —
Poudre de racine de Gentiane . .	10 —
Camomille	10 —

Le Dr Chabert rapporte que la racine fraîche, cuite dans le potage ou avec les aliments, provoque de violentes nausées et des vomissements. « C'est là une plaisanterie fort en vogue dans certaines campagnes où elle est regardée comme très spirituelle. »

La Bétoine est commune dans les bois de toute la France.

BLUET.

Aubifoin, Barbeau, Casse lunettes.

Le Bluet ou Bleuet, qui doit à la beauté et à l'éclat de son coloris le nom sous lequel on le connaît, émaille gracieusement nos moissons surtout quand il a pour compagnon le Coquelicot à la teinte vermillon.

C'était le *Casse lunettes* ou plutôt l'un des *Casse lunettes* d'autrefois. C'était aussi le *Baptisecula*, « parce qu'elle est ennuyeuse et facheuse aux faucheurs et sieurs d'autant que quand ils la rencontrent, elle fait reboucher et gaster le tranchant de la faux ou faucille, car aussi les anciens appelloyent une faux ou faucille en latin, Secula ». Pourquoi l'a-t-on encore nommée *Aubifoin* ? Nous nous le demandons. C'est à peine si, et de plus en plus rarement, on se sert de son eau distillée en collyre, comme astringent très léger, ainsi que de son infusion. En Savoie, le Bluet est encore de nos jours considéré comme tonique.

Duchesne, qu'il est souvent bon de consulter, dit que les fleurs du Bluet broyées avec de l'alun, donnent une encre bleue et qu'on peut les employer pour colorer les beurres. Cette habitude de faire de l'encre bleue avec les capitules du Bluet remonte à une époque déjà lointaine. En 1550, elle existait déjà, ainsi qu'en fait foi le passage suivant du traducteur de Fuchs, « de là vient que jusques aujourd'huy les ieunes enfants prennent les petites barbes et feuilles de la dicte fleur, puis les battent et pillent avec aubins (blancs) d'œufs pour en tirer couleur bleue et céleste, de laquelle ils puissent peindre les plus grandes lettres de leur livre ».

Le Bluet, d'origine vraisemblablement orientale, a été introduit avec les céréales dans toutes les parties de l'Europe, où on le rencontre aujourd'hui.

Moissons. — Fleurit de juin en août.

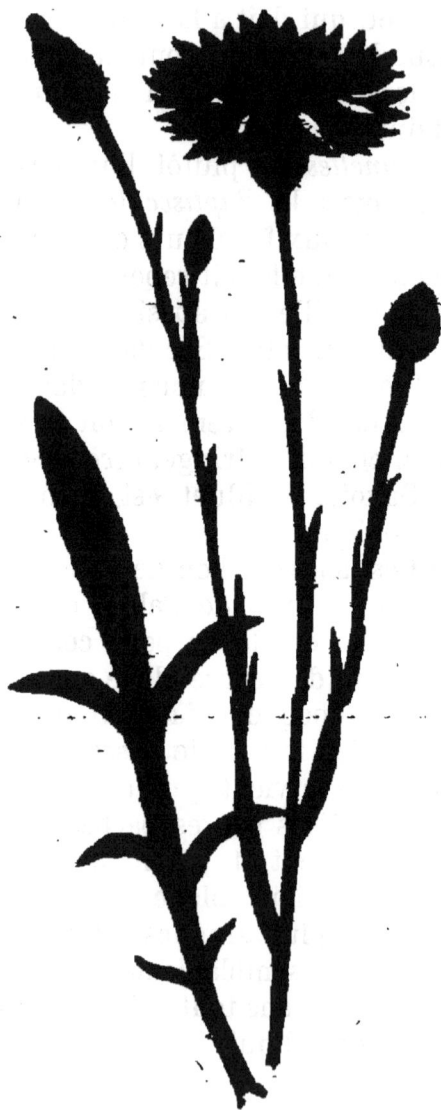

Bluet.
Centaurea Cyanus.
— Composées. —

Clairières des bois, champs en friche. — Fleurit en juillet
et août.

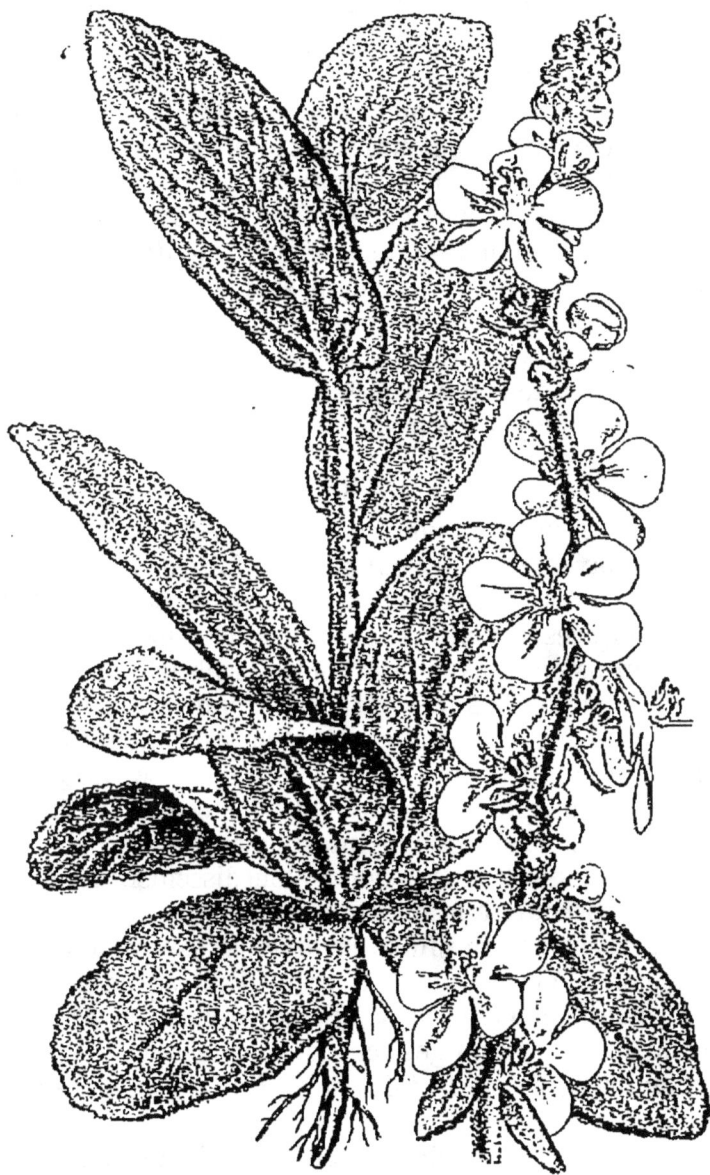

Bouillon blanc.
Verbascum Thapsus.
— Verbascées. —

BOUILLON BLANC.

Cierge de Notre-Dame, Molène, Haut Chandier,
Candèlo de Sen Jan (Gascogne).

Inutile de donner un signalement du Bouillon blanc, tout
le monde le connaît. Les fleurs et les feuilles sont employées.
Les premières ont un parfum doux et agréable; elles font
une infusion dorée et parfumée qu'on boit avec plaisir. On
peut couper l'infusion de lait et même y ajouter une pointe
de rhum. Comme pour l'Arnica, il faut avoir bien soin de
passer l'infusion, à cause des nombreux poils adhérents aux
fleurs, qui sont une cause de picotements agaçants et irritants.

Ces fleurs ont donc des propriétés pectorales et émollientes
qui les font employer avec succès dans la bronchite (5 gr.
pour un litre d'eau).

Les feuilles ne sont pas non plus à dédaigner; laineuses
et sèches, Gilibert dit qu'on en ferait des décoctions admi-
rables pour lavement. On peut aussi en faire des cataplasmes
émollients et, en Savoie, elles servent au pansement des
plaies, appliquées fraîches sur la blessure. On les a préconisées en infusion dans le lait, contre la phtisie et même il
paraît que, fumées, elles arrivent à conjurer les accès d'asthme.

Aux États-Unis, les graines de Verbascum, qui passent
pour être narcotiques, sont employées en guise de graines
de moutarde blanche. Elles agiraient dans ce cas mécaniquement contre les obstructions intestinales. Jetées dans un
vivier, elles agissent en frappant d'étourdissement le poisson
qui se laisse prendre à la main.

Le Bouillon blanc, ou plutôt les diverses espèces qui composent le genre Verbascum, ont reçu d'autres usages. Les
Grecs le nommaient *Phlomos,* parce qu'ils s'en servaient
comme de mèche. Les tiges ont été usitées en guise de
lampes, après avoir été frottées de suif ou de quelque autre
matière grasse.

Le Bouillon blanc habite le bord des chemins, les clairières des bois.

BENOÎTE.

Herbe de Saint-Benoît, Herbe à la fièvre.

Elle est bien peu connue aujourd'hui, la racine de cette plante qui devait à son odeur de girofle le nom de *racine giroflée!* Elle est de la grosseur d'une plume et émet de nombreuses fibres adventives, brunâtres, violettes intérieurement; elle est amère, âcre et astringente.

La Benoîte doit à son huile essentielle des propriétés stimulantes. L'infusion faite avec sa racine, grâce au tanin et à la matière amère qu'elle contient, est faiblement astringente et pourrait être employée avec quelques chances de succès dans les diarrhées légères. A forte dose elle provoque des nausées et des vomissements.

On a encore donné à la Benoîte le nom de *Sanamunda*, à cause de ses effets merveilleux à l'époque où c'était une « herbe plaisante en saulces et salades », ce que nous aurions peine à croire de nos jours. L'odeur de sa racine lui avait fait trouver un usage dans l'économie domestique, « sa racine premièrement bien lavée et nettoyée de terre et autre ordure, puis séchée et arrosée de vinaigre et mise dans les arches et coffres où l'on garde linge et habillements, les remplit d'odeur souèsve (suave) et fort agréable ».

On faisait avec la Benoîte des onguents et des baumes vulnéraires très usités en Savoie.

D'après Duchesne, le *Geum montanum*, espèce de la région alpine, était employé avec succès comme fébrifuge dans la médecine humaine et vétérinaire. Il en est de même du *Geum rivale*.

La Benoîte est une plante des plus communes dans les bois, les haies de toute la France.

Bois et haies. — Fleurit de mai en juillet.

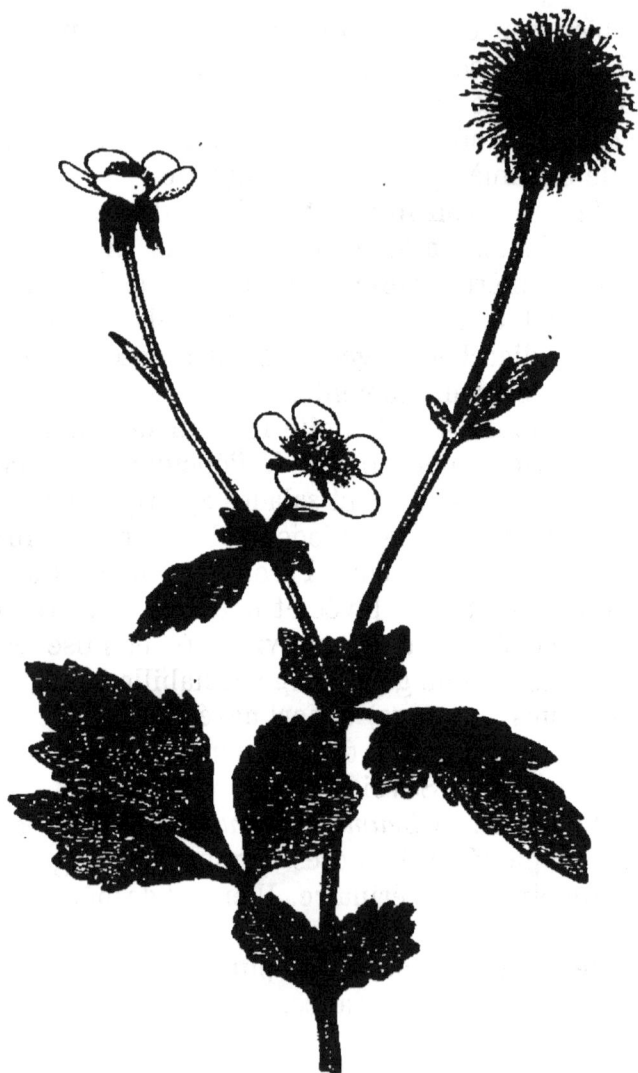

Benoîte.
Geum urbanum.
— Rosacées. —

Haies, buissons. — Fleurit en juin en juillet.

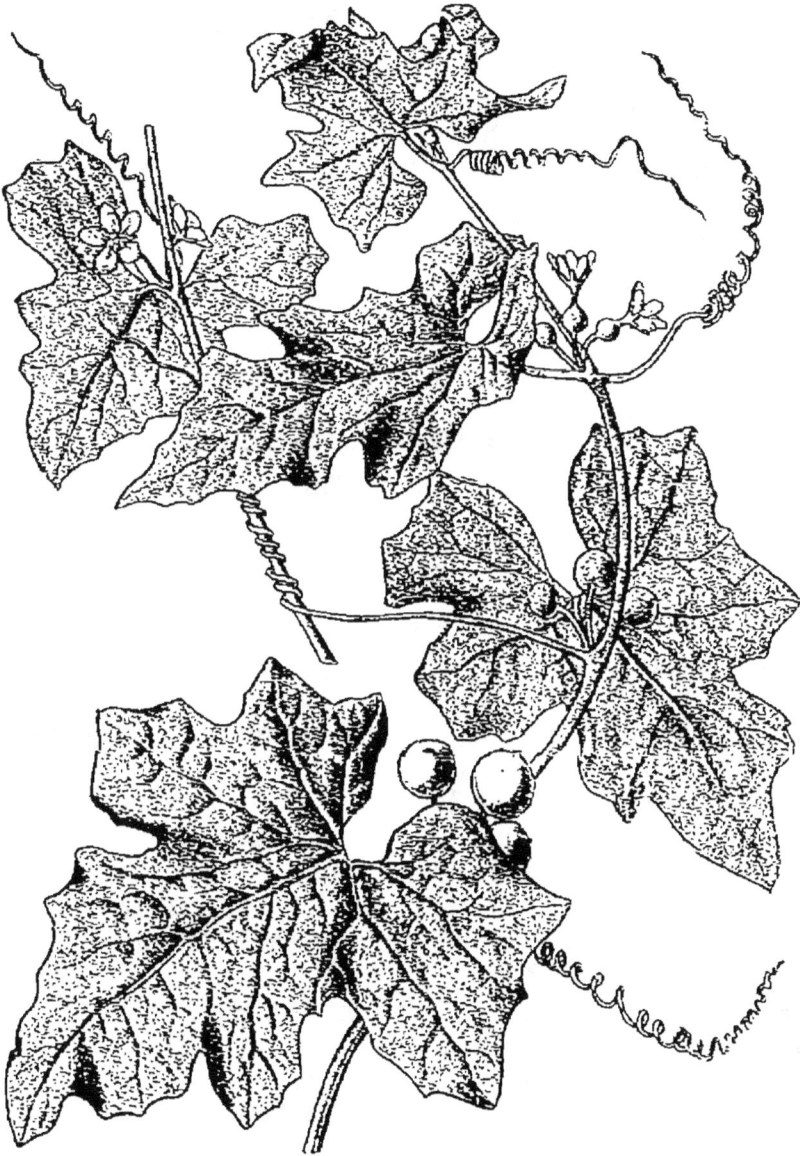

Bryone.
Bryonia dioica.
— CUCURBITACÉES. —

BRYONE.

Couleuvrée, Navet du Diable, Coujourasso (Gascogne),
Nabet dé Diablé (Gascogne).

C'est une liane, dont les longues tiges intriquent les haies
et qui se couvre, dans les pieds femelles, de petits fruits de la
grosseur d'un pois, d'un beau rouge vif. La racine, qui en
constitue la partie utile à la médecine, est allongée, charnue,
en forme de navet, et peut acquérir de très fortes dimensions. La ressemblance, quoique un peu vague, de la Bryone
avec la Vigne, a inspiré à Columelle quelques vers qui ont été
ainsi traduits :

> Brione ayant d'hardiesse semblant,
> Et au serment de Bacchus ressemblant,
> Passe buissons, et ronces à travers
> Et montesus, liant les ormes verts.

Pourquoi son nom de *Couleuvrée* ? C'est que les couleuvres
aiment à s'héberger à son ombre. Je ne garantis pas la vérité
de cette étymologie, qui est au moins originale.

Quoi qu'il en soit, la racine de Bryone est blanche, fari-
neuse, sans odeur, à saveur extrêmement amère et fait
éternuer. C'est un purgatif drastique qu'il ne faut employer
qu'avec ménagement. Elle agit aussi comme diurétique. La
dose d'emploi ne doit pas dépasser 1 à 2 grammes de poudre
en pilules.

Nous avons vu, à l'article *Bétoine,* que la racine de Bryone
entrait dans la composition de la *Poudre de Pistoïa;* on la
retrouve, associée à la Coloquinte, dans un autre antigoutteux, la *Liqueur du docteur Laville.* Le suc frais irrite la
peau et a été employé comme purgatif dans les campagnes
sous le nom d'*Eau de Bryone.*

Les fruits sont toxiques également. La racine peut être
débarrassée par l'eau de son principe actif, et servir alors
comme matière amylacée pour l'alimentation.

La Bryone croît dans les haies de toute la France.

CANNE DE PROVENCE.

Quenouille, Canèbèlo (Gascogne).

L'usage de la Canne de Provence est resté ; c'est l'antilaiteux populaire, qui se présente sous la forme de longues
racines que les pharmaciens reçoivent du midi de la France.
La saveur en est douce et sucrée. Ces racines, coupées par
tronçons et par tranches, fournissent l'infusion de Canne de
Provence, qui se prépare avec 20 grammes de produit pour
un litre d'eau.

Malgré l'ancienneté de l'emploi de la Canne dans la médecine populaire, emploi qui s'est perpétué, comment se fait-il
que la plupart des ouvrages de matière médicale, que j'ai
sous les yeux, n'en parlent pas plus que si elle n'avait jamais
existé ? C'est qu'elle n'agirait, paraît-il, que par l'eau chaude
que sa tisane force à absorber.

La plante se plaît au jardin, surtout près d'un puits, dans
les endroits qui ne sont pas trop arides. Elle y pousse ses
immenses chaumes qui peuvent atteindre quatre mètres de
hauteur ; ses feuilles sont aussi très grandes, fermes, d'un
vert-bleuâtre. L'inflorescence, également développée et très
rameuse, n'a pas moins de cinquante centimètres.

Les usages économiques de la Canne sont nombreux : on
en fait, dans le midi de la France, des haies contre le mistral ;
les tiges servent à couvrir les maisons et même à remplacer
les lattes dans le Roussillon. Les lignes pour la pêche, les
quenouilles à filer, les cannes rustiques, les flûtes, les chalu-
meaux, les anches de hautbois, de clarinettes, etc., trouvent
la matière première de leur confection dans les tiges creuses
et ligneuses de la Canne de Provence. Comme les bambous,
ces tiges servent, en Provence, à fabriquer des paniers légers
pour l'expédition des fleurs.

La Canne de Provence croît à l'état sauvage dans toute la
région méditerranéenne.

Lieux humides de la région méditerranéenne. — Fleurit
en septembre et octobre.

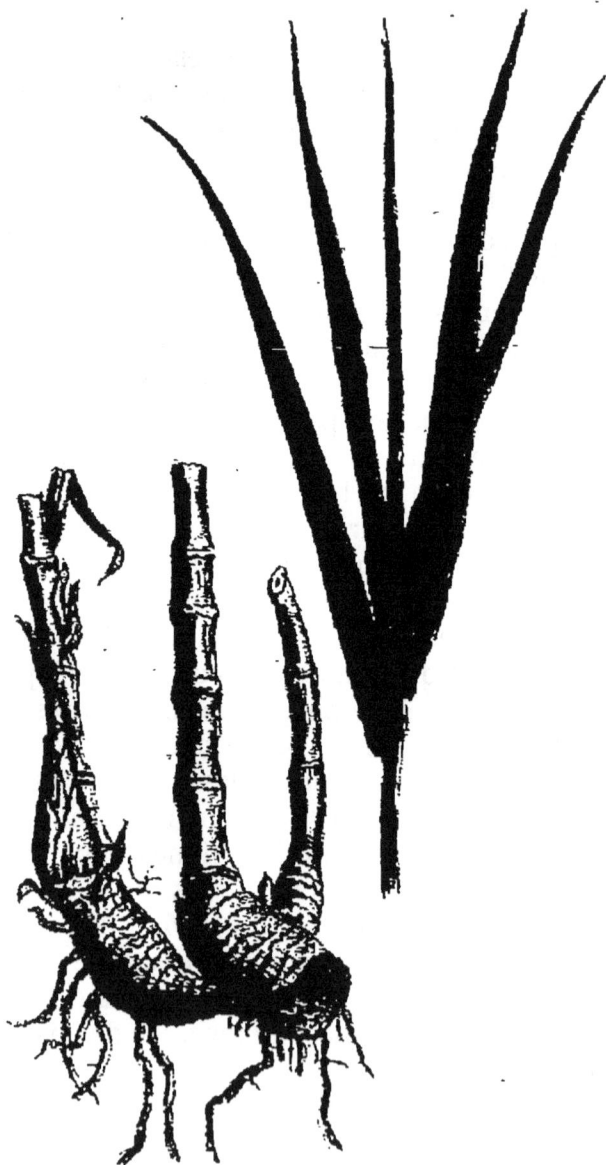

Canne de Provence.
Arundo Donax.
— GRAMINÉES. —

Rochers humides du Midi. — Été.

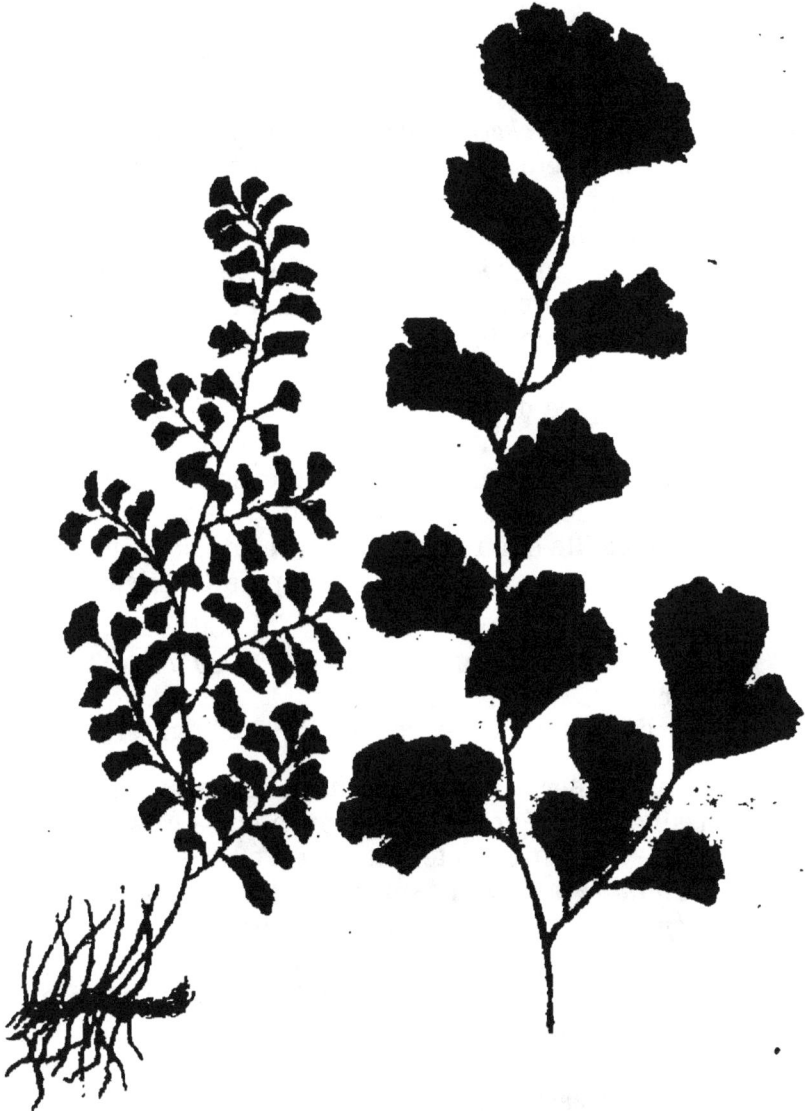

Capillaire de Montpellier.
Adiantum Capillus Veneris.
— Fougères. —

CAPILLAIRE DE MONTPELLIER.

Cheveux de Vénus.

Les pharmacopées inscrivent dans leurs formules le Capillaire du Canada. Pourquoi ne pas revenir au Capillaire de Montpellier, l'*Adiante cheveux de Vénus*, au feuillage délicat et gracieux. Son odeur, il est vrai, est un peu moins marquée que dans la plante américaine, mais on peut y suppléer par une plus grande quantité.

Le Capillaire est un béchique ; il fait cracher et s'emploie en infusion à la dose de 20 grammes pour un litre d'eau. Le Codex a gardé le Sirop de Capillaire qui est usité contre le rhume et entre dans la composition du fameux Élixir de Garus, qui se prépare de la manière suivante. On fait macérer pendant deux jours : Aloès, Safran, 20 gr. de chacun ; Myrrhe, Cannelle, Girofle, Muscade, de chacun 15 gr. dans 8 litres d'alcool à 56°, additionnés de 500 gr. d'eau de fleurs d'Oranger. On distille et on recueille 4 litres de liqueur. C'est là, l'alcoolat de Garus avec lequel on prépare l'élixir :

Alcoolat de Garus.	4.000 gr.
Sirop de Capillaire.	5.000 gr.
Safran	4 gr.
Eau de fleurs d'Oranger . . .	250 gr.

On peut supprimer l'Aloès et réduire le Girofle à 2 gr. On obtient ainsi une liqueur de table qui a eu sa célébrité.

Le nom de Capillaire a été donné à d'autres fougères : celui de *Capillaire noir* à l'Asplenium Adiantum-nigrum ; celui de *Capillaire blanc* à l'Asplenium Ruta-muraria ; de *Capillaire rouge* à l'Asplenium Trichomanes.

Le Capillaire pousse dans les roches humides du midi et du sud-ouest de la France.

Caprier,   voir partie II. N° 186.
Capucine, — — II. N° 187.
Carde,   — — II. N° 188.
Carline, — — II. N° 189.

CAROTTE.

Giroulo (Marseille), *Pasténargo* (Gascogne).

La Carotte est avant tout une plante alimentaire et nous n'insisterons pas sur ses qualités. Mais nous ne saurions passer sous silence les propriétés qu'on lui a attribuées et qu'on n'a pas encore tout à fait oubliées.

La bonne foi et la confiance populaires se sont attachées à la décoction de Carotte contre la jaunisse. Le suc de la Carotte est jaune, donc il doit guérir la jaunisse. L'explication n'est pas plus difficile et c'est celle qu'admettent les thérapeutistes. En tout cas, si la Carotte ne fait pas de bien contre la jaunisse, elle ne fait non plus pas de mal.

Les graines ou fruits de Carottes entraient dans les *quatre semences chaudes mineures* de l'ancienne pharmacie, qui jouissaient de propriétés carminatives. Macérées dans l'eau-de-vie, elles donnaient une liqueur, qui, sucrée dans les mêmes proportions que les autres ratafias de fruits, portait le nom suggestif d'*Huile de Vénus*.

La pulpe de la Carotte peut très bien faire fonction de cataplasme. Elle serait aussi vermifuge et, à la campagne, on fait fréquemment, dans cette intention, manger des carottes aux enfants.

Chez les Anciens, les vertus de la Carotte étaient plus marquées. « Elle est utile contre les morsures et piqures des bestes venimeuses. L'on dit que les venins et poisons ne pourraient nuire à ceux qui devant aurroyent mangé de ceste graine. » La racine est diurétique et aphrodisiaque; les feuilles broyées avec du miel nettoyent les ulcères, etc.

On confectionne une confiture, assez agréable au goût, avec la Carotte. Les racines coupées en rondelles et séchées au four sont usitées comme colorant pour le bouillon.

La Carotte est cultivée dans tous les jardins.

Carraghaën, voir partie II. N° 190.
Carthame,   —   —   II. N° 191.

Cultivé. — Fleurit de juin en octobre.

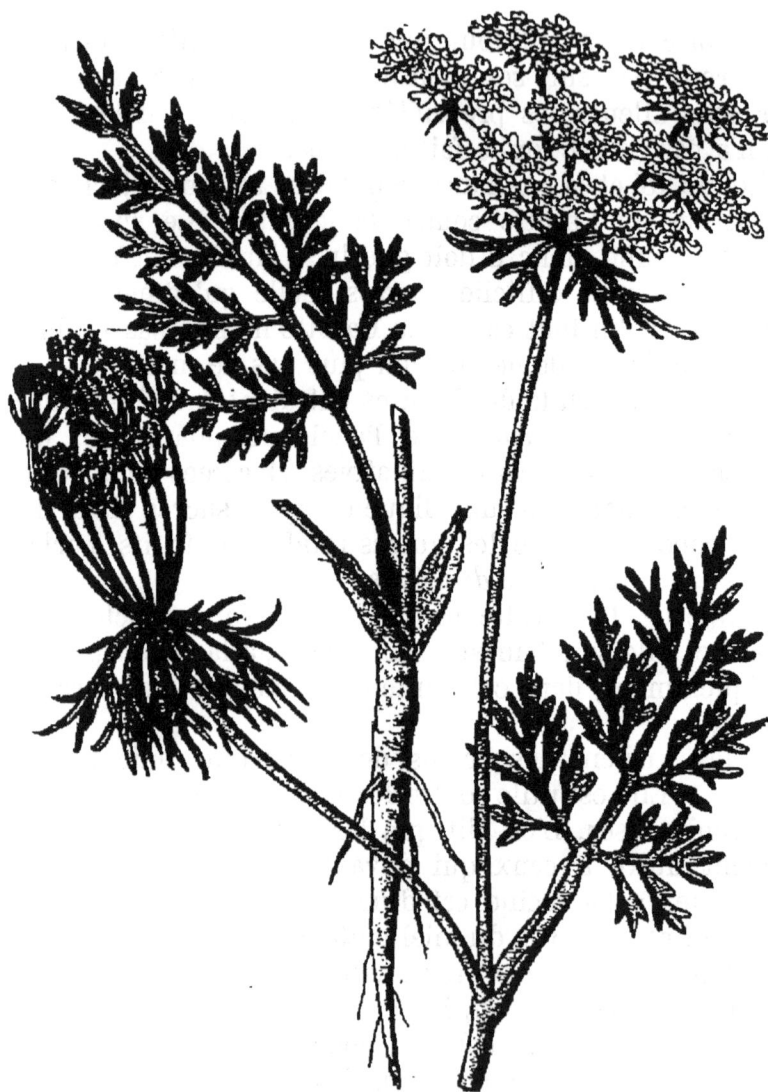

Carotte.
Daucus Carota.
— OMBELLIFÈRES. —

Lieux argileux et cultivé. — Fleurit en juillet et aoùt.

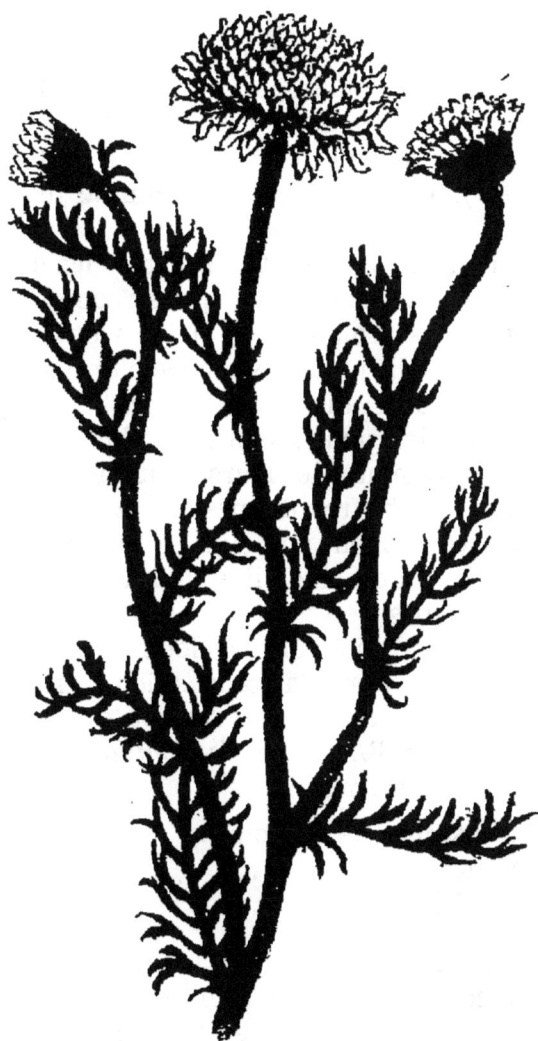

Camomille romaine.
Anthemis nobilis.
— Composées. —

CAMOMILLE ROMAINE.

Camomille noble.

La Camomille romaine a depuis longtemps déjà accaparé les faveurs du grand public. M. de Talleyrand ne terminait jamais un de ses repas, sans prendre sa tasse d'infusion de Camomille. Il est devenu de bon ton d'imiter le célèbre diplomate. On boit l'infusion de Camomille jusque dans les cafés.

La Camomille romaine doit à son essence des propriétés stimulantes et antispasmodiques, qui se complètent par une action fébrifuge assez marquée, qui lui vient de son amertume. Car si cette jolie plante est douée d'un parfum des plus agréables, elle est aussi diablement amère !

Son mode d'emploi, nous l'avons dit plus haut, est l'infusion de 4 à 15 grammes de fleurs pour un litre d'eau. Mais défiez-vous de ces chiffres donnés par les thérapeutistes, et vous vous trouverez bien, au point de vue digestif, de vous borner à deux têtes de Camomille pour une tasse à thé ou à café. Avec les fleurs de Camomille on fait des cataplasmes contre les compères-loriots ou orgelets.

La Camomille entre dans la composition d'un remède populaire, employé en frictions contre les douleurs, qui a survécu à beaucoup d'autres, l'*Huile de Camomille camphrée* qui se prépare de la façon suivante :

Fleurs sèches de Camomille . .	60 gr.
Camphre.	60 gr.
Huile d'olives.	940 gr.

On fait digérer pendant deux heures au bain-marie la Camomille avec 500 grammes d'huile, on exprime et on filtre. D'un autre côté, on broie le camphre dans un peu d'alcool et on le dissout dans l'huile. On mélange les deux produits obtenus.

La Camomille romaine des pharmacies est cultivée en grand. La plante sauvage croît dans les lieux sablonneux.

CAILLELAIT.

Gaillet, Bon sang, Caillo-ley (Gascogne).

Les Caillelait blanc et jaune ont joui d'une certaine vogue comme antigoutteux, antihystériques et même comme vulnéraires et astringents. La médecine moderne s'est défiée de ces mirifiques propriétés et les *Galium* n'ont guère à leur actif que leur gloire d'autrefois. Quant à leur nom de Caillelait, il ne serait, paraît-il, pas davantage justifié, car ils n'ont jamais fait cailler le lait.

En 1530, on en disait déjà que c'était une « herbe mesprisée et incongnue ès boutiques des apothicaires, comme plusieurs autres très bonnes ». Le Caillelait jaune, qui portait alors le nom de *petit Muguet jaune*, passait pour souverain contre les flux de sang. On en appliquait les fleurs sur les brûlures. Enfin, vertu singulière! sa racine « alliche et provoque à luxure ». Le suc des sommités fleuries du Caillelait blanc était réputé, il n'y a pas longtemps encore, pour guérir l'épilepsie. Le Caillelait entre dans la formule du thé stomachique de Haller.

D'autres Caillelaits ont été aussi usités, ne serait-ce que les *Galium palustre* et *rigidum* qui partageaient les vertus antiépileptiques du Caillelait blanc. Le *Gratteron* ou *Galium Aparine* a paru jouir d'un regain de popularité, après avoir été complètement et longtemps oublié. Il était diurétique; sa décoction a été utilisée contre l'obésité, et son suc serait capable de combattre avec succès les douleurs que produisent les cancers. Enfin, il n'est pas jusqu'à ses fruits qui ne trouvent leur emploi : torréfiés à la façon du café, ils acquièrent une odeur et une saveur qui s'en rapprochent, et peuvent lui servir de succédanés.

Les Caillelait blanc et jaune se rencontrent dans toute la France, dans les prairies sèches, au bord des chemins.

Prairies sèches, haies.
Fleurit de mai en août.

Bords des chemins.
Fleurit de juin en septembre.

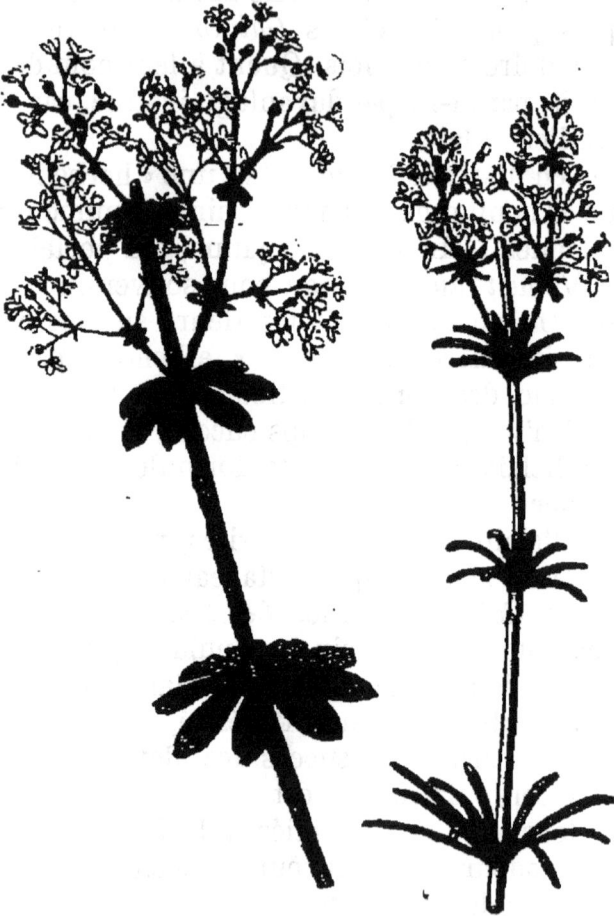

Caillelait blanc.
Galium Mollugo.

Caillelait jaune.
Galium verum.

— RUBIACÉES. —

Régions montagneuses, non marécageuses. — Fleurit de mai
en juillet.

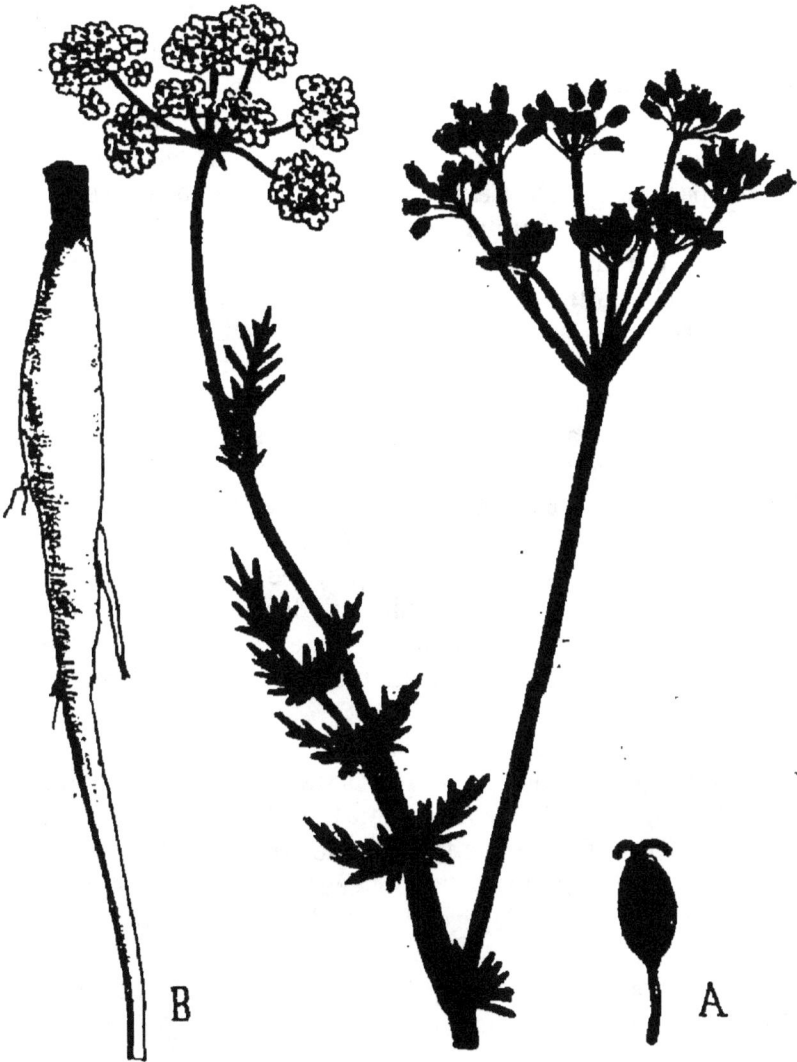

Carvi.

Bunium Carvi.

— OMBELLIFÈRES. —

CARVI.

Cumin (Vosges et Alsace), *Makimi* (Alsace).

Dans les prairies de montagne on rencontre fréquemment une petite ombellifère, au feuillage finement découpé, aux graines douées d'une odeur des plus agréables et d'une saveur chaude et aromatique. C'est le *Carvi* pour les botanistes, le *Cumin* pour les montagnards des Vosges. Il ne faudrait pourtant pas confondre Carvi et Cumin, qui n'ont entre eux que des traits de ressemblance des plus éloignés.

Le Carvi fournit à la médecine ses graines qui sont employées comme stimulantes, stomachiques, aromatiques et contre les coliques à la façon de l'Anis vert. L'infusion comporte de 2 à 4 grammes de graines pour un litre d'eau. Signalons encore une de ses propriétés : il passe pour être emménagogue. Il faisait partie des quatre semences chaudes carminatives avec l'Anis, le Fenouil, le Coriandre. Pomet dit qu'on « l'estime pour rendre l'haleine agréable ».

Les feuilles ont été usitées comme herbe potagère. Dans les Vosges, en Alsace, en Allemagne, les graines de Carvi entrent dans la fabrication du pain qu'elles servent à aromatiser ; on en saupoudre les potages, on en aromatise les fromages de haut goût et aussi la charcuterie, dont la digestion se trouve facilitée.

Mais c'est surtout dans la fabrication des liqueurs que le Carvi trouve son emploi. Il n'est pas de recette de Vespétro, de Chartreuse qui n'en contienne. Son triomphe, c'est le *Kummel* de Riga. On a dit à tort que le *Kummel* était fabriqué avec le Cumin ; il suffit d'avoir senti ce dernier et d'avoir goûté le *Kummel*, pour s'apercevoir de la confusion qui a été faite.

Le Carvi abonde dans une grande partie de la France, surtout dans la région montagneuse.

Cassis, voir partie II. N° 192.
Cataire, — — II. N° 193.

CENTAURÉE (PETITE).

Fiel de terre, Herbe à la fièvre, Trescalem rougé (Marseille),
Sentouréijo (Gascogne).

Nombreuses sont les Centaurées dans la nature, et c'est à
une plante qui n'en est pas une, à proprement parler, que le
nom est surtout resté. Qui dit Centaurée veut parler d'une
petite plante annuelle à fleurs roses, gracieusement disposées
en bouquet, et dont toutes les parties sont d'une amertume
franchement et nettement caractérisée.

La Centaurée remplace la Gentiane; comme elle, elle a des
propriétés, amères, toniques, apéritives. L'infusion, qui est
son mode d'emploi, se fait avec 15 à 30 grammes pour un
litre. On peut aussi en préparer un vin dans les mêmes proportions, ou bien à la dose de 30 grammes. On prendra
pour excipient un vin généreux, vin de Collioure, Banyuls
ou Malaga. Deux verres à bordeaux, par jour, un avant
chaque repas, constituent la médication.

Les vertus de la petite Centaurée sont sérieuses. Les accès
de fièvre ont été fréquemment coupés par l'*Herbe à la fièvre*,
après avoir résisté au sulfate de quinine.

Bien plus, la Centaurée serait vulnéraire. C'est avec elle
que le centaure Chiron aurait été guéri d'une blessure au
pied. Mais il y a bien longtemps que c'est arrivé! Au siècle
dernier, elle « faisait couler la bile par le ventre », désopi-
lait le foie et faisait mourir les vers.

Le *Centaurea Centaurium* ou *Grande Centaurée*, maintenant
délaissé, a fourni jadis ses racines réputées toniques et sudorifiques. Celles du *Centaurea Jacea*, qui croît dans nos prairies, jouissaient des mêmes vertus.

La petite Centaurée pousse dans les bois ombragés, les
pâturages, sur tous les terrains, dans toute la France.

Bois: ombragés, pâturages. — Fleurit de juin en septembre.

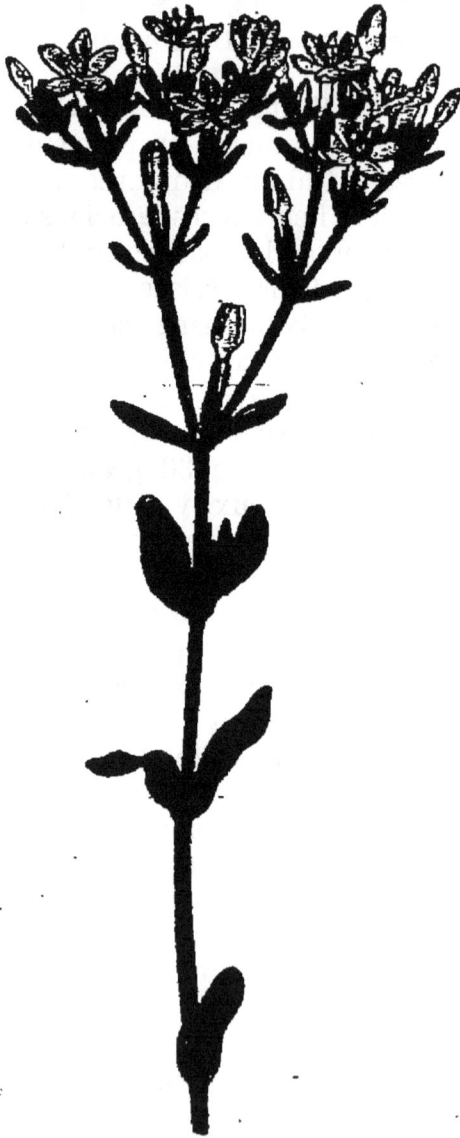

Centaurée (Petite).

Erythraea Centaurium.

— GENTIANÉES. —

Vieux murs, décombres, haies. — Fleurit de mai en septembre.

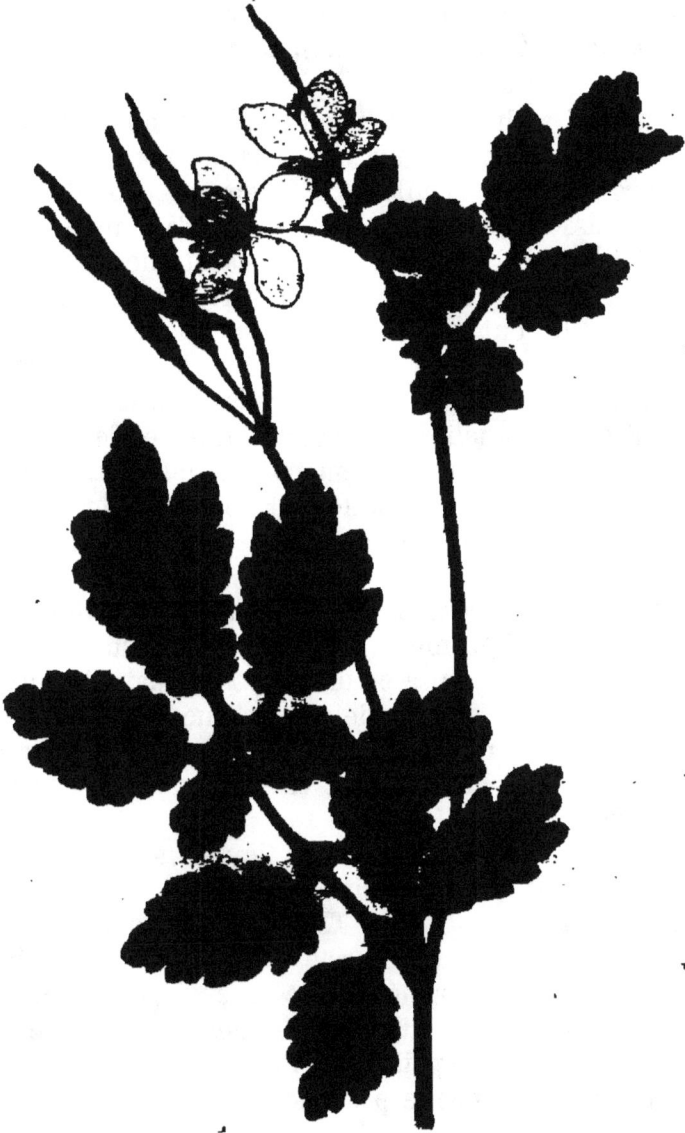

Chélidoine.

Chelidonium majus.

— Papavéracées. —

CHELIDOINE.

Grande Eclaire, Herbe d'hirondelle, Herbe aux verrues, Herbo de Santo Clairo (Marseille), *Claréto* (Gascogne).

Qui ne s'est taché les doigts en cueillant, au voisinage des habitations, une plante d'un vert pâle, au feuillage découpé, aux fleurs d'un jaune brillant ? L'Eclaire — c'est d'elle qu'il s'agit — laisse écouler de toutes ses parties un suc jaune caractéristique, qui est amer, âcre et caustique.

Une plante aussi remarquable ne pouvait passer inaperçue, et nos pères lui ont attribué des vertus qu'elle possède réellement. Son suc appliqué sur les verrues les fait disparaître. Contre les éruptions d'herpès, contre les ulcères de mauvaise nature, il agit en qualité de caustique léger et de détersif.

Il n'est pas jusqu'au traitement des maladies des yeux où l'on n'ait cherché à l'employer, d'où son nom d'*Eclaire*. Mais, en raison même de ses propriétés caustiques, on fera bien de s'en abstenir.

A l'intérieur, on l'a préconisée comme purgatif drastique, à la dose de 50 centigrammes à 8 grammes de suc frais, dans une potion mucilagineuse ou dans du lait. Mais, là encore, il faut se défier, car l'*Eclaire* détermine une irritation violente sur l'estomac et sur les intestins. Trente grammes de racines macérées dans 500 grammes de vin blanc agissent, paraît-il, dans les fièvres intermittentes.

Jadis, c'était un remède dans les fièvres malignes et pestilentielles. Une poignée de racine bouillie avec une chopine de vinaigre rosat et un peu de Thériaque — toujours la Thériaque — guérissait de la peste. « Le suc de la racine de grande Chélidoine exprimé et mêlé avec un peu de vin blanc et de vinaigre rosat, a été d'un puissant secours pour quelques-uns et a chassé le poison par les sueurs. » Nous pouvons attendre avec confiance la peste de Bombay.

L'Eclaire croît partout en France.

Chêne,   voir page et planche 34.
Chénopode Bon-Henri,   — partie II. N° 200.

CERFEUIL.

Que diable, allez-vous me dire, faites-vous du Cerfeuil? c'est un condiment qui ne doit pas sortir de la salade et de la soupe à l'Oseille. Détrompez-vous. Si, de nos jours, il n'est pas d'un usage médical quotidien, il n'en a pas été toujours ainsi. N'était-il pas une des bases du suc d'herbes dont nous avons déjà eu l'occasion de parler et dont nous avons donné la recette ? On l'ajoutait à l'infusion de Séné ; il servait de correctif dans la *médecine noire*. Enfin il n'a pas encore abdiqué et il n'y aurait pas de bon *bouillon aux herbes* sans lui (voir Arroche), par suite pas de purgation salutaire.

On l'a recommandé en bains de vapeur, en fumigation. Dans les douleurs hémorroïdales, on expose la partie malade à la vapeur d'une décoction de Cerfeuil.

Pline dit qu'on « le mange cru et cuict au grand proufit de l'estomach. Car il dessèche toutes les humeurs d'iceluy, jusques au plus profond ». Dioscoride n'est pas moins affirmatif sur ses vertus, « la destrempe et décoction d'iceluy beue en vin, est propre et convenable à la vessie ». Le troisième personnage de la trinité médicale antique, Galien, est encore plus explicite. Ne va-t-il pas jusqu'à affirmer que « ceste herbe est plus médicament qu'aliment, d'autant qu'elle participe d'adstriction et amertume, non petite ou obscure ».

Pour nous, le Cerfeuil est avant tout un aliment et c'est aussi l'avis des volatiles. Les jeunes oies, les canards ne sont-ils pas, par excellence, les amis de cette ombellifère, qu'ils recherchent avec avidité ?

Le *Cerfeuil bulbeux* fournit à l'alimentation ses excellents tubercules.

Le Cerfeuil est partout cultivé ; il pousse rapidement de semis.

Cultivé. — Fleurit en mai et juin.

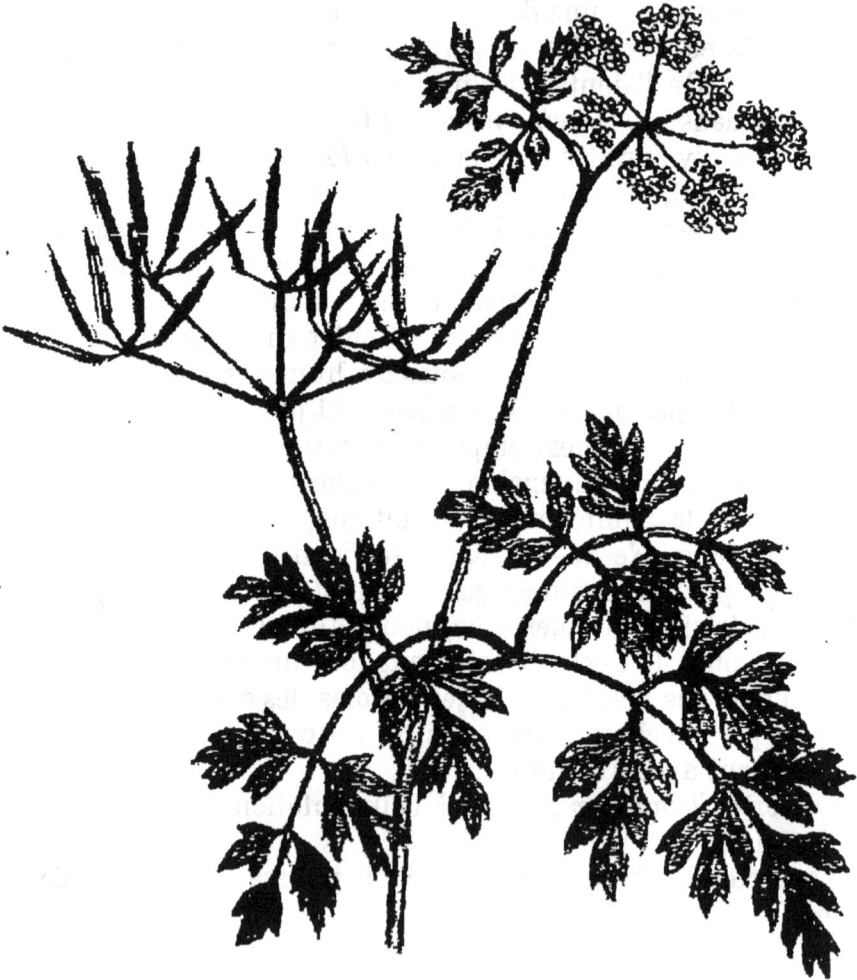

Cerfeuil.
Anthriscus Cerefolium.
— Ombellifères. —

Forêts et bois. — Fleurit d'avril en mai.

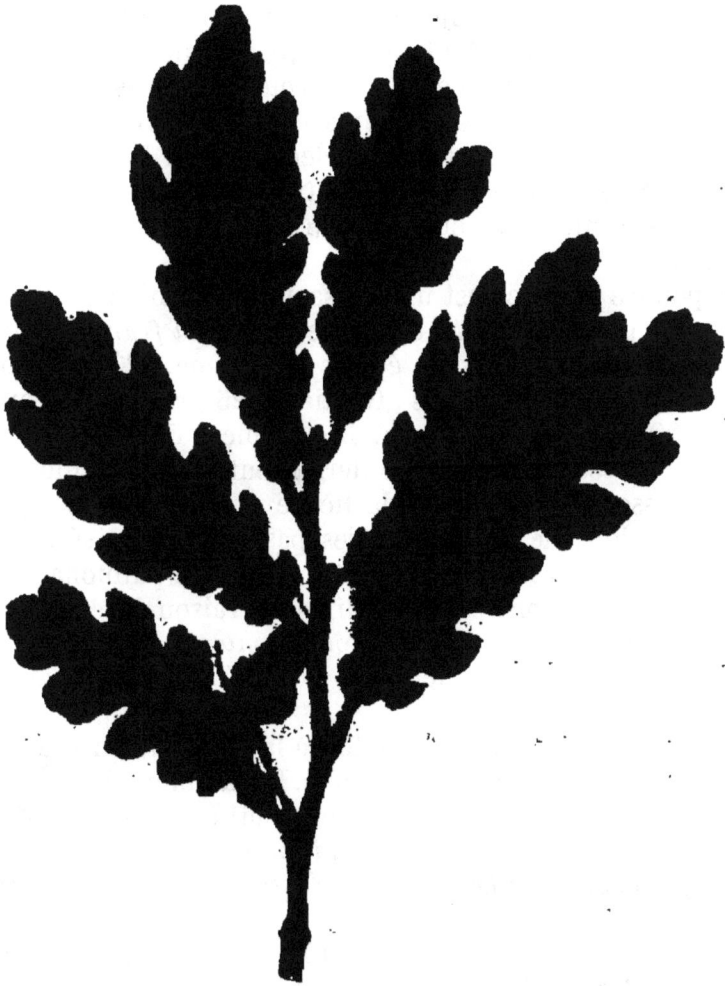

Chêne Rouvre.
Quercus pedunculata.
— Cupulifères. —

CHÊNE.

Rouvre, Rouré (Marseille), *Cassé* (Gascogne), *Aglan* (Gascogne).

Le Chêne, qu'il soit à fleurs sessiles ou pédonculées, a bien des qualités ; on l'a peut-être trop vanté jadis, il est par contre un peu trop dédaigné aujourd'hui. Son écorce est nettement astringente ; elle est tonique et antiseptique. La décoction préparée avec 60 grammes, pour un ou deux litres d'eau, peut rendre de réels services et remplacer jusqu'à un certain point le tanin dans la leucorrhée, la blennorragie. En lotion, elle agit et donne de bons résultats contre les ulcères de mauvaise nature. A l'intérieur, elle n'est pas sans utilité contre la diarrhée.

La poudre d'écorce est un antiseptique et hâte la cicatrisation des plaies. Qu'était-ce que le *quinquina français* ? sinon un mélange composé de : écorce de Chêne, 120 grammes ; noix de galle, 30 grammes ; Gentiane, 25 grammes ; Camomille, 20 grammes ; Lichen, 5 grammes. Faire bouillir et prendre, en cas de fièvres intermittentes, 30 grammes de cette boisson avant l'accès de fièvre et 15 grammes après. Les inhalations de tan n'ont-elles pas été préconisées, sans preuves à l'appui il est vrai, contre la phtisie pulmonaire ?

Les glands ne sont pas comestibles en raison de leur astringence. En décoction, on les a prônés contre la diarrhée. Torréfiés, ils constituent une sorte de café qui a trouvé son emploi comme tonique.

Le café de glands doux a été fort à la mode et son usage ne s'est pas encore complètement oublié. Le *Racahout* des Arabes, très vanté il y a quelque trente ans, était constitué par de la poudre de glands doux mêlée à du sucre.

Le Quercus, Ilex *Chêne vert* ou *Yeuse*, jouit des mêmes propriétés.

La noix de galle, d'où on extrait le *Tanin*, est produite par la piqûre d'un petit insecte sur un Chêne d'Asie Mineure et de Grèce, le *Quercus infectoria*. L'écorce du *Quercus Suber* produit le *liège*.

Dans l'industrie, le Chêne fournit son écorce à la tannerie et son bois est justement estimé, pour sa dureté et sa teinte.

Le Chêne forme de vastes forêts dans une grande partie de la France.

CHÈVREFEUILLE.

Litso-Crabo (Gascogne).

Le Chèvrefeuille ne se contente pas d'embaumer nos jardins de la suave senteur de ses fleurs. Ces dernières donnent une tisane très agréable à la dose d'une pincée pour une tasse à thé. Elles présentent un inconvénient, c'est de noircir promptement et de perdre leur parfum. Est-ce pour cela qu'on les dédaigne aujourd'hui ? D'après Soubeiran, elles sont émollientes et renferment des substances mucilagineuses associées à des matières odorantes et extractives. Elles sont donc d'un bon emploi contre les rhumes.

Les feuilles sont astringentes et ont été conseillées en gargarisme. Il est à remarquer d'ailleurs que les anciens auteurs ont méconnu la fleur du Chèvrefeuille et ne se sont attachés qu'à ses feuilles et à ses fruits. « La graine est utile, selon Dioscoride, à ceux qui ne peuvent avoir leur alaine sans tenir le col droit et à ceux qui ont le sanglot. » Elle est dessiccative, d'après Galien, « et aucuns disent que si on en boit en trop grande abondance, qu'elle rend stériles ceux qui en boivent ». Pline n'a pas innové et a copié Dioscoride. Du temps de Fuchs, le Chèvrefeuille desséchait les ulcères, « elle guérit les feuz volages et autres laideurs du cuir. Elle consumme la rate. Elle profite à la difficulté d'aspirer. Elle avance l'enfantement. Elle rompt les pierres. Elle nettoye les taches du visage. Et si ha d'autres vertus qu'il n'est besoing de réciter pour le présent. »

On le voit, notre Chèvrefeuille était une universelle panacée.

Le Lonicera Periclymenum, ou *Chèvrefeuille des bois*, jouit des mêmes vertus.

Le Chèvrefeuille est cultivé dans tous les jardins et ne se trouve qu'accidentellement à l'état sauvage.

Jardins et haies. — Fleurit en mai et juin.

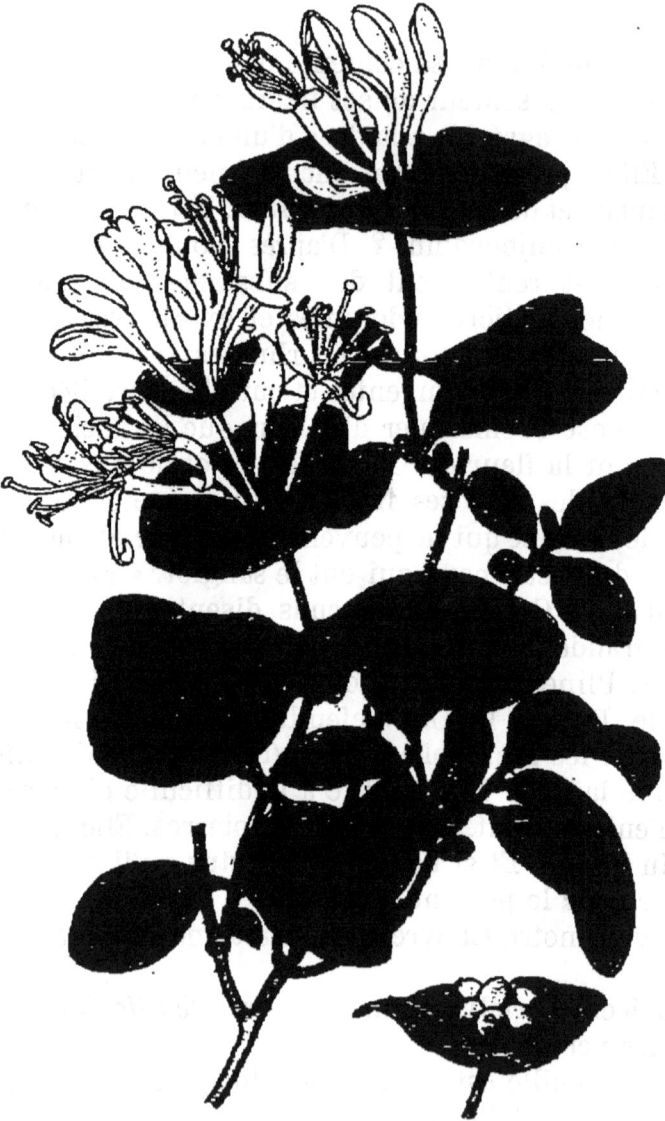

Chèvrefeuille.
Lonicera Caprifolium.
— CAPRIFOLIACÉES. —

Lieux incultes, bords des chemins. — Fleurit de juillet en septembre.

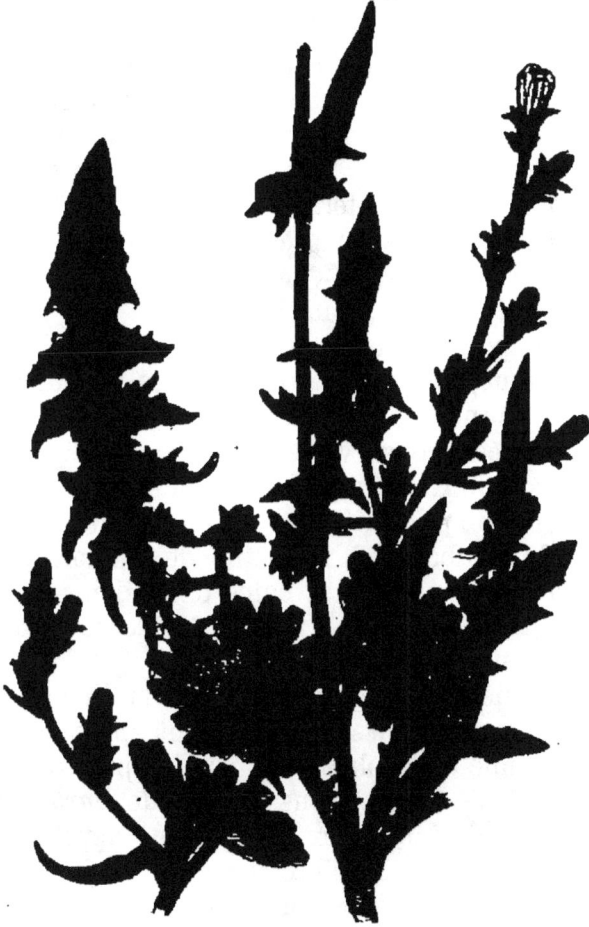

Chicorée sauvage.
Cichorium Intybus.
— Composées. —

CHICORÉE SAUVAGE.

Yeux de chat, Cicori fer (Marseille).

Encore une plante populaire par excellence! La tisane de feuilles (8 à 15 grammes par litre) et la décoction de racines (15 à 30 grammes par litre d'eau) sont fréquemment usitées. Bien des gens, de nos jours, ne commenceraient pas leur printemps sans avoir pris quelques verres de tisane de Chicorée. N'est-ce pas, après avoir bu un verre de tisane de Chicorée, qu'Henriette d'Angleterre ressentit la première atteinte du mal qui devait l'enlever presque subitement ? La mode n'a donc pas trop changé et elle ne brûle pas, de nos jours, ce qu'elle adorait sous le grand Roi.

La Chicorée, pour parler avec les gens du métier, est dépurative, tonique, laxative. Autrefois, les maladies du foie n'avaient pas de meilleur remède.

La pharmacopée a conservé les feuilles de Chicorée dans le fameux Sirop de Chicorée, que l'on administre encore actuellement, comme purgatif, aux jeunes enfants. Elles y sont combinées à la Rhubarbe, à la racine de Chicorée, à la Fumeterre, à la Scolopendre, aux baies d'Alkékenge, à la Cannelle, au Santal citrin. Il est vraisemblable que, dans cette préparation, c'est surtout la Rhubarbe qui agit.

Dans l'économie domestique, l'usage de la Chicorée est très répandu : ses jeunes pousses fournissent une salade amère que l'on consomme avec plaisir au printemps. La culture a produit des variétés étiolées sous le nom de *Barbe de Capucin* et de *Wittloof*, celle-ci improprement appelée *Endive*. Enfin, la racine de cette dernière variété, torréfiée, jouit de vertus laxatives qui ne sont pas à dédaigner. Elle communique au café, qu'elle sert habituellement à adultérer, une teinte plus foncée, une saveur à laquelle on s'habitue. On a dit que son emploi répété donnait à la peau une teinte jaune paille caractéristique.

La Chicorée sauvage pousse partout, au bord des chemins, dans les lieux incultes.

CHIENDENT.

« Pousser comme chiendent » est une expression d'une exactitude merveilleuse. Quand il y en a quelque part, il est à peu près impossible de s'en débarrasser. La pioche ne l'extirpe qu'imparfaitement et il repousse plus vigoureusement qu'auparavant, quand ses longues tiges souterraines ont été brisées.

Le Chiendent — son rhizome, pour parler comme les botanistes — contient presque 3 pour cent de sucre, ce qui explique la saveur légèrement sucrée qu'il possède, et de la *Triticine* qui, elle-même, au bout de peu de temps, se transforme partiellement en sucre.

C'est comme diurétique que le Chiendent a survécu et a gardé une place d'honneur dans la médecine populaire. Vingt à 30 grammes par litre d'eau servent à faire une décoction rafraîchissante, agréable au goût, qu'on peut additionner de Réglisse et d'Orge perlé, avec quelques tranches de citron. On peut lui associer aussi les pruneaux et la pomme de Reinette.

Les racines de Chicorée, le Chiendent et la Réglisse forment la base d'une tisane commune rafraîchissante, fréquemment employée.

Les racines de Chiendent sont utilisées pour la confection de brosses.

Le gros Chiendent ou *Chiendent pied de poule* (Cynodon Dactylon) est également une graminée, qui ressemble beaucoup à la précédente par son rhizome. Il contient de l'amidon et ses propriétés médicinales sont les mêmes. En Pologne, on fait avec les graines un assez bon gruau, dont la farine sert à fabriquer du pain dans les périodes de disette.

Le Chiendent est un des végétaux les plus communs qui existent. On le rencontre partout, sous de très nombreuses variétés, dans toutes les parties du globe.

Lieux cultivés et incultes. — Fleurit de juin en août.

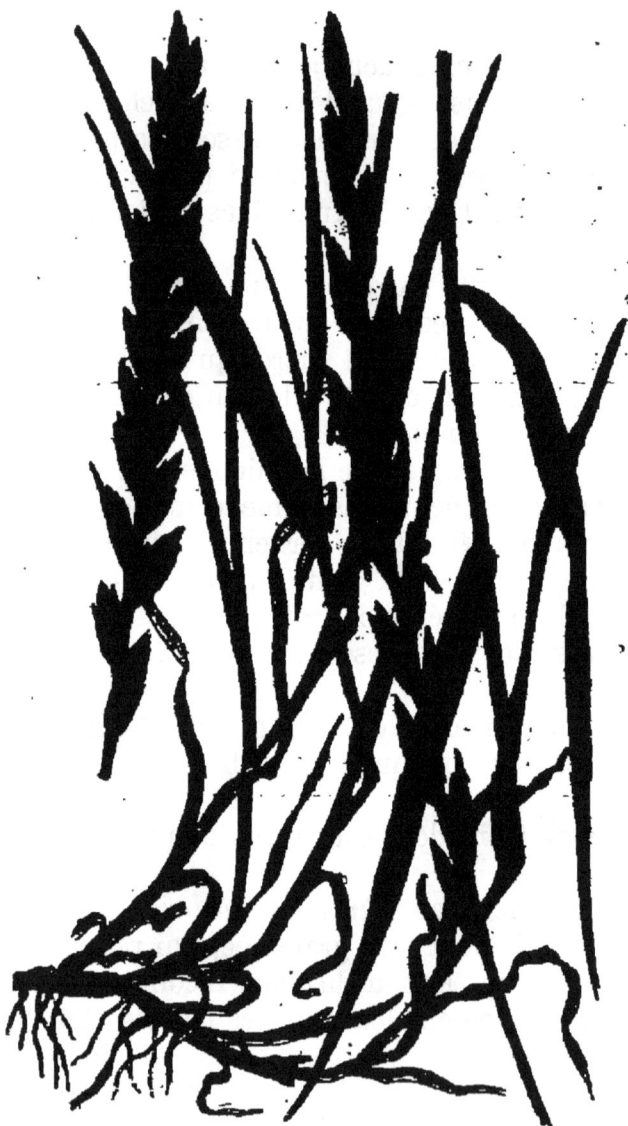

Chiendent.
Agropyrum repens.
— GRAMINÉES. —

Lieux incultes, décombres. — Fleurit de juillet en septembre.

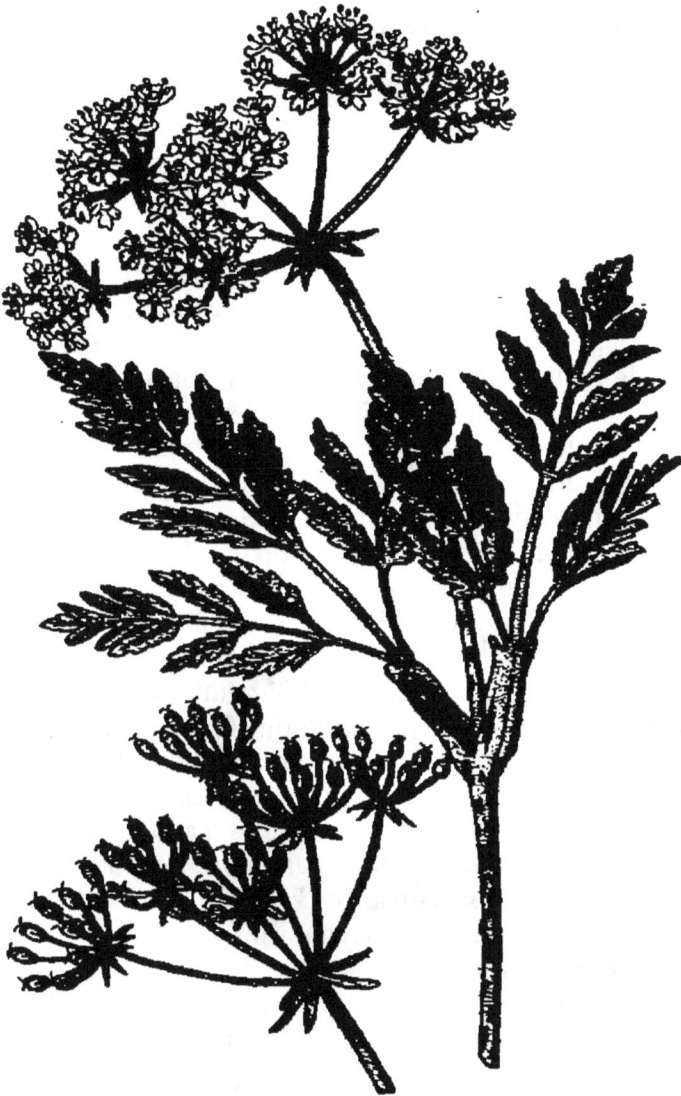

Ciguë (Grande).
Conium maculatum.
— OMBELLIFÈRES. —

CIGUË (GRANDE).

Balandino (Marseille), *Cigudo* (Gascogne).

Vous n'êtes pas sans avoir rencontré dans les décombres, au voisinage des habitations, une plante vigoureuse dont la tige est maculée de taches arrondies, pourpres, vineuses, au feuillage vert sombre et livide. C'est la Grande Ciguë, la plante qui aurait débarrassé de ce monde Socrate et Phocion.

« Son odeur est pesante, fascheuse et puante », a dit un vieil auteur.

Ses propriétés ne sont pas à dédaigner. On l'a employée avec succès comme calmant dans le traitement du cancer, des ulcères, de la scrofule, des affections nerveuses, de la phtisie, de l'épilepsie, des névralgies, de la péritonite chronique. Son administration à l'intérieur doit toujours être confiée au médecin. A l'extérieur, le cataplasme de Ciguë, comme fondant et résolutif, est très populaire : on fait cuire les feuilles que l'on met entre deux linges, ou bien on épaissit la décoction avec du son ou de la farine de Lin.

Les empoisonnements par la Ciguë sont très rares. On peut les combattre par les vomitifs, l'alcool, l'éther, l'iodure de potassium ioduré.

On a remarqué que la Ciguë était d'autant plus active qu'elle croissait dans une région plus chaude. En France, 5 à 6 grammes de feuilles fraîches sont un poison pour l'homme et la plupart des animaux, particulièrement pour les vaches, tandis que, dans le nord de l'Europe, elle passe pour être alimentaire. Les graines sont tout particulièrement vénéneuses et contiennent une forte dose de *Conicine*.

La *Petite Ciguë* (Aëthusa Cynapium), qui croit dans les jardins, est de plus petite taille ; les tiges ne sont pas maculées et, de plus, elle est à peu près sans odeur. Prise assez souvent pour le Persil, elle paraît être beaucoup moins dangereuse qu'on l'a dit. **Plante très dangereuse.**

La Grande Ciguë est commune dans une partie de la France.

Citronnier,	voir partie II.	N° 201.
Clématite,	— —	II. N° 202.
Cochléaria officinal,	— —	II. N° 203.
Cognassier,	— —	II. N° 204.

COLCHIQUE.

Veilleuse, Veillotte, Tuc-chien, Violon, Vache,
Bramo-Vaco (Marseille), *Safra dès prats* (Gascogne).

Ses grandes fleurs violettes émaillent nos prairies au commencement de l'automne. Elles portent avec elles une pointe
de tristesse. N'annoncent-elles pas la fin des beaux jours ?
Les feuilles naissent plus tard, et c'est au printemps qu'on
les trouve avec les fruits.

C'est à ses graines et à ses fruits que le Colchique doit ses
énergiques propriétés médicinales. Le Colchique est en effet
le véritable spécifique de la goutte, mais un spécifique em-
pirique dont les effets ne sont pas clairement expliqués. En
tous cas, c'est un purgatif drastique dont il ne faut pas abuser.

Il doit à la *Colchicine* son activité physiologique. Cette
substance se rencontre surtout dans les graines. Le tubercule
en contient moins, et encore sa teneur varie-t-elle avec le
voisinage de la floraison. Les feuilles sont encore moins riches ; quant aux fleurs, elles sont, au point de vue de la
richesse en alcaloïde, intermédiaires entre les tubercules et
les graines. C'est donc aux préparations de graines qu'il
faudra s'adresser de préférence ; ce sont elles qui sont le
moins infidèles dans leurs résultats.

Nous avons vu, à l'article *Bétoine,* que la *Poudre de Pistoïa*
était à base de Colchique. Il en est de même du *Vin d'Anduran,* qui a joui d'une grande renommée, dans le traitement
de la goutte. On peut en simplifier la formule et la réduire à

Alcoolature de bulbes de Colchique   5 gr.
Vin blanc. . . . . 100 gr.

On peut prendre de ce vin jusqu'à 20 grammes par jour.

Plante dangereuse, mauvaise pour les prairies dont elle
déprécie singulièrement la valeur. Les animaux ne mangent
pas le Colchique, qui conserve ses propriétés par la dessiccation.

Prairies humides. – Fleurit d'août en octobre.

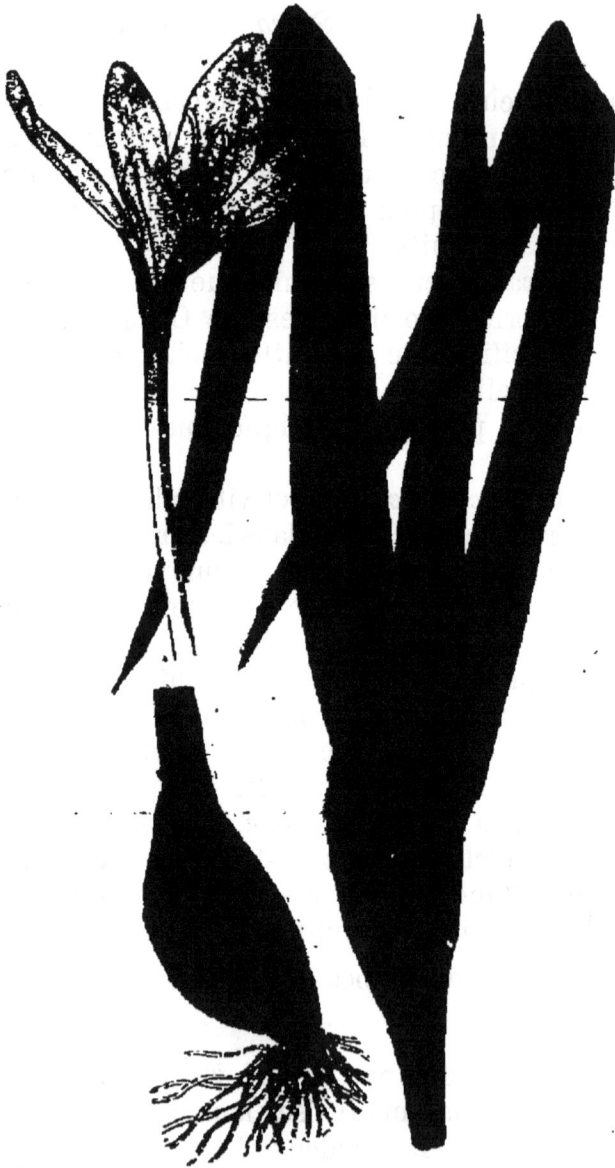

Colohique.
Colchicum autumnale.
— COLCHICACÉES. —

Prairies humides, fossés. — Fleurit en mai et juin.

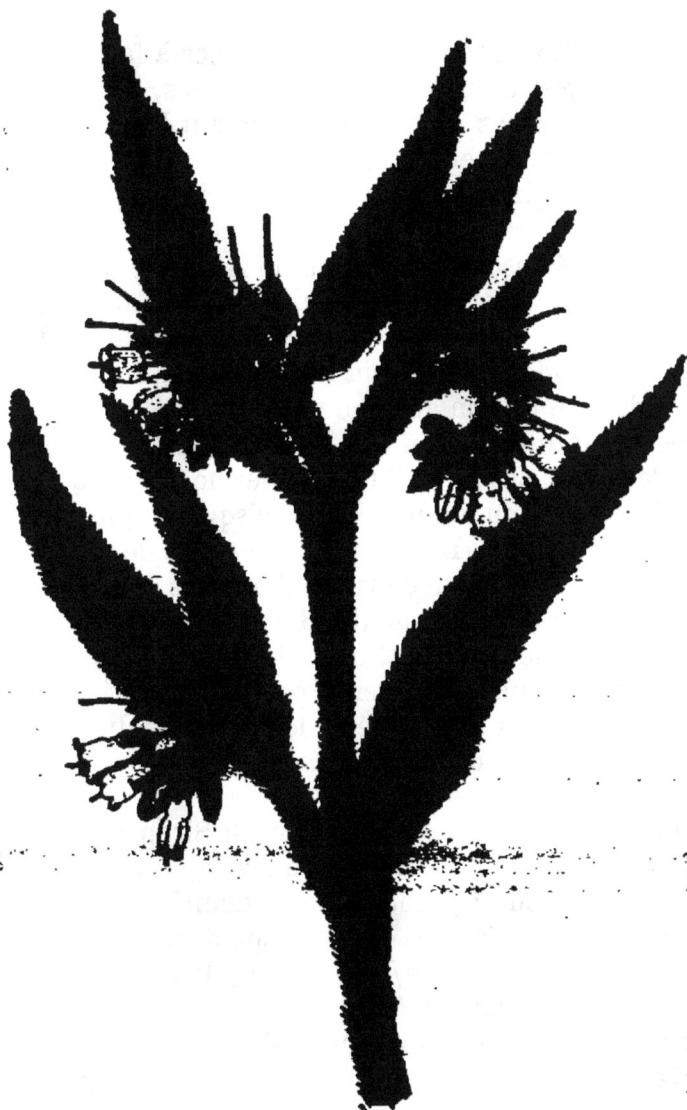

Consoude (Grande).
Symphytum officinale.
— BORAGINÉES. —

CONSOUDE (GRANDE).

Herbe aux coupures, Herbe grasse, Aourio d'aï (Marseille).

La Grande Consoude ne peut échapper à la vue avec ses longues et larges feuilles rudes et hérissées, ses paquets de fleurs blanches, roses ou violettes, suivant les localités ; ses racines noires, de saveur et d'odeur à peu près nulles, succulentes, mucilagineuses quand on les brise : toutes qualités négatives.

La racine de Consoude, la partie de la plante que l'on emploie, était *incrassante,* au dire des médecins d'autrefois ; elle avait la propriété, dans les hémorragies, de réunir, d'agglutiner, de consolider — d'où son nom — les fissures internes. Combien déchue de son antique splendeur !

On reconnaît aujourd'hui que ces propriétés antihémorragiques n'existent pas ; qu'elle ne renferme en réalité qu'une abondante proportion de mucilages visqueux qui la rendent légèrement émolliente. La très petite quantité de tanin qu'elle contient l'a fait employer dans les diarrhées. On en prépare une infusion qui est astringente (30 grammes pour un litre d'eau). Sous forme de décoction, elle est émolliente et pectorale. On traite encore la racine par la macération à froid. Cazin prétend qu'on peut guérir les gerçures du mamelon, en introduisant celui-ci dans un morceau de racine de cette plante préalablement évidé.

On trouve aussi, dans les pharmacies, le Sirop de Consoude, mais il n'est que bien rarement employé.

Le nom de Grande Consoude a été donné à cette plante pour la distinguer d'autres qui portaient aussi le nom de Consoude : la *moyenne* ou *Ajuga reptans,* la *petite* ou *Paquerette,* la *royale* ou *Dauphinelle.*

La Grande Consoude habite les prairies humides de presque toute la France ; elle est rangée parmi les mauvais fourrages et noircit en séchant.

COQUELICOT.

Coquelourde, Ponciau, Ruello (Marseille), *Cocòlico* (Gascogne).

Le Coquelicot est, avec le Bluet, le principal ornement des moissons. Son coloris éclatant le signale de loin et est devenu un type dans la série des couleurs : on dit le rouge coqueli-cot. Les tiges laissent écouler, quand on les brise, un suc blanc, laiteux, d'odeur désagréable.

Les larges pétales, caducs, du Coquelicot jouissent de propriétés calmantes et narcotiques qui communiquent, à l'infusion faite avec eux, des propriétés pectorales et adoucissantes. Cinq grammes pour un litre d'eau sont la dose que prescrit le Codex. La tisane ainsi préparée est quelque peu répugnante en raison de sa couleur.

Mais c'est surtout en mélange avec le Pied de chat, le Pas d'âne, la Mauve, la Guimauve, le Bouillon blanc, la Violette, mélange qui constitue les *fleurs pectorales,* que le Coquelicot jouit d'une réputation qui s'est conservée intacte. Il entre également dans la composition des *espèces béchiques* : Pied de chat, Pas d'âne, Mauve ou Guimauve et Coquelicot, dites aussi *quatre fleurs,* et du Sirop de Deséssart.

On peut aussi, avec le Coquelicot, préparer un sirop légèrement adoucissant, qui doit sa vertu à un principe particulier, la *Rhœadine,* renfermé dans les différentes parties de la plante et surtout dans le lait qu'elle secrète. Les capsules ne renferment pas de morphine, ce qui explique l'activité très modérée du Coquelicot.

Son nom de *rhœas* lui vient du grec et veut dire « fluide et qui bientôt passe ». Les semences, mêlées au miel, passaient pour faire dormir. On les mélangeait quelquefois aux « ouvrages de pâtissiers, qu'on prépare avec miel ou sucre, comme tartres, gasteaux, poupelins ou autres semblables ».

Moissons. — Fleurit de mai en août.

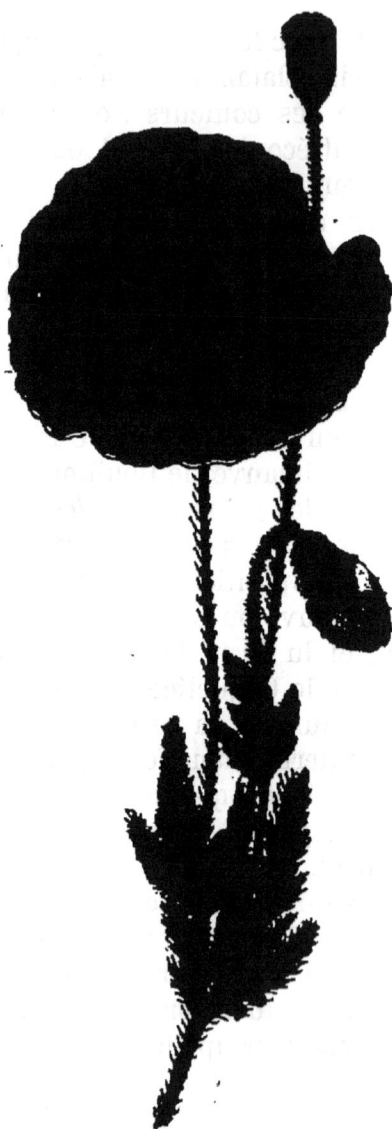

Coquelicot.
Papaver Rhæas.
— PAPAVÉRACÉES. —

Cours d'eau et cultivé. — Fleurit de juin en septembre.

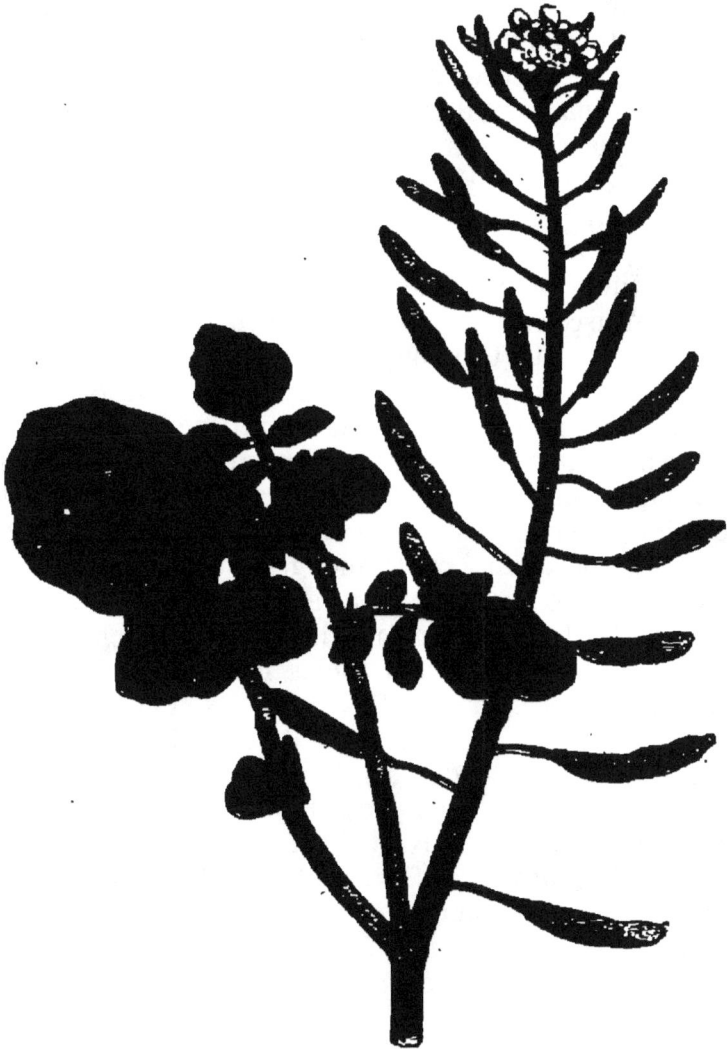

Cresson de fontaine.
Nasturtium officinale.
— CRUCIFÈRES. —

CRESSON DE FONTAINE.

Cuissoun (Marseille), *Greïsseloü* (Gascogne).

Qui ne connait le Cresson de fontaine, le Cresson « la santé du corps » ? Inutile de le décrire plus longuement. C'est un dépuratif qui a fait ses preuves et qui est bien connu comme tel. C'est un bon stimulant de l'estomac. Agit-il par l'iode qu'on a signalé dans ses organes ? La chose est encore plus que douteuse.

La thérapeutique a utilisé son suc dont les feuilles contiennent jusqu'à 70 % de leur poids. Il entrait dans la confection du suc d'herbe. Nous le retrouverons dans la formule du Sirop antiscorbutique. En attendant, nous pouvons signaler le Sirop de Cresson, le suc antiscorbutique où il accompagne le Cochléaria et le Ményanthe, l'Eau de la Vrillière, dentifrice propre également à tonifier les gencives.

Mais c'est surtout comme condiment qu'il a acquis une grande importance. Furetière disait à la fin du xviie siècle : « Il est fort excellent sous un chapon. » Dioscoride disait déjà que, de son temps, on le mangeait cru. Pline dit que « versé sur la tête avec du vinaigre, il esmeut ceux qui hont besoing de veiller ». Autrefois, il fallait aller chercher le Cresson au bord des rivières et des fossés ; la culture n'en existait pas encore. L'industrie du Cresson était en effet absolument inconnue en France avant 1810. C'est à un administrateur de la caisse des hôpitaux de la grande armée qu'on en doit l'introduction. Les premiers essais, basés sur ce qu'il avait vu aux environs d'Erfurt, en Prusse, eurent lieu à Saint-Léonard, près Senlis, et furent couronnés d'un éclatant succès. Actuellement, Paris ne consomme pas moins de 6 millions de kilogrammes de Cresson par an.

Le Cresson de terre est le *Barbarea præcox ;* le Cresson des prés ou Cresson amer est la Cardamine des prés ; le Cresson de Para est fourni par une composée d'origine brésilienne, le *Spilanthes oleracea.*

Indépendamment des cressonnières, on trouve le Cresson le long des cours d'eau dans toute la France.

Cumin,   voir partie II. N° 213.
Cyclamen,   —   —   II. N° 214.

CYNOGLOSSE.

Langue de chien.

Au bord des chemins, croît une plante, dressée, à tige couverte de poils mous, à feuilles duveteuses, blanchâtres, à fleurs d'un rouge violacé. Toutes les parties de la plante exhalent, quand on les frotte, une odeur désagréable qui, dans la racine, devient vireuse.

La racine, qui est la seule portion employée, est longue, charnue, grise ou rougeâtre extérieurement, blanche en dedans. L'écorce est tout particulièrement douée de cette odeur dont nous parlions plus haut, et qui a fait supposer qu'elle pouvait posséder des vertus narcotiques et calmantes.

Au xvie siècle, les herboristes la déclaraient froide et sèche au second degré; elle servait contre les ulcères de la bouche, contre la dysenterie, la gonorrhée. Aussi « on la mesle parmi les compositions des pilules qu'on appelle *Pilulæ ad omnes morbos catharri aut de Cynoglosso,* c'est-à-dire Pilules contre tous maux de catarrhes ou Pilules de Cynoglosse ».

C'est encore par les Pilules de Cynoglosse que cette plante a survécu à son antique réputation fortement ébranlée. La racine de Cynoglosse y est associée à de l'extrait d'opium, à de la poudre de semences de Jusquiame, à de la Myrrhe, de l'Oliban, du Safran, du Castoréum. C'est, en un mot, une véritable olla-podrida dont les propriétés actives sont dues à l'opium et à la Jusquiame. Cette masse pilulaire est d'un usage fréquent et commode; elle sert à contenter et à satisfaire les personnes à qui le mot opium fait peur.

La forme des feuilles a fait donner à cette plante le nom de *langue de chien.* Elle croît en abondance le long des chemins, dans les lieux secs.

Lieux secs. — Fleurit de mai en juillet.

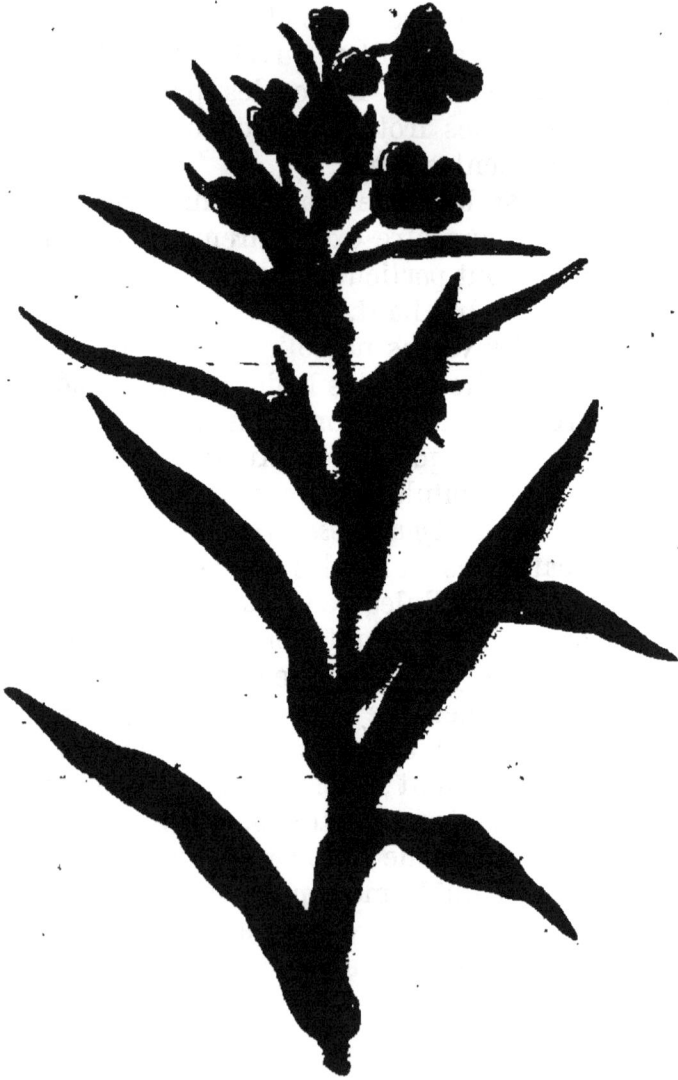

Cynoglosse.
Cynoglossum officinale.
— Boraginées. —

Haies, décombres, bords des fossés. — Fleurit de juin en août.

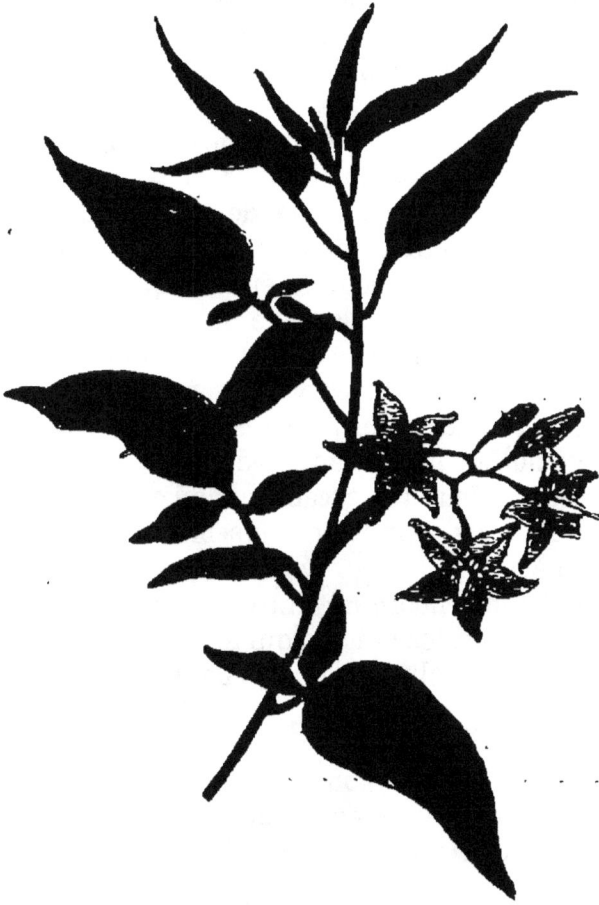

Douce-amère.

Solanum Dulcamara.

— SOLANÉES. —

DOUCE-AMÈRE.

Vigne sauvage, Réglisse de rivière, Dousso amèro (Gascogne).

Qui ne connaît la Douce-amère avec ses longues branches volubiles, ses fleurs violettes, ses fruits rouges? Elle se plaît au bord des ruisseaux; elle enguirlande de ses lianes les arbres du rivage. Qui n'a, étant enfant, mâché ses rameaux? La saveur d'abord amère, puis sucrée, est une attraction pour le jeune âge.

La thérapeutique a conservé la Douce-amère et sa place est encore marquée honorablement dans la pratique populaire. On met en usage ses rameaux de deux ans, que l'on coupe en petits morceaux pour les faire sécher. C'est un dépuratif; c'est aussi, à tort ou à raison, un sudorifique dans les affections rhumatismales. Sa tisane se fait par décoction, à la dose de 20 grammes par litre d'eau. A haute dose, elle peut provoquer des nausées et des vomissements. Il ne faut pas oublier qu'elle renferme un principe actif, la *Solanine,* que l'on retrouve aussi dans la Pomme-de-terre.

Les feuilles, à odeur désagréable quand on les froisse, peuvent être employées comme cataplasme. Les fruits passent pour être vénéneux.

Nous signalerons encore un autre usage des tiges sèches que connaissent bien les enfants qui font l'école buissonnière. On les fume comme celles de la Viorne, de la Clématite des haies.

Voilà pour ses propriétés actuelles. Autrefois elle passait pour un purgatif violent, pour un curatif assuré des jaunisses les plus invétérées « en faisant passer par les selles et les urines la bile visqueuse ». On l'employait en mélange avec la Cochenille et la Thériaque. Les feuilles bouillies dans du vin muscat ou avec du lard résolvaient en une nuit des tumeurs grosses comme la tête.

La Douce-amère croît dans toutes les parties de la France.

Droséra,   voir partie II. N° 222.
Elatérium,   —   —   II. N° 223.
Empétrum,   —   —   II. N° 224.

DIGITALE.

Doigt de notre Dame, Cloche, Gantelée.

La Digitale est à la fois une de nos plus belles plantes indigènes et l'une de celles dont les propriétés thérapeutiques sont les plus énergiques. Ses grandes fleurs pourpres, quelquefois blanches, en forme de doigt de gant, la font facilement reconnaître.

On a employé ses racines, ses graines et ses feuilles; ces dernières seules ont conservé leur utilité. Il est important de faire remarquer que leur teneur en principe actif, la *Digitaline*, varie avec leur âge. Celles de la seconde année doivent être exclusivement récoltées; celles de la première sont plus belles, plus larges, plus succulentes, mais elles sont par contre moins actives.

La Digitale est le curatif par excellence des affections du cœur dont elle modère les battements. C'est un tonique spécial qu'on a appelé à juste titre le *Quinquina du cœur*. C'est aussi un diurétique efficace et un fébrifuge. Mais il faut toujours en surveiller l'emploi, pour empêcher la production des phénomènes dus à l'accumulation.

En raison de ses propriétés toxiques, la Digitale ne doit être maniée qu'avec une certaine prudence. Il vaut mieux en abandonner le soin au médecin.

La Digitale s'emploie sous d'assez nombreuses formes, dont l'action n'est pas toujours bien fidèle. Il vaut mieux recourir exclusivement aux feuilles soit entières, soit en poudre. Dans le premier cas on fait macérer 30 à 50 *centigrammes* de feuilles avec 120 grammes d'eau. On emploie en Savoie les feuilles fraîches, pilées et pétries avec du beurre frais, contre les hémorroïdes.

Plante très dangereuse. La Digitale croît dans les lieux sablonneux et jamais dans les terrains calcaires.

Haies, bois siliceux. — Fleurit de juin en août.

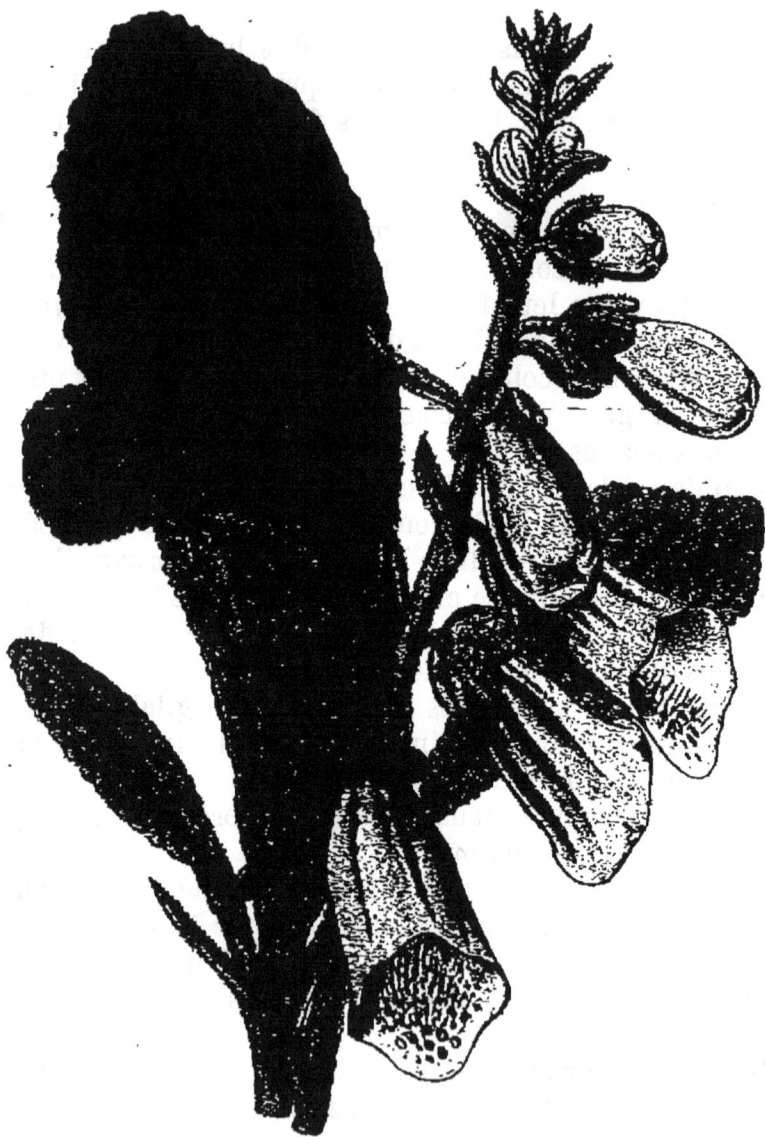

Digitale.
Digitalis purpurea.
— SCROFULARINÉES. —

Bois calcaires, haies. — Fleurit en mai et juin.

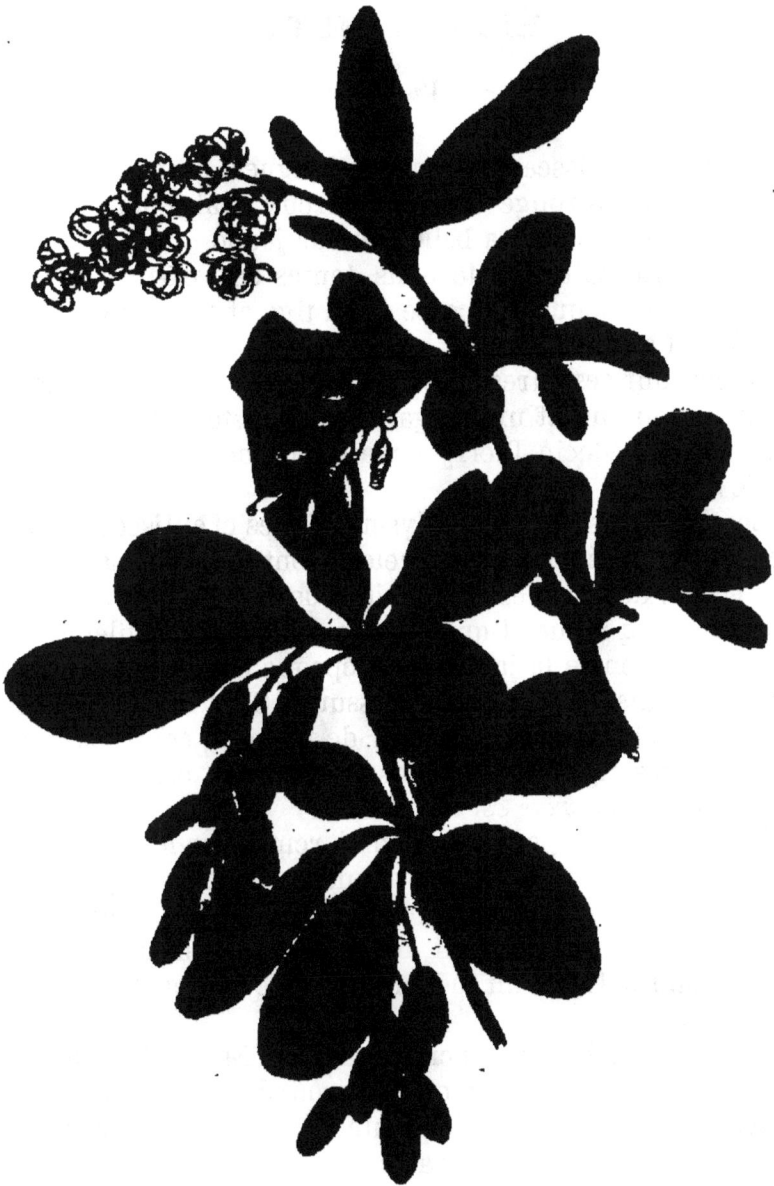

Épine-Vinette.
Berberis vulgaris.
— BERBÉRIDÉES. —

ÉPINE-VINETTE.

Vinettier.

C'est un arbrisseau épineux, à longues grappes de fleurs jaunes, à fruits rouge-corail nombreux et aigrelets. Son bois est remarquable par sa belle couleur jaune.

On a usité cette plante dans toutes ses parties. L'art de guérir s'est attaqué à l'écorce de sa tige et de sa racine, à ses feuilles et à ses fruits.

Quels sont ses titres à tant de faveurs et à un tel accueil? C'est un tonique et un purgatif, un fébrifuge par sa racine. Le célèbre médecin Piorry l'avait fortement prescrite contre la fièvre.

Les feuilles seraient antidysentériques et antiscorbutiques. Les fruits, agréablement aigrelets, sont rafraîchissants.

L'écorce des racines s'emploie sous forme de décoction qui est d'un beau jaune et qui, en raison de cette couleur, a été préconisée contre la jaunisse à l'époque où la *doctrine des signatures* jouissait d'une vogue assurée. C'est l'extrait d'écorce qui a été préconisé sous le nom de *quinoïde* contre la fièvre. L'écorce des tiges a servi aussi à falsifier celle de Grenadier, mais la méprise est difficile.

Les fruits verts peuvent servir à remplacer les câpres, une fois confits dans le vinaigre; quand ils sont mûrs, on peut en faire des gelées et des sirops rafraîchissants, voire même une limonade qui en vaut bien d'autres. Ils doivent leur saveur aigrelette à un mélange d'acide malique et d'acide tartrique.

La *Berbérine* est le principe actif de l'Épine-Vinette, mais pas le seul, puisqu'on y a encore trouvé quatre autres alcaloïdes. C'est à elle que cette plante est redevable de la couleur jaune de ses tiges et de sa racine.

L'Épine-Vinette prospère dans les bois calcaires, dans les haies de toute la France.

ÉPURGE.

Catapuce, Purge, Foiraude, Gratopuso (Gascogne).

L'Épurge, avec ses feuilles opposées en croix, le suc blanc qui exsude de toutes ses parties, n'est pas une inconnue. Elle se plaît au jardin, où elle vient, par ci, par là, par pieds isolés, pourvu que la terre soit bonne. On la recherche peu de nos jours, les purgatifs sont tellement communs! Que diraient l'huile de Ricin, l'eau de Janos, le sel de magnésie, si l'Epurge relevait la tête? Et pourtant ses propriétés sont manifestes, tellement réelles qu'on peut, sans exagération, dire que c'est une plante dangereuse. Elle est drastique au plus haut degré. Ses graines sont même éméto-cathartiques, et leur administration provoque habituellement des vomissements, qui peuvent précéder de deux ou trois heures l'effet purgatif. On les a prescrites à la dose de 8 à 12, qui est beaucoup trop considérable. Si le cœur vous en dit, vous pouvez aller jusqu'à 2 ou 3. Si vous vous abstenez, vous agirez encore mieux.

L'huile de graines d'Épurge est également drastique, mais beaucoup moins que celle de Croton. A la dose de 1 à 2 grammes, elle est efficace, mais très rarement usitée. Les feuilles en décoction passent pour dépilatoires.

L'Epurge a joui d'une haute vogue; elle figurait au nombre des plantes dont Charlemagne avait ordonné la culture dans les fermes impériales.

L'Epurge, d'origine étrangère, ne quitte guère les jardins, les vignes, le voisinage des habitations.

La figure **A** de la planche montre une graine isolée et à côté un agrandissement à la loupe.

Ergot de Seigle,   voir partie II. Nº 225.
Erigeron canadense, —   —   II. Nº 226.

Voisinage des habitations. — Fleurit en juin et juillet.

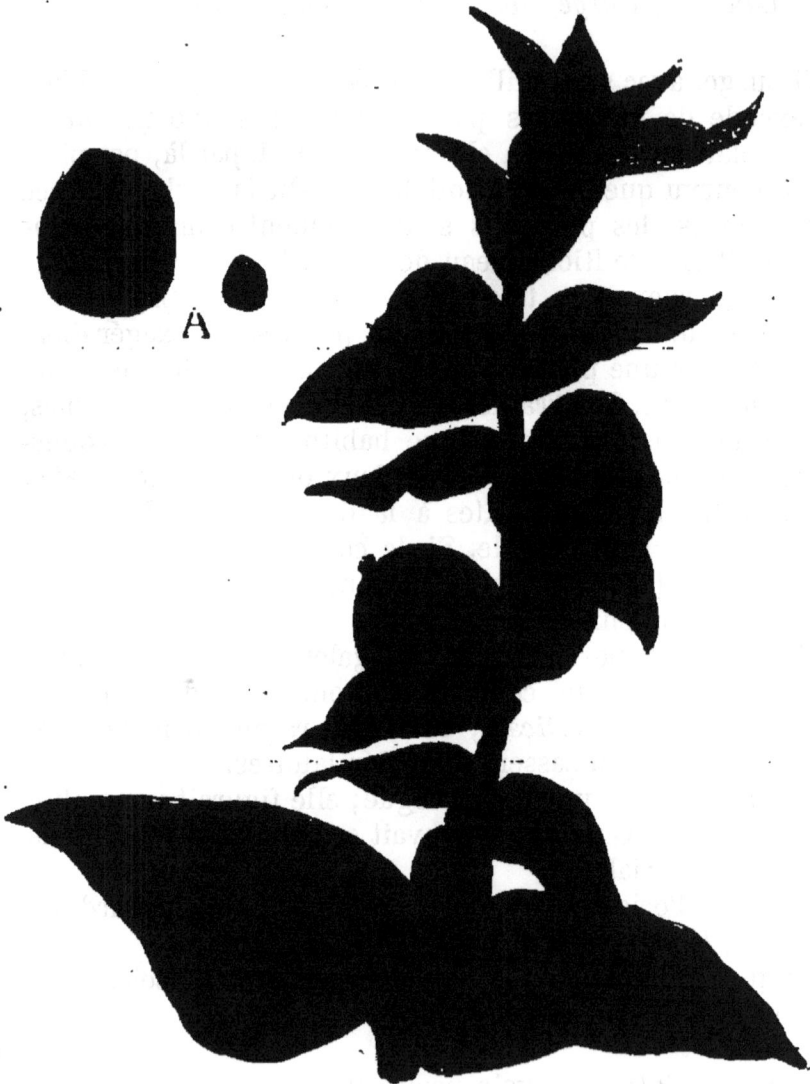

Epurge.
Euphorbia Lathyris.
— EUPHORBIACÉES. —

Bords des chemins, décombres. — Fleurit de juin en septembre.

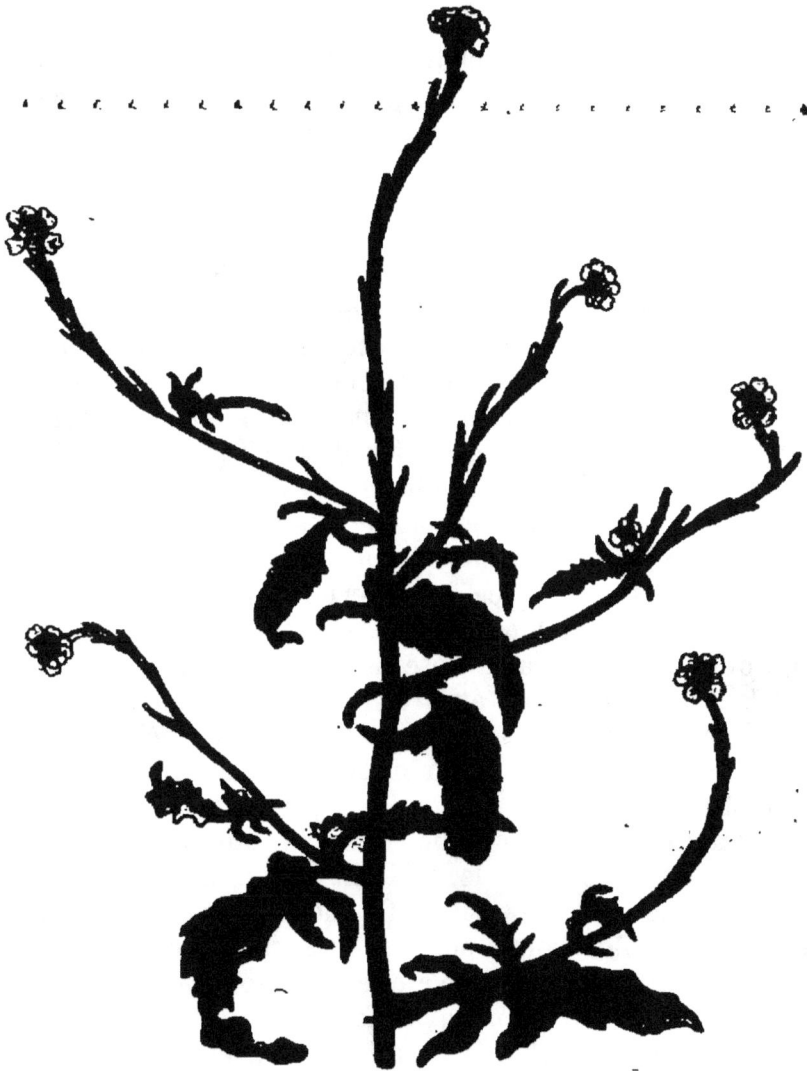

Erysimum.
Erysimum officinale.
— Crucifères. —

ERYSIMUM.

Vélar, Herbe aux chantres.

Au bord des chemins, le long des murs de villages, à l'ombre des haies, se complait le Vélar, avec son port tout particulier, peu riche de feuillage, ses rameaux étalés couverts de petites fleurs jaunes auxquelles succèdent des fruits allongés, grêles et serrés contre les tiges. Quand on l'a vu une seule fois, on ne l'oublie plus jamais.

Un chantre de Notre-Dame, ainsi le veut la légende, faisait avec cette plante un sirop, d'où son nom d'*Herbe aux chantres*. Il est encore des gens qui croient à ses vertus et qui en font un remède contre la toux, l'enrouement et les bronchites légères. Il est donc émollient. C'est aussi un antiscorbutique, mais bien bénin, semble-t-il, car on ne trouve en lui aucune des propriétés âcres ou piquantes de la plupart des autres plantes de la famille des Crucifères.

L'Erysimum frais entre encore de nos jours dans la préparation du *Sirop d'Erysimum composé* avec treize autres substances, dont quelques-unes certainement sans valeur aucune, par exemple les feuilles sèches de Bourrache. Ce sirop, que l'on prend à la dose de 20 à 100 grammes par jour, dans l'enrouement, était fort estimé des médecins du xviiᵉ siècle, témoin le passage de cette lettre de Racine à Boileau : « Le sirop d'Erysimum n'est point assurément une vision. M. Bodard, à qui j'en parlai il y a trois jours, me dit et m'assura en conscience que M. Morin, qui m'a parlé de ce remède, est sans doute le médecin le plus habile qui soit dans Paris et le moins charlatan. Ce médecin m'a assuré que si les eaux de Bourbonne ne vous guérissaient pas, il vous guérirait infailliblement. Il m'a cité l'exemple du chantre de Notre-Dame à qui un rhume avait fait perdre entièrement la voix depuis six mois, et il était prêt à se retirer. Le médecin l'entreprit et, avec une tisane d'une herbe qu'on appelle, je crois, Erysimum, il le tira d'affaires. En telle sorte que non seulement il parle, mais il chante et a la voix aussi forte qu'il l'ait jamais eue. J'ai raconté la chose aux médecins de la cour ; ils savaient que cette plante d'Erysimum est très bonne pour la poitrine. » Le Vélar ne saurait être placé sous plus noble patronage. Il croît partout en France.

EUCALYPTUS.

Qui eût dit que l'australien *Eucalyptus* fût devenu si rapidement populaire? C'est à la rapidité de croissance de certaines espèces de ce genre qu'il le doit et à leurs propriétés absorbantes, qui permettent de les planter pour dessécher les marécages et assainir des localités malsaines. La campagne romaine, les environs de Boufarick, en Algérie, longtemps ravagés par la fièvre paludéenne, décimés par la Malaria, lui sont redevables d'un peu de retour à la vie.

N'exagérons pas cependant et, tout en remerciant l'Eucalyptus de ses précieuses propriétés, ne le faisons pas plus riche qu'il n'est réellement. Les émanations odorantes que les feuilles laissent échapper ont passé pour désinfectantes et antiseptiques, mais il règne encore quelque incertitude à ce sujet.

Les feuilles et l'écorce de l'*Eucalyptus Globulus*, ainsi que de l'Eucalyptus amygdalina jouissent de propriétés astringentes, toniques et fébrifuges, qu'elles doivent au tanin et à l'essence, l'*Eucalyptol*, qu'elles contiennent. La tisane de feuilles est très à la mode contre les rhumes, les bronchites, l'influenza; elle agit comme stimulant léger. Ces mêmes feuilles, fumées, ont été recommandées contre les affections de la gorge et des poumons. Elles sont aussi fébrifuges et, comme telles, employées depuis longtemps par les naturels de l'Australie; on utilise, dans ce dernier cas, la poudre des feuilles à la dose de 5 à 16 grammes par jour ou bien la teinture.

L'essence d'Eucalyptus, si vantée contre la tuberculose, n'a produit aucun effet utile. Son action ne s'oppose en rien à la propagation et à la vitalité du bacille qui en est la cause.

L'écorce et les feuilles peuvent donner une matière tannante de bonne qualité. Parlerons-nous de ces liqueurs à base d'Eucalyptus : Eucalypmenthe, Eucalypmouth, etc...? Ce sont d'affreuses mixtures auxquelles nous préférons l'absinthe, malgré tout le mal qu'on en a dit et qu'on en dit encore. L'*Eucalyptus Globulus*, ainsi que d'autres espèces, abonde sur le littoral méditerranéen.

Eupatoire, voir partie II. N° 227.
Euphraise, — — II. N° 228.

Cultivé sur le littoral méditerranéen. — Fleurit de novembre en mars.

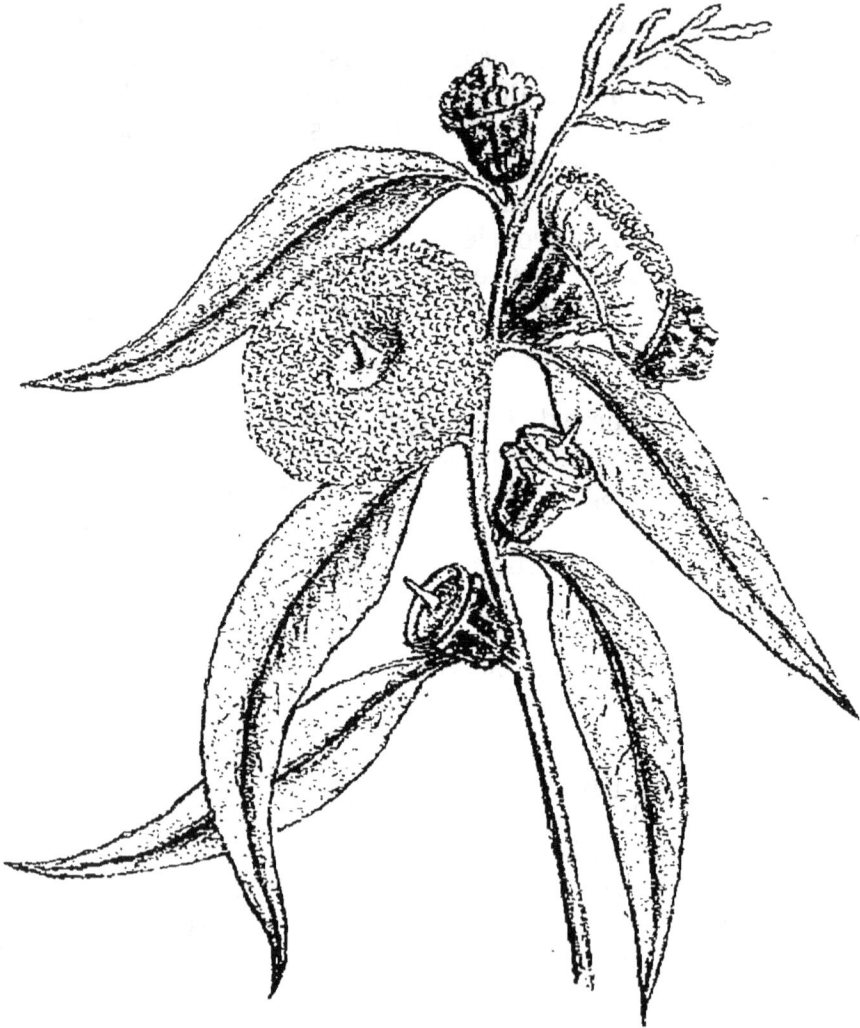

Eucalyptus.
Eucalyptus Globulus.
— MYRTACÉES. —

Jardins, vignes, décombres. — Fleurit en juillet et août.

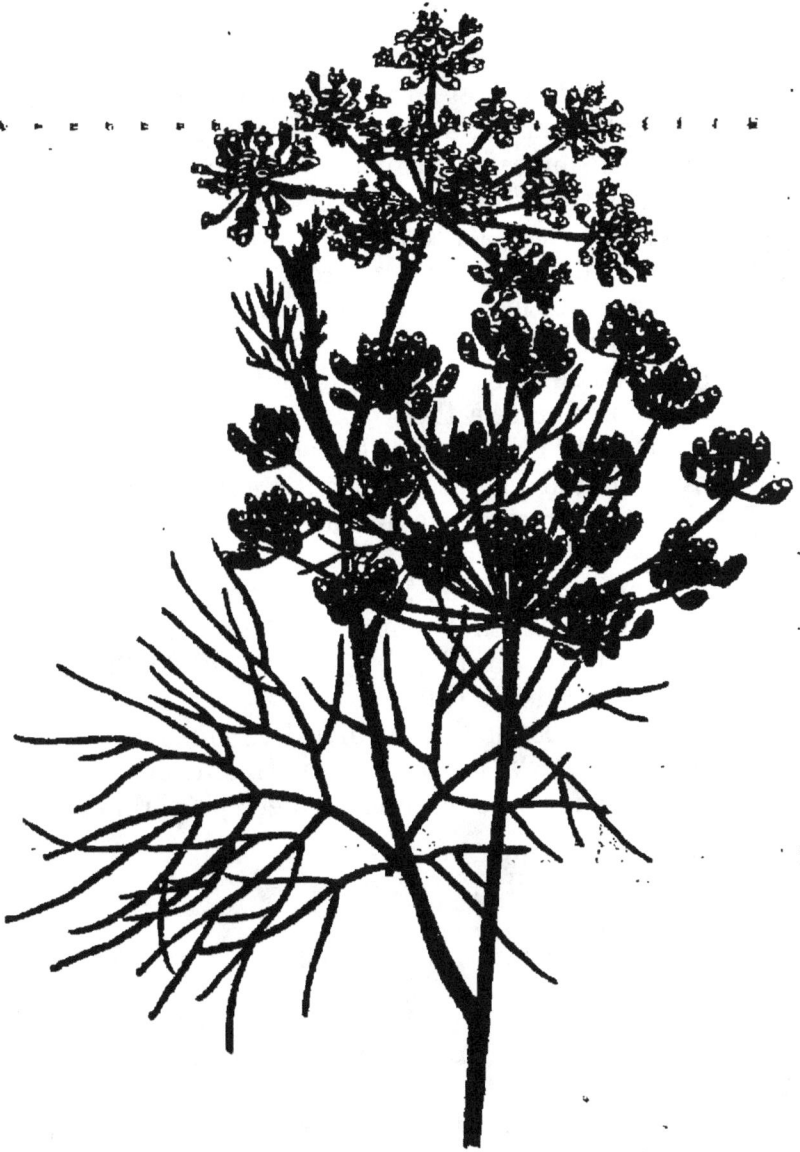

Fenouil.
Foeniculum vulgare.
— OMBELLIFÈRES. —

FENOUIL.

Anis, Fenou, Fénoul (Gascogne).

C'est une ombellifère rustique qui atteint la hauteur d'un homme, au feuillage et aux tiges vert foncé, aux fleurs jaunes peu attrayantes, à odeur forte et agréable. Sa racine et ses graines sont assez fréquemment employées.

Les graines sont stimulantes et carminatives; elles agissent par leur essence sur l'estomac en provoquant l'appétit, le fait est indéniable. Peut-on croire de même à leur action emménagogue qui provoquerait l'écoulement des menstrues et à celle non moins extraordinaire sur la sécrétion du lait? En tous cas on se trouvera bien de l'infusion à la dose d'une pincée pour une tasse à thé.

Les graines de Fenouil faisaient partie des quatre semences chaudes carminatives avec le Carvi, l'Anis et la Coriandre.

Les racines jouissent de propriétés du même genre. Il faut prendre celles de l'année. Elles n'ont presque pas d'odeur et s'emploient à la dose de 20 à 50 grammes en décoction pour un litre d'eau. Elles font partie des cinq racines apéritives dites encore diurétiques, avec celles de Persil, d'Asperge, d'Ache et de Petit Houx.

Il n'est pas de bonne liqueur digestive sans Fenouil; toutes les chartreuses, le Vespétro en renferment. Nous donnons ci-dessous une formule de cette dernière préparation :

Graines d'Angélique . . 60 gr.
—   de Fenouil . . 8 gr.
—   d'Anis . . . . 8 gr.
—   de Coriandre . 6 gr. pour 200 gr. d'eau-de-vie.

Sucrer après huit jours de macération avec : sucre 1 livre dissous dans 1/2 litre d'eau. Le nom de cette liqueur, dit Dorvault, lui vient « de sa propriété de prévenir les vents qui proviennent des mauvaises digestions ». L'École de Salerne est encore plus franche et celle de Zola serait plus carrée.

Le Fenouil croît dans les jardins, les lieux habités.

4

FENUGREC.

Senegré.

« Le Fenugrec que quelques-uns nomment improprement *Senegré* et d'autres *Bucera* ou *Aigoceras*, à cause que les gousses qui renferment sa graine ressemblent en quelque sorte à des cornes de bœuf, est une plante qu'on trouve en divers endroits de la France. » Ainsi s'exprimait en 1694, en donnant le signalement de notre plante, le sieur Pierre Pomet, marchand épicier et droguiste. Rien de plus juste, si ce n'est que le Fenugrec, d'origine orientale, cultivé depuis longtemps dans le bassin méditerranéen, ne paraît être que naturalisé en France.

Ses graines font partie du domaine de la médecine vétérinaire ou plutôt de l'alimentation des animaux. Les éleveurs et les gens des campagnes les emploient fréquemment pour engraisser les bestiaux.

Dans l'Inde, le Fenugrec est encore usité comme tonique, carminatif et aphrodisiaque. On fait avec sa farine des cataplasmes et une poudre cosmétique analogue à notre poudre de riz.

Nos ancêtres attachaient quelque faveur aux graines de Fenugrec, s'inspirant en cela de Dioscoride, de Galien et de Pline. C'était un remède souverain contre bien des maux. « La décoction de la graine de Senegré émonde la puanteur des aisselles, la farine oste souldainement la crasse, les lentilles et autres ordures de la teste appliquée avec vin et Nitrum... elle est bonne aussi en clystère ». Un autre dit : « L'on le mange en plusieurs manières; si toutefois on en mange beaucoup, il fait mal à la teste. Si l'on donne de la cresme de la décoction de senegré avec un petit de miel, il tirera dehors toutes les mauvaises humeurs des intestins », etc., etc.

Le Fenugrec croît dans les champs cultivés du midi de la France.

Champs du Midi. — Fleurit en juin et juillet.

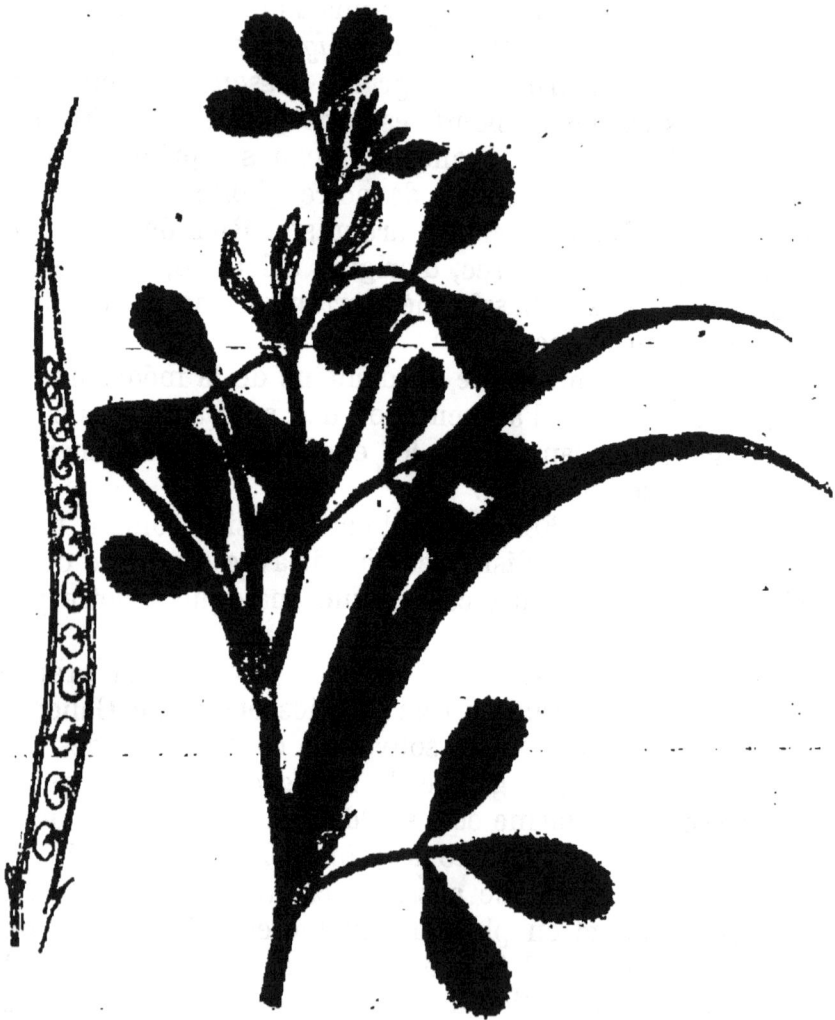

Fénugrec.
Trigonella Foenum-graecum.
— LÉGUMINEUSES. —

Cultivé. — Fleurit de mai en juillet. — Fructifie en août et septembre.

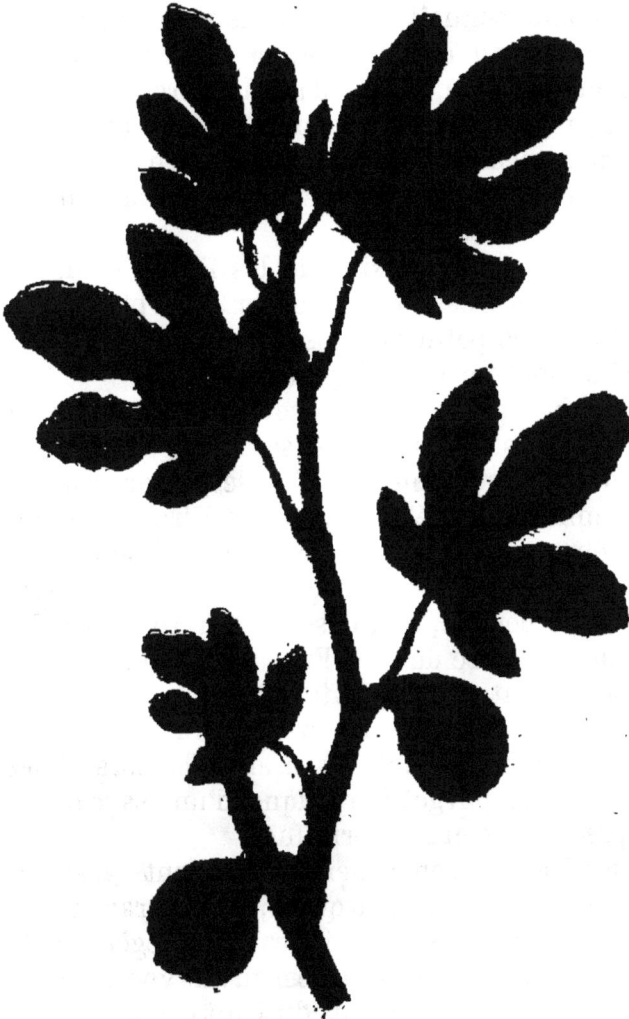

Figuier.
Ficus carica.
— Morées. —

FIGUIER.

Figuiéro (Marseille), *Figo* (Gascogne).

Tout le monde connait la figue sans pour cela avoir jamais vu un Figuier. C'est que le Figuier ne s'accommode pas de tous les climats et que, planté dans le nord de la France, il n'y réussit pas souvent et succombe parfois aux intempéries. Mais la région méditerranéenne nous fournit abondamment des figues sèches, les seules que demande la pratique de la médecine.

Dans le commerce on distingue les figues blanches, violettes et grasses. Les violettes sont les plus usitées; les blanches sont plus petites et très sucrées; quant aux figues grasses, elles sont un peu visqueuses.

Les figues font partie des quatre fruits pectoraux avec les dattes, les jujubes et les raisins secs. La tisane de quatre fruits est d'un usage populaire. Elle se prépare par décoction avec 50 grammes du mélange pour un litre d'eau. La figue peut donc être taxée de pectorale et d'émolliente. On l'emploie aussi en gargarisme contre l'angine, les fluxions douloureuses de la bouche, à la dose de 5 à 10 figues bouillies dans un quart de litre de lait. En cataplasmes sur les abcès, elles se comportent comme maturatives.

Le lait qui sort de toutes les parties du Figuier jouit de propriétés énergiques. Il fait disparaître les cors et les verrues; c'est aussi un purgatif drastique, d'un usage dangereux, qui a été préconisé comme vermifuge.

Les figues fraîches constituent un aliment agréable, doué de vertus nutritives assez marquées, se digérant très facilement. Mangées en excès, les figues sont légèrement laxatives. On en fait une eau-de-vie de mauvais goût, peu agréable à boire, que l'on tire également du fruit desséché.

Le Figuier, très fréquemment cultivé, est subspontané dans la région méditerranéenne et dans le sud-ouest.

Filipendule, voir partie II. N° 232.

FOUGÈRE MÂLE.

Les racines de la Fougère mâle jouissent d'une renommée méritée comme remède contre le ténia ou ver solitaire. La racine — le rhizome, devrions-nous dire pour être plus correct — doit être employée à l'état frais, car elle est alors beaucoup plus active. Elle est brun-noirâtre, traçante, grosse comme le pouce, ridée, longuement sillonnée, presque recouverte d'écailles et de fibres. Son odeur est désagréable. Un peu sucrée d'abord, sa saveur devient rapidement astringente et légèrement amère. On ne sait pas exactement à quelle substance elle doit ses propriétés. Ce qui a été constaté, et qui est fort intéressant, c'est que son activité varie avec le pays où on la recueille et avec l'époque où la récolte a lieu. Ses propriétés sont très marquées dans les Vosges; elles le sont moins dans le Jura, les Alpes, les Cévennes, le Puy–de–Dôme, la Bretagne; elles sont à peu près nulles en Normandie. Il est indispensable de la recueillir en été quand les bourgeons sont dans leur entier développement.

La tisane par décoction se fait avec 60 grammes de rhizome frais qu'on fait bouillir dans 750 grammes d'eau et qu'on réduit à 500 grammes. On a obtenu de bons résultats en additionnant cette décoction de 4 grammes d'éther; on fait suivre d'une purgation avec 60 grammes d'huile de ricin. Le lavement avec la décoction et 8 grammes d'éther est aussi prescrit, ainsi que les bols (grosses pilules) avec la poudre fraîche.

La vogue de la Fougère mâle comme vermifuge date de la fin du xviiie siècle, époque où Mme Nouffer vendit à Louis XVI le secret d'un remède dont cette plante était le principal composant.

On mange les jeunes pousses dans le nord de l'Europe. On fait, avec les feuilles, des matelas et des coussins pour les enfants et pour les rachitiques.

La Fougère mâle croît dans les bois d'une grande partie de la France.

Bois humides, ombragés. — Juin en septembre.

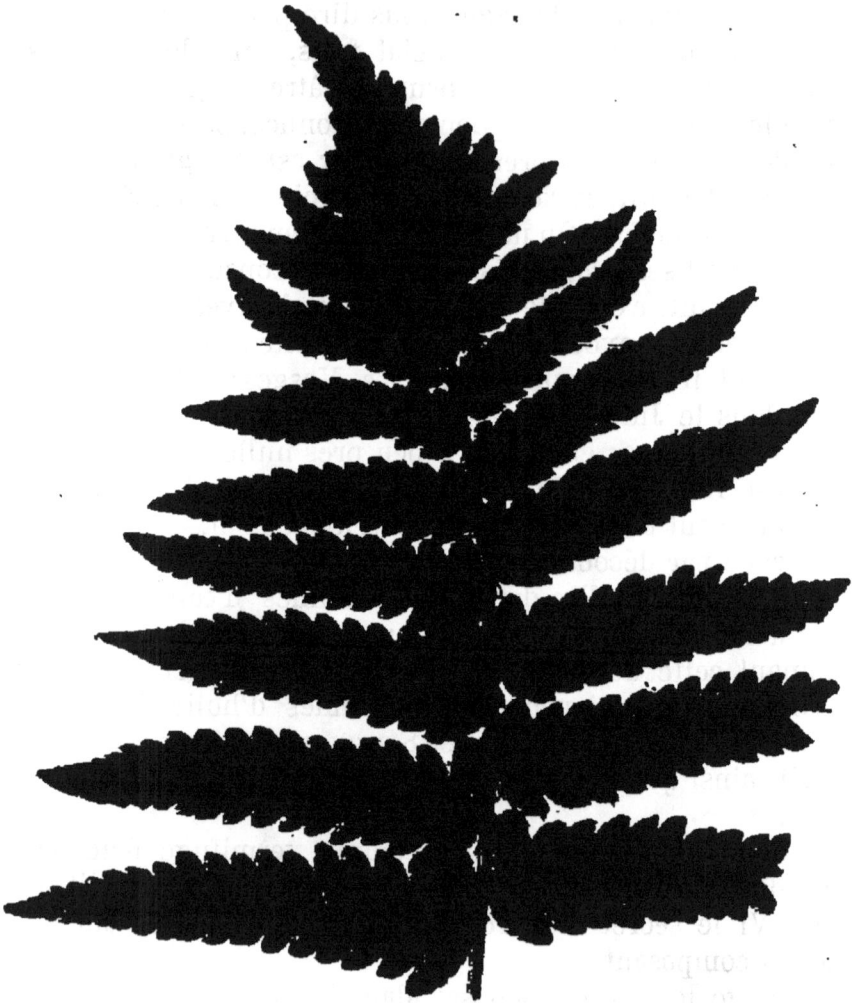

Fougère mâle.
Aspidium Filix mas.
— FOUGÈRES. —

Bois, coteaux herbeux. — Fleurit d'avril en juin.

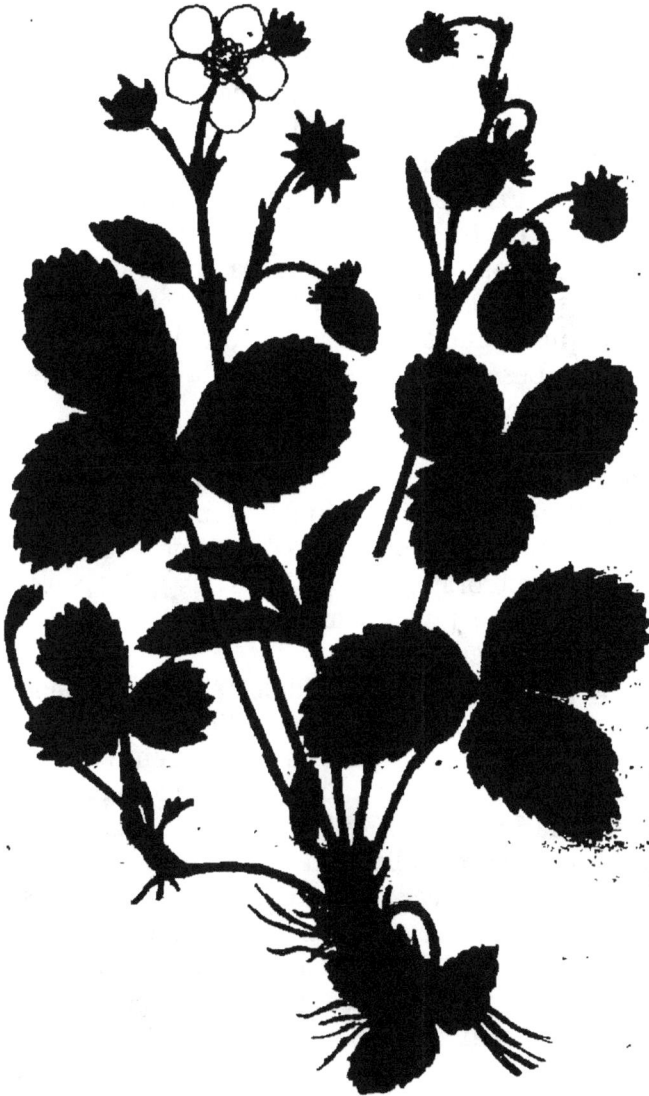

Fraisier des bois.
Fragaria vesca.
— ROSACÉES. —

FRAISIER DES BOIS.

Frésié (Marseille), *Frézo* (Gascogne).

C'est le Fraisier des bois qui fournit à la matière médicale ses racines ou plutôt sa souche vivace, courte, épaisse, d'où partent de nombreux rameaux florifères servant à la multiplication et qu'on appelle *stolons*.

La racine du Fraisier est un astringent peu actif, qui se borne à combattre les diarrhées légères, principalement chez les enfants. On l'emploie en tisane par infusion à la dose de 20 grammes pour un litre d'eau. Ses propriétés diurétiques ont eu quelque vogue au temps jadis, mais sont bien oubliées de nos jours. Les feuilles peuvent à la rigueur remplacer celles de la Ronce.

Le fruit — la fraise — est un aliment rafraîchissant qui passe pour indigeste et produit parfois des éruptions d'urticaire. Doit-il être mangé tel quel? Faut-il l'additionner de sucre, de kirsch, de champagne, de crème, voire même de vinaigre, de suc d'orange, etc.? Tous les goûts sont dans la nature, même et surtout les mauvais. On mangera donc la fraise comme on l'entendra.

Linné, le grand botaniste suédois, s'est très bien trouvé de l'usage et de l'abus des fraises. Elles le guérirent de la goutte. Que de goutteux, qui s'assujettiraient sans difficulté à faire des cures de fraises! Fuchs s'étend longuement sur les vertus de la Fraise : « Fruit qui n'est meur, ha une substance froide terrestre, tellement qu'à ceste occasion on le peut appeler froid et sec. Ce fruit meur ha en soi beaucoup de suc de température chaude, qui est doux, et ha une moyenne astriction, tellement qu'on le doit dire chaut et sec. » Saisissez si vous le pouvez! Le suc, pour Apulée, est un remède pour ceux qui ont l'haleine courte.

Nous n'insistons pas sur la confiture de fraises, sur celle de fraises et de framboises mêlées, qui sont on ne peut plus agréables au goût.

Le Fraisier croît dans les bois.

Framboisier, voir partie II. N° 233.
Fraxinelle, — — II. N° 234.

FRÊNE.

Frai (Marseille), *Frayné* (Gascogne).

Le Frêne est un des plus beaux arbres qui peuplent nos forêts. Son tronc lisse et vert, ses feuilles élégamment découpées lui donnent un port tout spécial qui de loin le fait toujours reconnaître.

A la médecine populaire il fournit ses feuilles et son écorce. Les premières sont certainement purgatives à la façon du séné. On se trouve bien de leur emploi à la dose de 15 grammes pour un quart de litre d'eau, et on en fera à volonté une décoction ou une infusion. C'est aussi un remède antirhumatismal et antigoutteux. Le vin d'Anduran renferme du Frêne dans sa formule primitive, reproduite ci-dessous :

Bulbes de Colchique . . . . 30 gr.
Feuilles de Frêne. . . . . 30 gr.
Vin de Malaga . . . . 300 gr.

Laisser macérer pendant huit jours et ajouter alors :

Teinture d'Aconit . . . . 8 gr.
— de Digitale . . . . 5 gr.

On prend de ce vin antigoutteux une cuillerée à café matin et soir dans une tasse de Thé.

L'écorce de Frêne était réputée fébrifuge et jouissait d'une grande vogue avant la découverte du Quinquina. Les fruits ont passé pour diurétiques, lithontriptiques, aphrodisiaques, capables de guérir la stérilité chez la femme. Le feuillage de Frêne passe dans certains pays pour exercer une action nuisible sur les végétaux qui vivent sous son ombrage. Rappelons encore que le Frêne est un des habitats de prédilection des cantharides.

Une autre espèce de Frêne, le *Fraxinus Ornus*, produit la Manne, substance purgative qui a été autrefois beaucoup plus employée en médecine qu'elle ne l'est de nos jours. La Manne s'écoule, en Italie et en Sicile, des rameaux de cet arbre, auquel on pratique des incisions longitudinales.

Le Frêne pousse à l'état naturel et est planté dans toute la France.

Fritillaire, voir partie II. Nº 235.
Fucus, — — II. Nº 236.

Forêts, bords des eaux, routes. — Fleurit en avril et mai.
Fructifie en septembre.

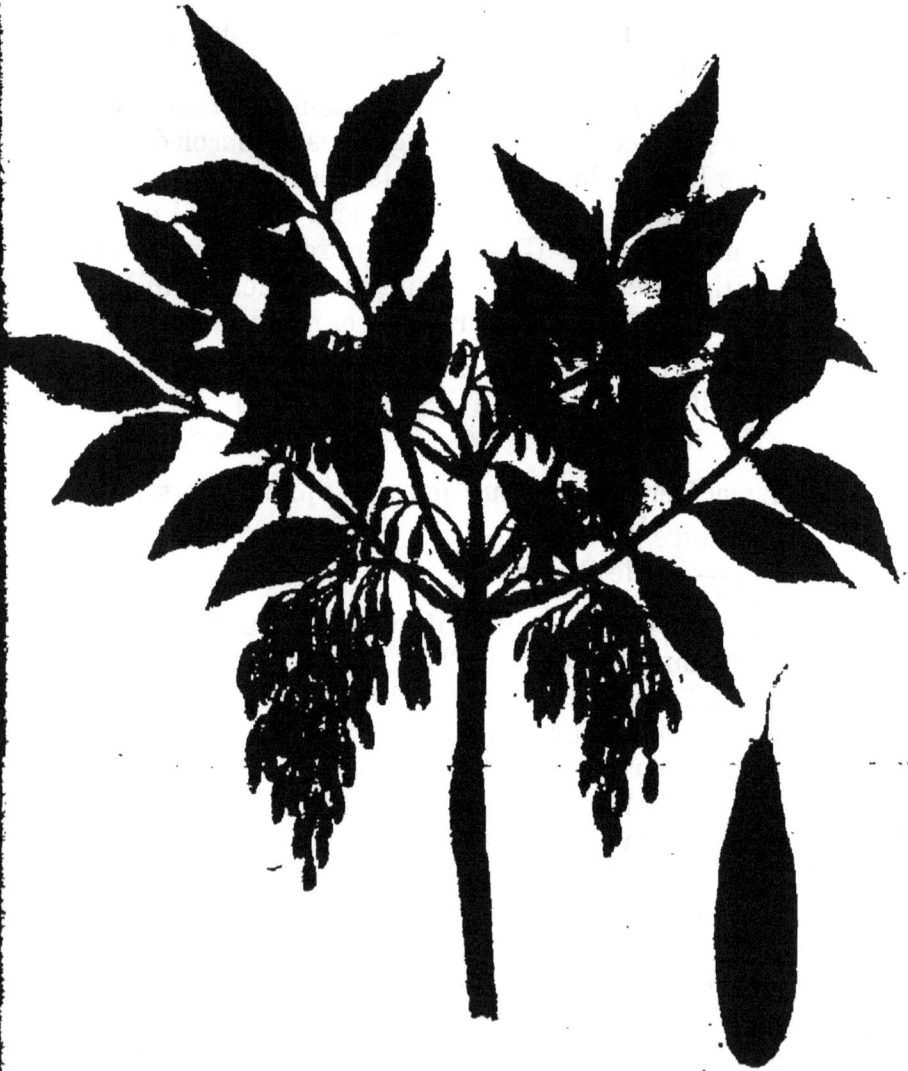

Frêne.
Fraxinus excelsior.
— OLÉACÉES. —

Champs, lieux cultivés. — Fleurit d'avril en septembre.

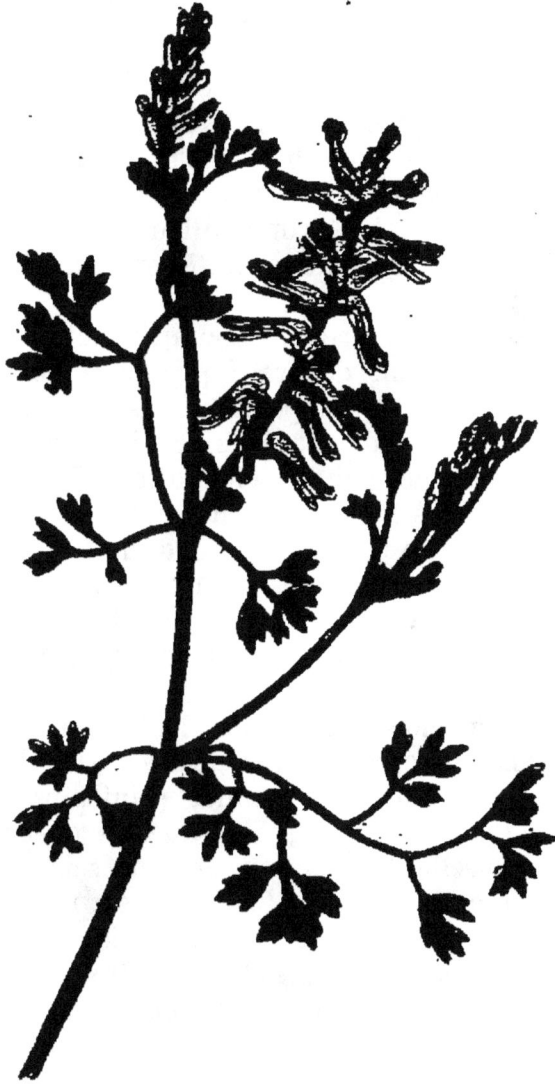

Fumeterre.
Fumaria officinalis.
— FUMARIACÉES. —

FUMETERRE.

Soupe en vin, Fiel de terre, Ubriago (Marseille),
Fumoterro (Gascogne).

La Fumeterre est une amie des cultures qu'elle envahit
parfois. Ses feuilles ténues, très découpées, ses petites
grappes de fleurs rosées, ses tiges grêles qui ne se sou-
tiennent pas et ont souvent besoin d'un appui, la font facilement reconnaître. Quand on la froisse, son odeur est nauséabonde et rappelle celle du Pavot. D'ailleurs, l'analyse chimique
a révélé récemment d'étroites affinités entre les Papavéracées
et les Fumariacées.

La Fumeterre est amère, stomachique, antidartreuse, antiscrofuleuse. C'est un dépuratif populaire qui est encore
d'un usage courant à la campagne. Dans les maladies de la
peau, la jaunisse, on fait usage de son infusion qui se prépare avec 20 grammes pour un litre d'eau. On en boit trois
tasses par jour. Le sirop et l'extrait de Fumeterre sont restés
inscrits au Codex. Le premier se prend, de 50 à 100 grammes
par jour, pour faire tomber les croûtes de lait des enfants.

Le suc d'herbes, inconnu de nos jours, demandait la Fumeterre et maintenant encore elle fait partie du Sirop de Chicorée.

Elle passait autrefois pour purger la bile et les humeurs.
Mêlée à l'Herbe aux cuillères (Cochléaria), dans du petit lait
de chèvre, on la donnait au premier printemps aux hypo-
condriaques. Pauli affirme qu'il a guéri « en très peu de
jours une demoiselle de condition, âgée de sept ans, fort délicate, attaquée de la gale », et Camérarius a ramené un mé-
lancolique à une plus juste appréciation de la vie. Son eau
distillée, dans laquelle on faisait dissoudre de la gomme,
avec laquelle on se frottait les yeux, empêchait les cils de
tomber.

La Fumeterre croît abondamment dans les lieux cultivés.

Fusain, voir partie II. N° 237.
Galéga, — — II. N° 238.

GARANCE.

Rubi (Marseille), *Versille* (Marseille), *Garanso* (Gascogne).

Raspail a préconisé la racine d'une plante qui, originaire de l'Orient et du midi de l'Europe, est surtout connue comme matière tinctoriale. C'est de la Garance qu'il s'agit ici, la Garance qui s'échappe des jardins où on l'a longtemps cultivée et se naturalise dans les haies et les lieux cultivés. On la reconnaîtra toujours à ses longues tiges grimpantes et carrées, accrochantes, à ses feuilles coriaces, vert luisant, à ses fleurs jaune pâle auxquelles succèdent de petits fruits charnus et noirs. La racine colorée en rouge est également caractérisée au plus haut degré.

Raspail faisait de notre plante un remède contre le rachitisme, mais les rachitiques n'ont pas été guéris et la seule propriété qu'ait eue cette plante a été vraisemblablement de communiquer à leurs os une coloration rouge persistante.

Avant Raspail, la Garance passait pour guérir l'ictère, — est-ce à cause de la couleur ? — l'épilepsie, l'hydropisie et la dysenterie. On ne s'en douterait guère aujourd'hui en voyant l'oubli dans lequel elle est tombée.

Au xvie siècle, on la cultivait avec soin. Fuchs dit: « On la plante soigneusement pour le gain et émoluments grand qu'on en retire... elle est au second degré chaulde, sèche au tiers. » Et comment agissait-elle : « La racine provoque les urines; pour laquelle cause, elle avec eau miellée, allège ceux qui sont travaillés de jaunisse, de scyatique et de paralisies... il est bon d'en boire le jus, avec les feuilles contre morsures des bestes venimeuses. » C'était l'avis de Dioscoride, c'est aussi celui de Galien et de Pline. Ce dernier, dans son indigeste fatras, nous signale une perle que nous nous en voudrions de ne pas cueillir. « Je trouve en anciens livres, que cette herbe, voire si seulement on la regarde amassée et en faisceaux, guérit la jaunisse. »

C'est surtout comme plante industrielle, pour la teinture, que la racine de Garance a joui, il y a vingt ans encore, d'une faveur justement méritée.

La Garance, naturalisée un peu partout, croît dans les haies de jardins.

Haies des jardins, autrefois cultivé. — Fleurit de mai en juillet.

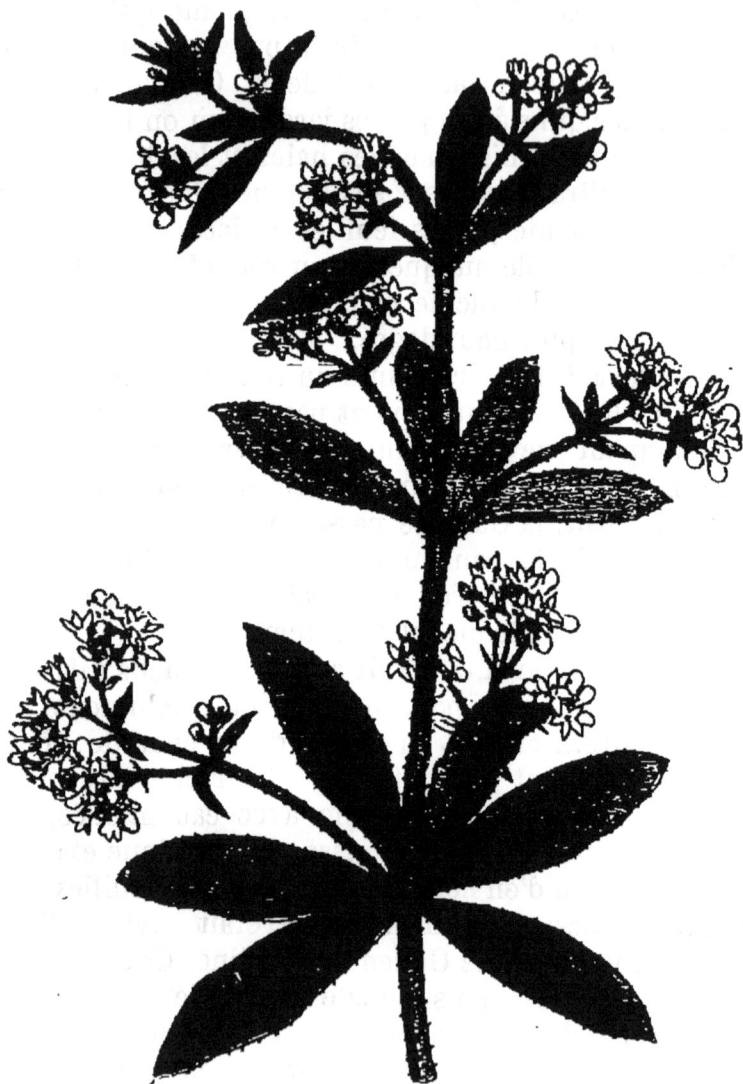

Garance.
Rubia tinctorum.
— RUBIACÉES. —

Bois du Midi, surtout du littoral. — Fleurit de juillet en septembre.

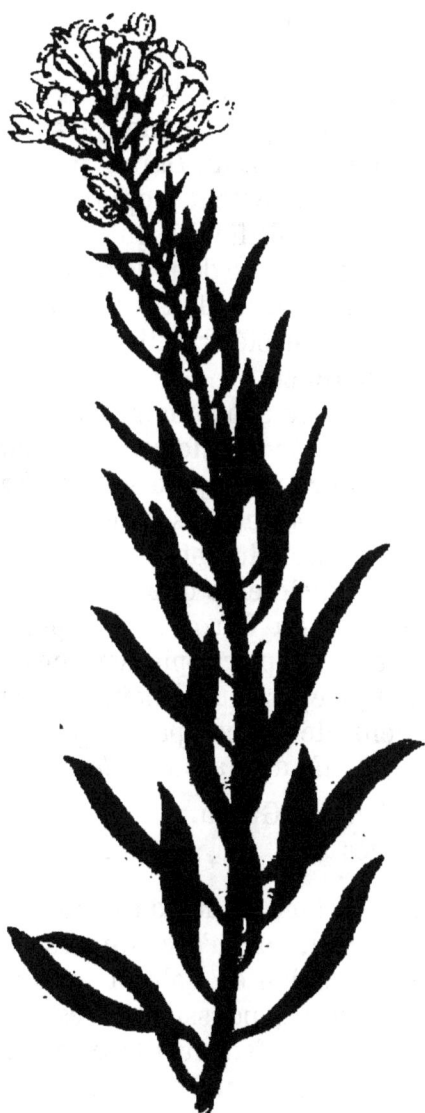

Garou.
Daphne Gnidium.
— Thyméléacées. —

GAROU.

Sain bois, Bois d'oreille, Trintanelle.

Dans le midi de la France, ainsi que dans le sud-ouest, croît abondamment un petit arbrisseau aux feuilles étroites et pointues, aux grappes de fleurs blanches extrêmement parfumées, aux petites baies rouges. Les baigneurs de Royan en font des bouquets, sans penser que c'est une plante vénéneuse qu'ils recueillent. C'est du *Garou* qu'il est question.

L'écorce seule est actuellement employée. Elle est remarquable par sa ténacité, la difficulté qu'on éprouve à la rompre, ce qui tient à sa structure dans laquelle entrent des éléments de nature textile. Elle doit à un principe vénéneux qu'elle renferme les propriétés révulsives qui, depuis longtemps, l'ont fait rechercher.

La médication primitive et populaire se bornait à appliquer sur la peau, en guise de vésicatoire, de l'écorce de Garou trempée dans du vinaigre. Il apparaissait d'abord de la rougeur et, au bout de 36 à 48 heures, une vésication avec formation de cloques. L'action du Garou était douloureuse, mais n'amenait pas les inconvénients que présente la cantharide.

Aujourd'hui, l'écorce du Garou sert à préparer les pommades vésicatoires et les papiers épispastiques, dont la fabrication, assez compliquée, est du domaine de l'art pharmaceutique. Mais les gens de la campagne peuvent, pour leur usage, préparer une huile de Garou de la façon suivante :

Ecorce fraîche de Garou. . . . 1 partie
Huile d'olives . . . . 10 —

On hache l'écorce ou bien on la coupe au couteau et on la pile avec un peu d'alcool, jusqu'à ce qu'elle soit réduite en une pâte homogène. L'action de l'alcool est nécessaire pour empêcher la production des poussières très âcres qui pourraient être dangereuses. On fait ensuite macérer l'écorce dans l'huile pendant deux heures, puis on passe.

L'écorce de Garou a été préconisée jadis, à l'intérieur, comme vomitive et drastique, à la dose de 25 centigrammes.

Plante dangereuse. Le Garou croît dans les bois du Midi, surtout du littoral.

Gattilier, voir partie II. N° 239.

GRENADIER.

Mioùgrano (Gascogne).

Inutile de décrire le Grenadier. Introduit de temps immémorial du nord de l'Afrique et de certains pays de l'Asie, il a acquis chez nous droit de cité. Dans le Midi, il est chez lui; dans nos jardins, avec quelques soins, on arrive à le faire fleurir.

C'est l'écorce de la racine qui constitue l'un des meilleurs remèdes contre le ténia, mais elle demande à être employée fraîche. On pourrait, paraît-il, lui substituer avec avantage l'écorce fraîche des tiges et des rameaux. Mais il y a de nombreux mécomptes et, d'après Béranger-Féraud, sur cent cas, il n'y en aurait guère qu'une quarantaine au plus, où l'administration de la racine de Grenadier ait été suivie de succès. D'ailleurs, la façon de préparer le remède n'est pas indifférente. Voici celle qui est recommandée :

Écorce fraîche de Grenadier. . . . 60 gr.
Eau . . . . 750 —

On fait bouillir l'écorce macérée au préalable dans l'eau pendant une journée et on réduit la liqueur à un demi-litre.

On a, depuis quelques années, à peu près renoncé à l'emploi de l'écorce de Grenadier pour lui substituer un des principes actifs qu'elle renferme, la *Pelletiérine*, qui peut donner lieu parfois à des phénomènes toxiques. Il est indispensable de faire précéder l'administration de la Pelletiérine et de la faire suivre d'un purgatif : huile de ricin, infusion de séné, eau-de-vie allemande. Dans ces conditions, le ténia est la plupart du temps expulsé au bout de quatre ou cinq heures.

L'écorce est sans odeur, sa saveur astringente, sa cassure jaune. Elle a été quelquefois falsifiée avec celles de l'Epine-vinette et du Buis, qui n'ont pas les mêmes propriétés.

Dès l'époque de Dioscoride, les vertus anthelminthiques du Grenadier étaient connues : elles tombèrent dans l'oubli et ne furent remises en honneur en Europe que vers 1807.

Les fleurs sont astringentes. L'écorce des fruits jouit des mêmes propriétés. Le fruit *(Grenade)* est alimentaire.

Le Grenadier est naturalisé dans la région de l'Olivier.

Naturalisé dans la région de l'olivier. — Fleurit en juin et juillet.
Fructifie d'octobre à décembre.

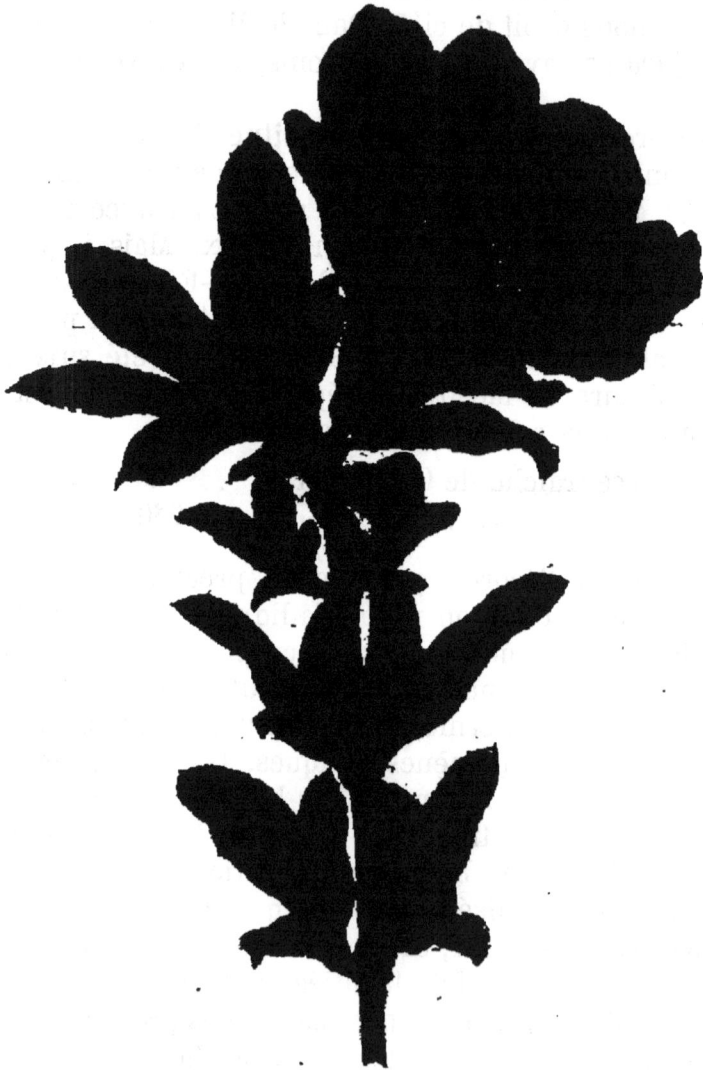

Grenadier.
Punica Granatum.
— GRANATÉES. —

Bois secs, landes sablonneuses. — Fleurit d'avril en juin.

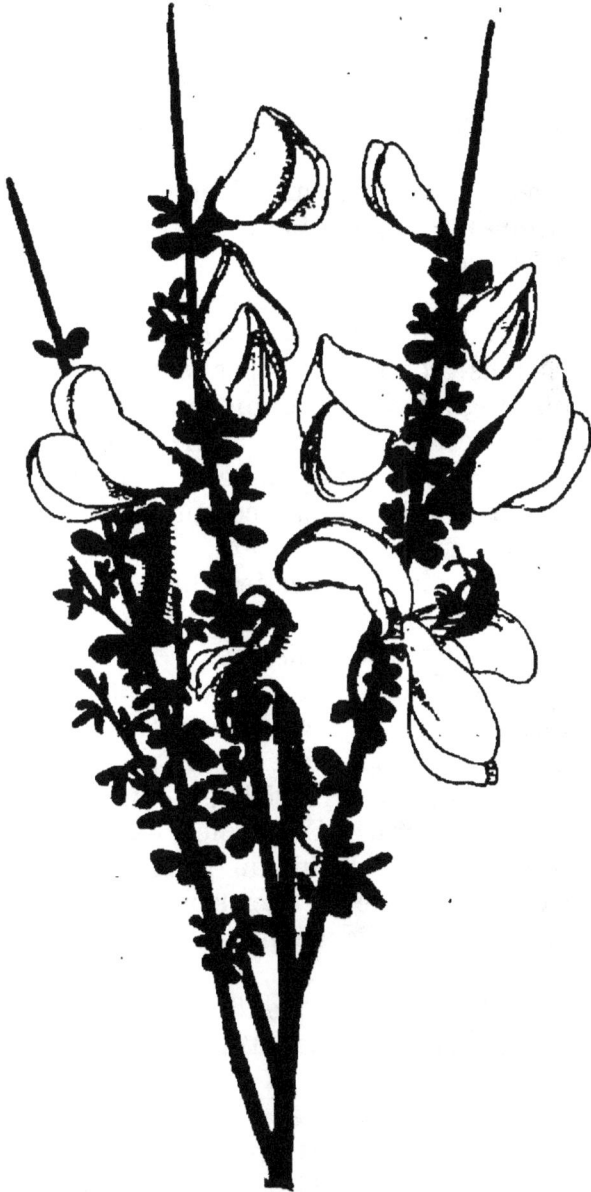

Genêt à balais.
Sarothamnus scoparius.
— LÉGUMINEUSES. —

GENÊT A BALAIS.

Ginestous (Gascogne).

Les belles fleurs jaune doré du Genêt à balais émaillent les landes sablonneuses et leur enlèvent quelque peu de leur tristesse et de leur monotonie. La nature ne se doutait guère, en donnant cette parure à un arbrisseau aussi commun, qu'elle mettait en lui une énergie réelle et un remède puissant des affections du cœur.

Mais oui, le vulgaire Genêt à balais est, d'après nos modernes médecins, un régulateur des battements du cœur et son action est plus prompte, plus persistante, que celle de la Digitale et du Muguet. Elle présente ce grand avantage, qui est à considérer, c'est qu'elle se maintient pendant trois ou quatre jours après que le médicament a été administré, et que les premières manifestations commencent à se produire une heure environ après l'absorption.

Si l'on goûte les diverses parties du Genêt à balais, on s'aperçoit que toutes ont une saveur amère et désagréable. Leur odeur est également déplaisante.

Il faut donc ne s'attaquer au Genêt à balais qu'avec une extrême prudence si l'on ne veut faire connaissance — ce qui pourrait être fatal — avec la *Spartéine,* son principe actif, corps extrêmement vénéneux, qui possède en outre des propriétés narcotiques très marquées. La Spartéine n'a fait son apparition dans la thérapeutique que depuis un petit nombre d'années. Le Dr Laborde a reconnu le premier son action sur le cœur en 1885, et Germain Sée l'a appliquée à la médication des affections de cet organe.

Le Genêt à balais est une plante **dangereuse** répandue dans les bois secs et les landes d'une grande partie de la France.

GENÉVRIER.

Genièvre. Ginèbré (Marseille et Gascogne).

Inutile de présenter le Genévrier, tout le monde le connaît. Les fruits ou baies agissent de plusieurs façons sur l'économie ; ce sont des excitants qui modifient les sécrétions et agissent comme la térébenthine et les résineux ; d'un autre côté, ils passent pour être un des meilleurs diurétiques, à condition toutefois de ne pas en abuser et de ne pas les employer à des doses trop élevées, qui pourraient produire de l'irritation.

Ils sont encore toniques, antiscorbutiques et leur essence agit favorablement contre les rhumatismes chroniques. A l'intérieur, on les emploie en infusion et en alcoolature. L'infusion se fait avec 4 à 8 grammes de baies pour un demi-litre d'eau. L'alcoolature se prépare de la façon suivante :

Baies de Genévrier . . . . 2 kilogr.
Eau-de-vie de grains à 54° . . 1 hectol.

Nous donnons encore la formule qui suit, pour la préparation de la liqueur dite de genièvre, qui est usitée comme stimulante et comme liqueur de table :

Baies de Genévrier concassées.   600 grammes.
Coriandre   20   —
Iris en poudre   40   —
Alcool à 80° . . . .   5 litres 650.
Sucre . . . .   1 kil. 800.

On fait macérer cinq jours.

Les fumigations de baies de Genévrier sont encore utilisées. En Savoie, on brûle du Genévrier dans le lit des nouveaux mariés.

Le genièvre du commerce, d'une consommation journalière dans les pays du Nord, n'est que de l'eau-de-vie de grains, à laquelle le Genévrier est à peu près totalement étranger. Les baies de Genévrier sont fréquemment employées dans la préparation de la choucroute.

Le Genévrier croît dans les lieux pierreux, les bois secs de toute la France.

Bois secs, coteaux pierreux. — Fleurit en avril et mai.
Fructifie en septembre et octobre.

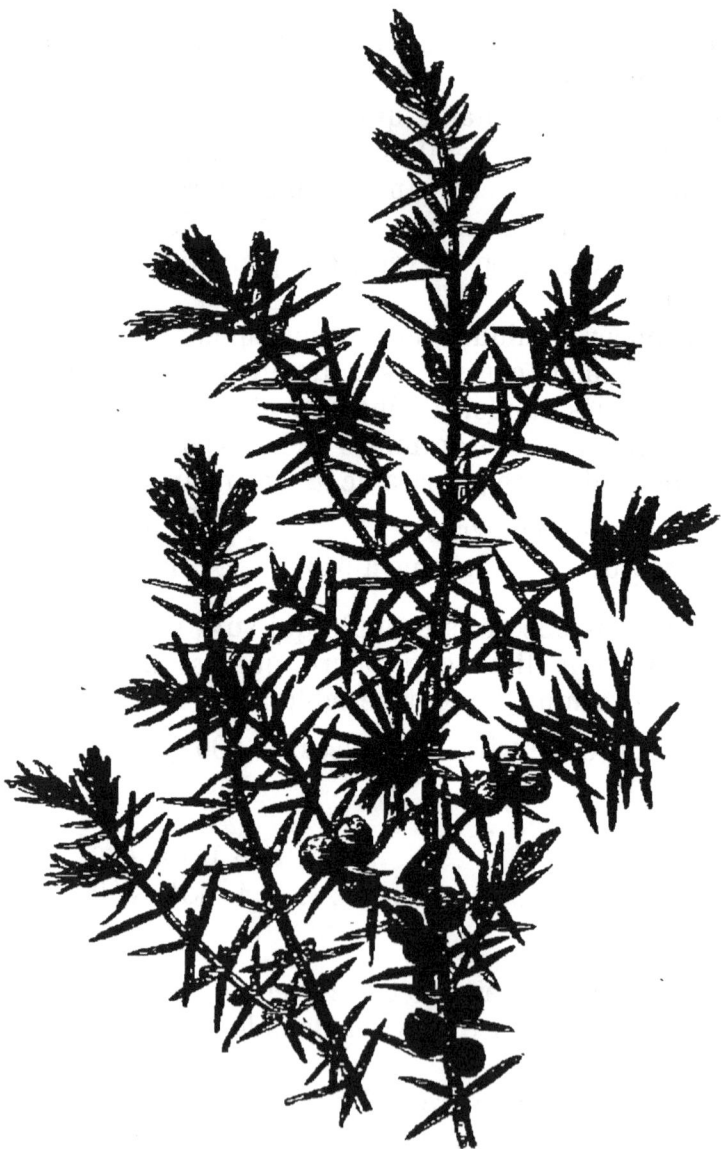

Genévrier.

Juniperus communis.

— CUPRESSINÉES. —

Montagnes et coteaux calcaires de 300 à 1.700 mètres. — Fleurit en juillet et août.

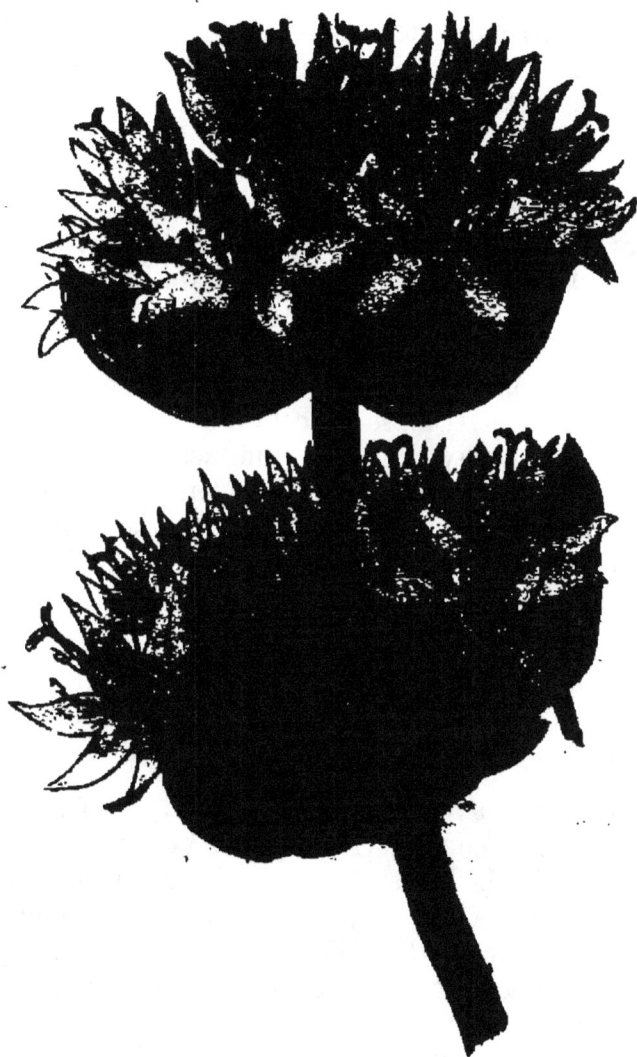

Gentiane.
Gentiana lutea.
— GENTIANÉES. —

GENTIANE.

La plus belle des plantes de la région montagneuse est la grande Gentiane, avec ses larges feuilles fortement côtelées portées par une tige robuste, ses fleurs jaunes disposées en groupes séparés les uns des autres. Quoiqu'elle aime la montagne, la Gentiane sait se contenter de collines peu élevées et, dans le département de l'Aube, elle ne dédaigne pas de se montrer, en tout son éclat, par moins de 300 mètres d'altitude. Dans les hauts sommets ou à deux pas de la plaine, sa grosse racine est également amère. Elle constitue le roi des amers indigènes, de temps immémorial usité dans la médecine populaire et toujours à l'ordre du jour.

Cette racine stimule les fonctions de l'estomac, c'est donc un digestif et peut-être même un fébrifuge. La dyspepsie, les diarrhées chroniques, la chlorose y ont encore recours et souvent avec succès. C'est la décoction qui est le mode d'emploi. Elle se prépare avec 10 à 15 grammes de racine pour un litre d'eau et on laisse en contact pendant deux heures. On peut aussi faire bouillir. La teinture de Gentiane, la poudre, le sirop sont également usités, mais le vin est la forme sous laquelle la Gentiane est le plus fréquemment administrée. Il se prépare de la façon suivante :

Racine de Gentiane	30 gr.
Alcool à 60°	60 —
Vin rouge	1.000 —

Mélangez l'alcool avec la racine coupée par petits morceaux et laissez en contact vingt-quatre heures ; ajoutez le vin et, au bout de dix jours, filtrez. Ce vin se décolore rapidement et on ne doit en préparer qu'une petite quantité à la fois. On en prendra de 60 à 120 grammes par jour.

La Gentiane doit ses propriétés amères à la *Gentiopicrine*.

La racine de Gentiane est employée, dans les pays de montagnes, à la fabrication d'une eau-de-vie dite *Eau de Gentiane*, d'odeur désagréable et de saveur nauséabonde, qui est surtout un médicament. C'est le sucre ou *Gentianose*, contenu dans la racine, à la dose de 12 à 15 pour cent, qui, après fermentation, donne naissance à cette liqueur très estimée dans les Vosges.

La Gentiane croit dans les pâturages et sur les coteaux.

GLOBULAIRE.

Séné des provençaux, Turbith.

C'est dans le midi de la France qu'il faut aller chercher la Globulaire, qui y forme un petit arbrisseau, pouvant quelquefois atteindre 1 mètre de hauteur, à fleurs très petites, assemblées en tête arrondie comme dans une Composée.

La Globulaire est un purgatif dont l'activité a été fortement exagérée, puisqu'on l'a surnommée *frutex terribilis* (arbrisseau terrible). Il faut bien en rabattre, car à la dose de 20 à 30 grammes en décoction, ses feuilles agissent certainement, mais d'une façon qui n'a rien de redoutable, n'amenant ni nausées, ni irritation intestinale comme le Séné.

La Globulaire doit à la *Globularine* et à la *Globularétine* les propriétés médicales qu'on a reconnues chez elle. La première de ces substances agit comme la *Théine* à dose faible ; à dose plus élevée, elle peut aller jusqu'à provoquer des symptômes d'empoisonnement.

C'est à la Globularétine qu'est due la vertu purgative, mais elle agit encore moins énergiquement que les feuilles employées directement. Son action diurétique est assez nette. M. le professeur Heckel, de Marseille, a remis à la mode, il y a quelques années, la Globulaire. La *Teinture prasoïde* qu'il a préparée, renferme les deux substances actives de cette plante et est réputée spécifique contre la goutte, le rhumatisme, l'arthritisme en général, l'herpétisme, etc.

La Globulaire était autrefois le *Séné de Provence*. Pomet en parle à propos du Séné, mais en termes fort vagues : « Il y a encore, dit-il, une autre plante que les simplistes appellent *Alysson montis Ceti*, à cause qu'il s'en trouve beaucoup à Cette, proche de Montpellier, qui purge plus que le Séné ; quelques-uns appellent cet *Alysson* : Turbit blanc. » Cette appellation d'*Alysson montis Ceti* est due à Péna et à Lobel qui, dans leurs pérégrinations à travers le Languedoc et la Provence, avaient ramassé cette plante dès le milieu du xvie siècle. A Montpellier, on la connaissait sous le nom de *Herba terribilis*. On se servait alors des feuilles, des fleurs et des fruits.

La Globulaire se rencontre dans les lieux pierreux, arides du littoral méditerranéen, de Nice à Perpignan.

Lieux pierreux du littoral méditerranéen. — Fleurit toute
l'année, surtout l'hiver.

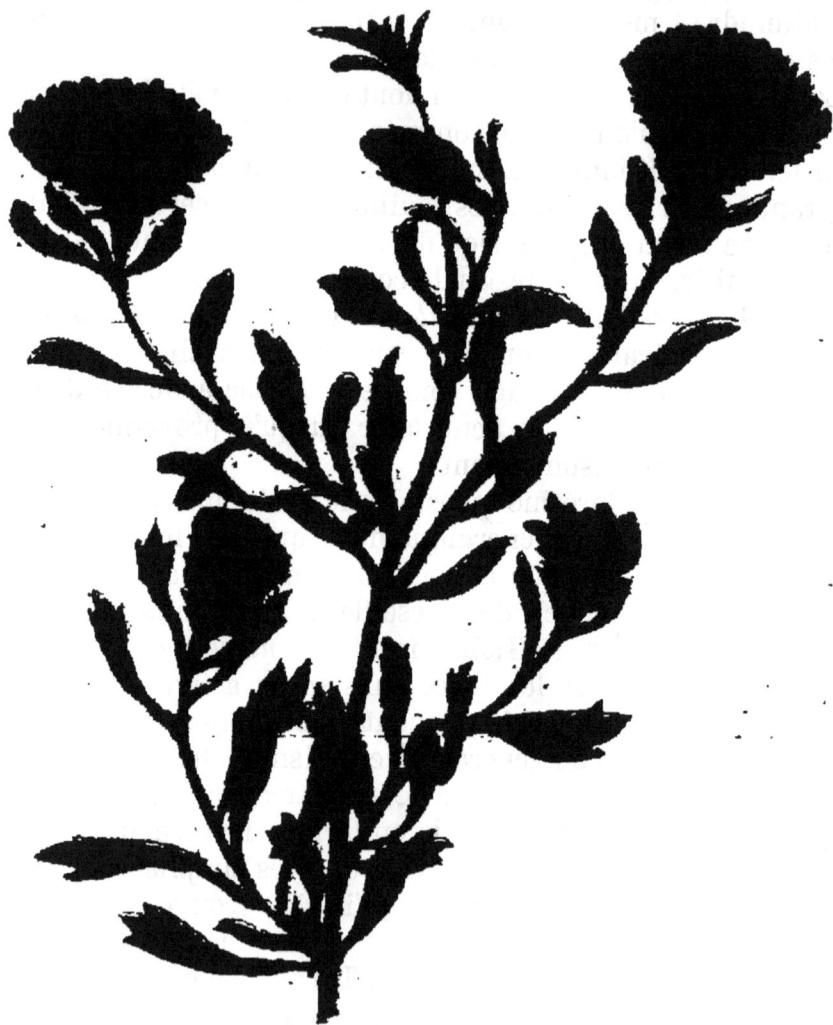

Globulaire.
Globularia Alypum.
— GLOBULARIÉES. —

Bord des bois, coteaux calcaires. — Fleurit de juillet en septembre.

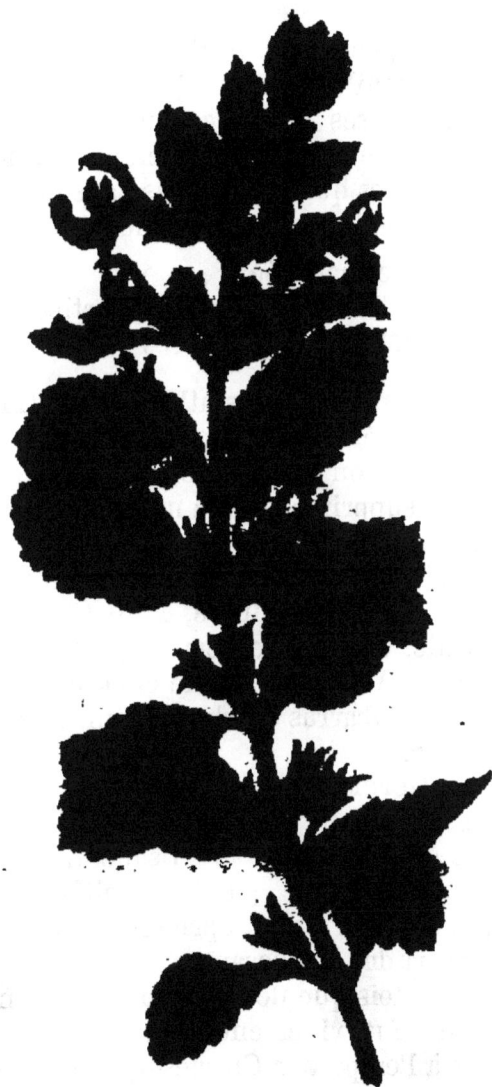

Germandrée.
Teucrium Chamaedrys.
— Labiées. —

GERMANDRÉE.

Petit Chêne, Chenette, Camédris (Gascogne).

C'est une petite plante rampante, vivace, à nombreuses tiges redressées, à feuilles dentées qu'on a comparées à celles du Chêne, à fleurs roses disposées en longues grappes. La culture s'en est emparée, depuis quelques années, pour la confection de bordures qui ne sont pas sans élégance.

Stimulante et digestive, elle fait partie des espèces amères :

Feuilles de Germandrée . . . ⎫
Sommités de Petite Centaurée ⎬ parties égales.
— d'Absinthe . . . . ⎭

Autrefois, on remplaçait l'Absinthe par le Chardon-béni. C'est encore un des végétaux qui entrent dans la composition du fameux *Thé suisse* ou vulnéraire, ou plutôt qui y entrait, car le Codex l'y a supprimée et n'a maintenu que les plantes suivantes : Absinthe, Hysope, Menthe poivrée, Romarin, Sauge, Serpolet, Thym. Auparavant, on y trouvait conjointement : Bétoine, Calament, Bugle, Petit Chêne, Lierre terrestre, Millefeuille, Pervenche, Sanicle, Scolopendre, Scordium, Véronique, Arnica, Pied-de-chat et Pas-d'âne. On n'avait donc que l'embarras du choix pour la confection de son thé vulnéraire.

L'infusion de Germandrée se fera avec 20 grammes pour un litre d'eau bouillante. On laissera en contact pendant une demi-heure et on passera. La tisane de thé suisse se prépare avec une dose de plantes moitié moindre, soit 10 grammes, en raison des propriétés amères ou aromatiques de la plupart des composants.

Plus usitée autrefois que de nos jours, la Germandrée, au rapport de Vésale, fut vivement recommandée par les médecins de Gênes à l'empereur Charles-Quint, comme un spécifique souverain contre la goutte, en décoction dans du vin ou dans de l'eau distillée. Chomel la préconisait en infusion dans le traitement des fièvres. Matthiole assure qu'elle est utile dans la peste, qu'elle tue les vers et qu'elle guérit les maux de tête. Ne l'appelait-on pas la *Thériaque d'Angleterre*?

La Germandrée habite le bord des bois et les coteaux calcaires de toute la France.

GOUËT.

Pied de veau, Quille de coq, Moine, Glaouzel (Gascogne).

Qui n'a remarqué au printemps, dans les bois ombragés, dans les haies, de larges feuilles en forme de fer de lance plus ou moins prononcé, souvent tachetées de noir, avec une racine tubéreuse, charnue, féculente, blanchâtre? Les fleurs aussi frappent et appellent l'attention, par leur conformation tout à fait inusitée parmi les plantes indigènes. C'est une sorte de capuchon, une *spathe*, disent les botanistes, un cornet ventru à la base, ouvert à son sommet, d'un vert jaunâtre ou purpurin. A l'automne, les fruits paraissent sous forme de baies rouges, disposées en une grappe serrée.

Ce végétal bizarre, c'est l'*Arum* ou *Gouët*, éminemment toxique dans tous ses organes. Les propriétés de son tubercule ont été utilisées ; on les a reconnues purgatives, drastiques, émétiques et diurétiques. Dans les bronchites et dans l'hydropisie, le Gouët a rendu quelques services. Mais c'est un remède dangereux et dont il faut se défier. La poudre en est vomitive et purgative à la dose de 4 grammes.

Les feuilles elles-mêmes sont rubéfiantes et peuvent agir comme vésicatoire. Leur suc caustique a été préconisé pour amener à la surface des ulcères chroniques une irritation spéciale dite de substitution. Leur tissu est gorgé de petits cristaux en aiguille, appelés *raphides*, qui piquent cruellement la langue et les lèvres de ceux qui y goûtent.

L'*Arum*, qui a porté de singuliers noms populaires, que nous ne pouvons reproduire ici, a trouvé chez les Anciens de nombreux usages. La racine « mêlée avec fiente de bœuf est profitable, d'après Dioscoride, à oindre les gouttes podagres ». On la mangeait, au temps de Galien, mais avec la précaution de « jeter et respandre l'eau de la première décoction et soudainement la rejetter dans autre eau bouillante, comme il est dict des choux et lentilles ».

Le Gouët est encore usité en Savoie pour savonner le linge ; ses tubercules, dépouillés de leur principe vénéneux par l'ébullition ou la torréfaction, peuvent être alimentaires.

Plante très dangereuse. Le Gouët croit dans les bois ombragés, les haies.

Bois ombragés, haies humides — Fleurit en avril et mai.

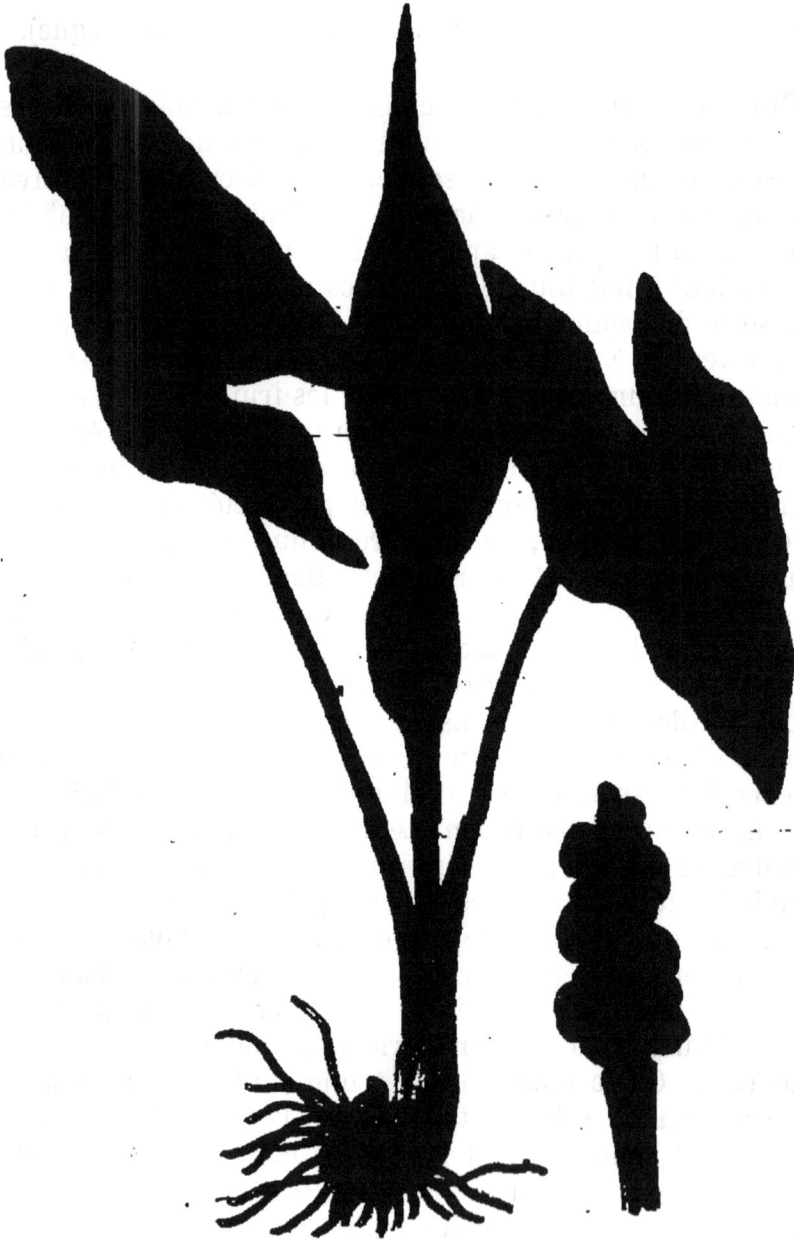

Gouët.
Arum vulgare.
— AROÏDÉES. —

Bois des coteaux calcaires. — Fleurit de mai en juillet.

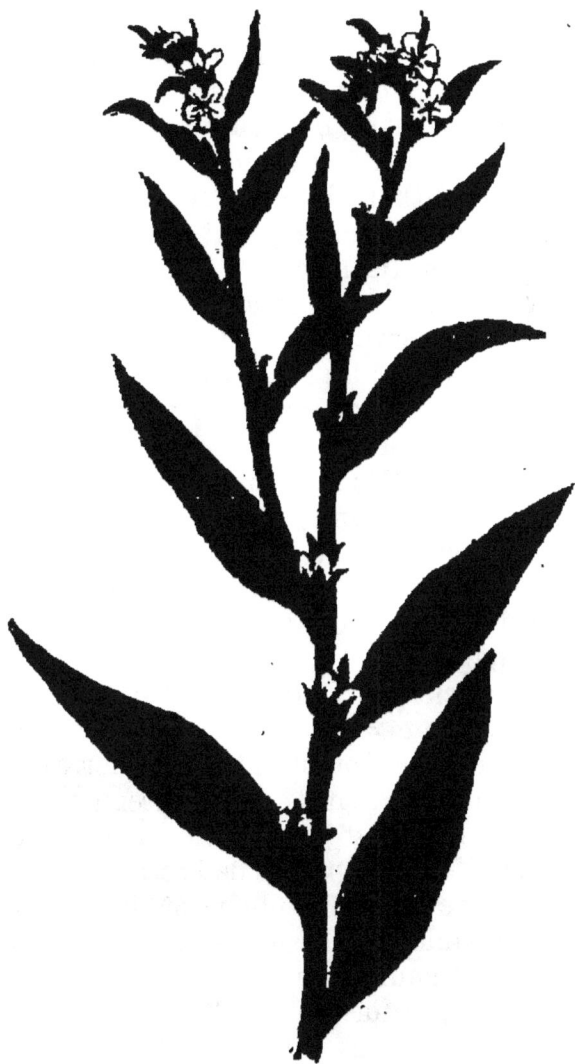

Grémil.
Lithospermum officinale.
— BORAGINÉES. —

GRÉMIL.

Herbe aux perles, Thé, Erbo dé las perlos (Gascogne).

Les petits fruits brillants, durs comme de la pierre, le feuillage vert foncé font reconnaître le *Grémil*. Toujours en vertu de la *doctrine des signatures*, qui a fait attribuer à tant de végétaux des propriétés qu'ils n'ont pas, le *Grémil*, en raison de la dureté de ses fruits, a passé jadis pour dissoudre les calculs. C'était un lithontriptique auquel rien ne devait résister. Les paysans vaudois n'y ont pas encore renoncé et l'utilisent toujours en tisane contre la gravelle.

Je me souviens, dans mon enfance, avoir encore vu, dans maints jardins de la campagne, quelques pieds de cette Boraginée. L'infusion de feuilles et de sommités fleuries du Grémil avait grande réputation comme digestive, à la façon du Thé, qu'il a servi à falsifier. Le *Thé des jardins* n'était autre chose que le Grémil. Mais la plante a disparu de ces mêmes jardins avec ceux qui l'employaient et bien peu de personnes de nos jours en connaissent les vertus. Les thérapeutistes veulent bien cependant admettre qu'à la dose de 40 grammes pour un litre d'eau, sa décoction peut rendre des services comme diurétique.

Les médecins anciens sont unanimes à déclarer que le Grémil est diurétique que « prinse en breuvage le poids d'une dragme, avec vin blanc, rompt et brise la pierre et la pousse dehors ». Et comment agit-il? « Il détrempe le mucilage visqueux des reins, qui est la première matière, et la sauve des calculs. Elle défend ces parties de l'acrimonie de l'urine. » Un auteur plus sage du milieu du xviiie siècle, Geoffroy, se montre plus incrédule et n'hésite pas à dire : « Je crois que cette graine ni aucun autre remède n'est capable de briser le calcul quand il est une fois formé. S'il y en a quelqu'un qui ait cette grande vertu, nous ne le connaissons point encore. »

Cette plante porte son signalement avec elle : *Lithospermum* ne signifie-t-il pas *graine-pierreuse*?

Le *Lithospermum arvense*, abondant dans les moissons, peut servir aux mêmes usages.

Le Grémil croît dans les bois des coteaux calcaires, dans une grande partie de la France.

GÉNEPI.

On a dit *Génepi* et *Génipi*. Guibourt, Planchon écrivent *Génipi* ; d'autres admettent *Génepi*. On pourra alors sans inconvénient adopter l'une ou l'autre orthographe. Le Génepi vrai est l'*Artemisia glacialis* pour Guibourt ; c'est l'*Artemisia spicata* pour MM. Chabert, Correvon et d'autres encore. C'est une plante dont la vogue est très grande et, faut-il ajouter, très méritée dans toutes les Alpes de la Savoie, du Piémont et du Dauphiné. Rien ne la vaut, d'après M. le docteur Chabert, pour le traitement des *chaud-et-froid* et des *coups-de-froid*, affections complexes qui comprennent les bronchites, pleurésies, congestions pulmonaires, pneumonies, etc.

C'est sous forme d'infusion qu'on l'emploie, avec une pincée pour une tasse. M. Correvon dit que les guides des Alpes ont le Génepi en très haute estime et qu'ils ne manquent pas, si l'on est pris de frissons, d'en cueillir quelques branches dont ils font une infusion dans la première cabane venue, et qu'ils la font boire au malade qui généralement s'en trouve réconforté et ragaillardi. Cette tisane, bue très chaude, amène, en effet, une abondante transpiration et fait uriner.

Les armoises qui produisent le Génepi poussent à de très hautes altitudes, entre 1.800 et 3.000 mètres, et ne sont jamais très répandues. Aussi les cache-t-on avec une sorte de jalousie, et les habitants de ces hautes régions n'en indiquent-ils que difficilement les localités. Les soldats de nos compagnies alpines, moins scrupuleux et connaissant moins la valeur des choses, ne se font pas faute, non seulement d'en faire des provisions, mais encore d'arracher la plante entière, au lieu de se contenter d'en cueillir les tiges fleuries. Dans ces conditions, le Génepi ne peut tarder à disparaître, au détriment et surtout au désespoir des gens de la montagne. Le docteur Chabert, tout en admettant la valeur réelle du Génepi, reconnaît cependant qu'on l'emploie à tort et à travers. « Si le malade, dit-il, se trouve mieux après l'avoir pris, c'est le remède qui a agi et la foi qui sauve ; sinon, la dose était mal graduée ou la plante était récoltée de trop vieille date, et la foi se conserve pour une autre occasion. »

Le Génepi croît sur les roches escarpées, sur les moraines des glaciers.

Rochers granitiques et moraines des glaciers. — Fleurit
en juillet et août.

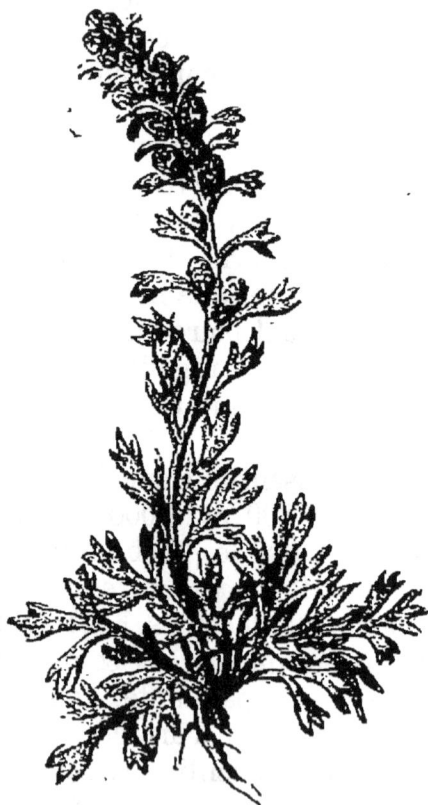

Génepi.
Artemisia spicata.
— COMPOSÉES. —

Voisinage des cours d'eau, littoral. — Fleurit de juin en août.

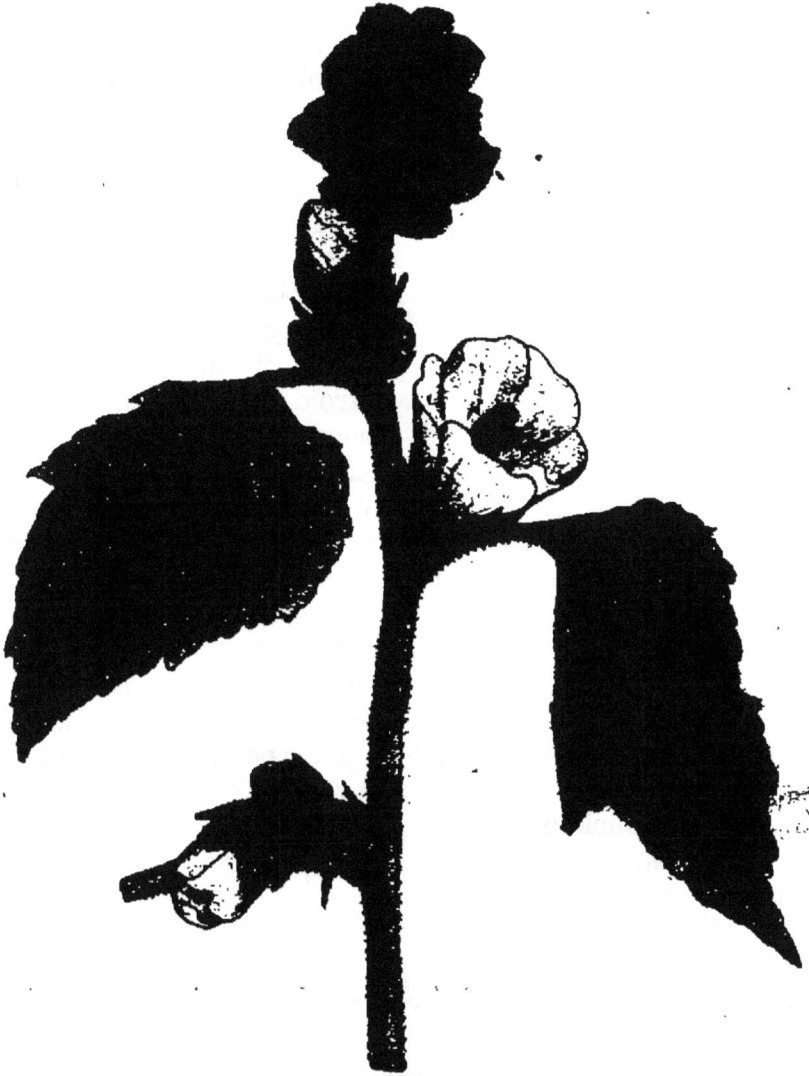

Guimauve.
Althaea officinalis.
— MALVACÉES. —

GUIMAUVE.

Mauvo blanco (Marseille), *Malbo blanco* (Gascogne).

Que deviendrait la médecine populaire, si elle était privée de la Guimauve, de cette grande plante « qui mériterait d'être chantée en raison de sa haute utilité »?

La Guimauve est de tous les remèdes populaires : ses feuilles, ses fleurs, ses racines, tout est utilisé en elle. N'est-ce pas, par sa fleur, une des bases des fleurs pectorales? Ses propriétés émollientes s'y manifestent nettement. L'infusion de Guimauve, qui est adoucissante, se prépare avec 8 à 15 grammes de fleurs pour un litre d'eau.

Sa racine est mucilagineuse au possible; elle est jaunâtre extérieurement, quand elle est fraîche, et blanche à l'intérieur, douée d'une odeur spéciale mais peu marquée et d'une saveur faible. En décoction ou à froid par macération, elle est le remède obligé pour les maladies des oreilles et des yeux. Que de gargarismes émollients ne sert-elle pas à confectionner et dont on se trouve bien dans les maux de gorge? La décoction sert encore d'excipient pour les cataplasmes, les lavements, les bains émollients. La racine de Guimauve entrait dans l'*Onguent d'Althæa,* et les enfants la mâchonnent encore; c'est le *bâton de Guimauve* des nourrices.

Les feuilles, abondantes en mucilage, sont précieuses pour lotions et cataplasmes. Dans la médecine vétérinaire, la Guimauve trouve aussi son emploi : la décoction miellée plaît aux animaux; sa poudre, mêlée au soufre, au kermès et délayée dans du miel ou dans la mélasse, est d'un usage journalier. Et la pâte de Guimauve? Quel est l'enfant qui n'y goûte avec plaisir?

La Guimauve recherche le voisinage de l'eau.

Gui,	voir partie II.	No 244.
Hellébore blanc,	— —	II. No 245.
Hellébore noir,	— —	II. No 246.
Hépatique des fontaines,	— —	II. No 247.
Herbe à Robert,	— —	II. No 248.
Hêtre,	— —	II. No 249.
Hièble,	— —	II. No 250.

HOUBLON.

Oubloun (Gascogne).

Est-il une broussaille humide qui ne soit intriquée de Houblon? Ses lianes entortillées, rudes et quasi-épineuses, ses larges feuilles décoratives ne permettent pas de l'ignorer. Joignez à cela les propriétés de ses fleurs femelles et vous ne vous étonnerez plus de la popularité attachée au Houblon.

Les fleurs femelles seules ou *cônes* ont une belle couleur jaune, parfois un peu rougeâtre. Leur odeur est forte, agréable pour les uns, désagréable pour d'autres dont je fais partie. Leur saveur est aromatique et amère, due à la présence du *Lupulin* qui les recouvre de ses petites glandes brillantes et translucides. Ces dernières se détachent facilement et forment une poussière qu'on peut recueillir pour l'usage.

La médecine prescrit le Houblon en infusion et en décoction à la dose de 20 grammes pour un litre d'eau. Dans ces conditions, il agit comme amer, à peu près de la même façon que la Gentiane. C'est le remède populaire des dartres, de la scrofule, contre lesquelles il exerce son activité de bon aloi qui l'a fait déclarer tonique et antiscorbutique. Dans ces préparations le *lupulin* agit peu; son principe actif disparaît facilement sous l'action de la chaleur et rien ne subsiste de ses vertus narcotiques. Il passe, à tort ou à raison, pour un antiaphrodisiaque puissant.

Le Houblon, « amer à la bouche et bon au corps », a été conseillé pour la confection d'oreillers contre l'insomnie. Ses racines auraient, paraît-il, les mêmes propriétés que ses fleurs. Ses jeunes pousses, excellentes au goût, sont mangées, en Belgique notamment, en guise d'asperges.

Mais ce qui désigne surtout le Houblon à l'attention générale, c'est la part qu'il prend à la fabrication de la *bière*. N'est-ce pas à cet usage qu'il doit d'être cultivé en Europe depuis au moins un millier d'années? Il donne à la bière un parfum spécial, une saveur amère que ne remplacent ni l'écorce du Buis, ni même la strychnine dont la brasserie a fait, à un moment donné, une énorme consommation.

Il croît un peu partout, dans les haies, au bord des eaux, dans toute la France.

Houx, voir partie II. N° 251.

Haies, buissons et cultivé. — Fleurit en juillet et août.

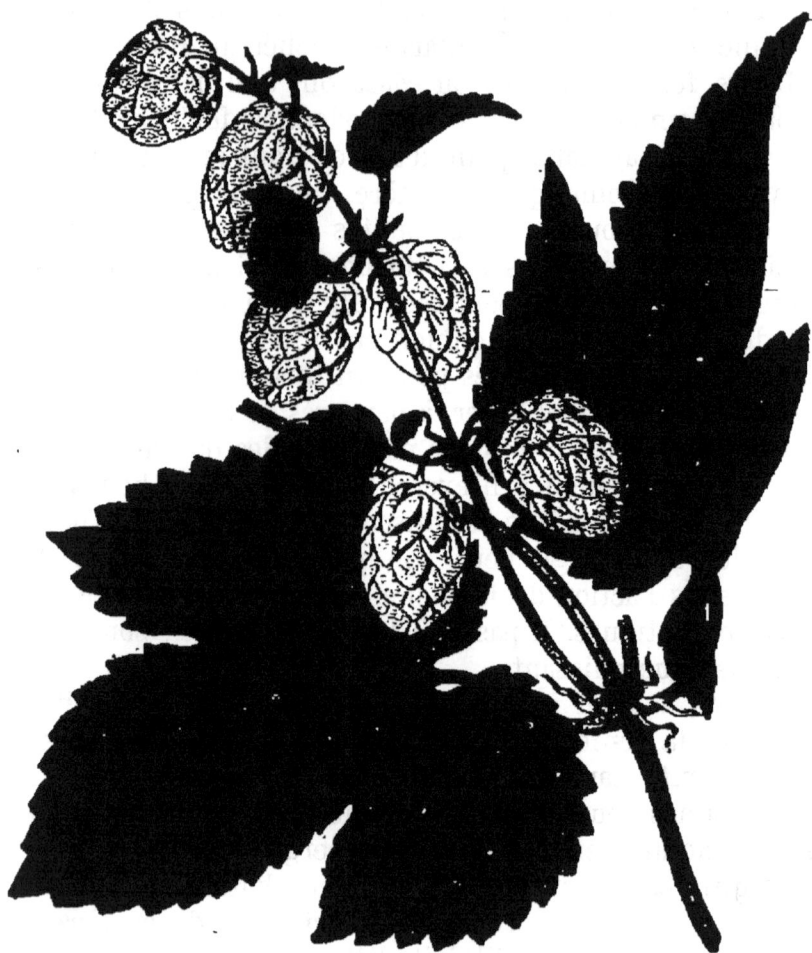

Houblon.
Humulus Lupulus.
— CANNABINÉES. —

Bois calcaires, landes. — Fleurit en mars et avril.
Fructifie en décembre.

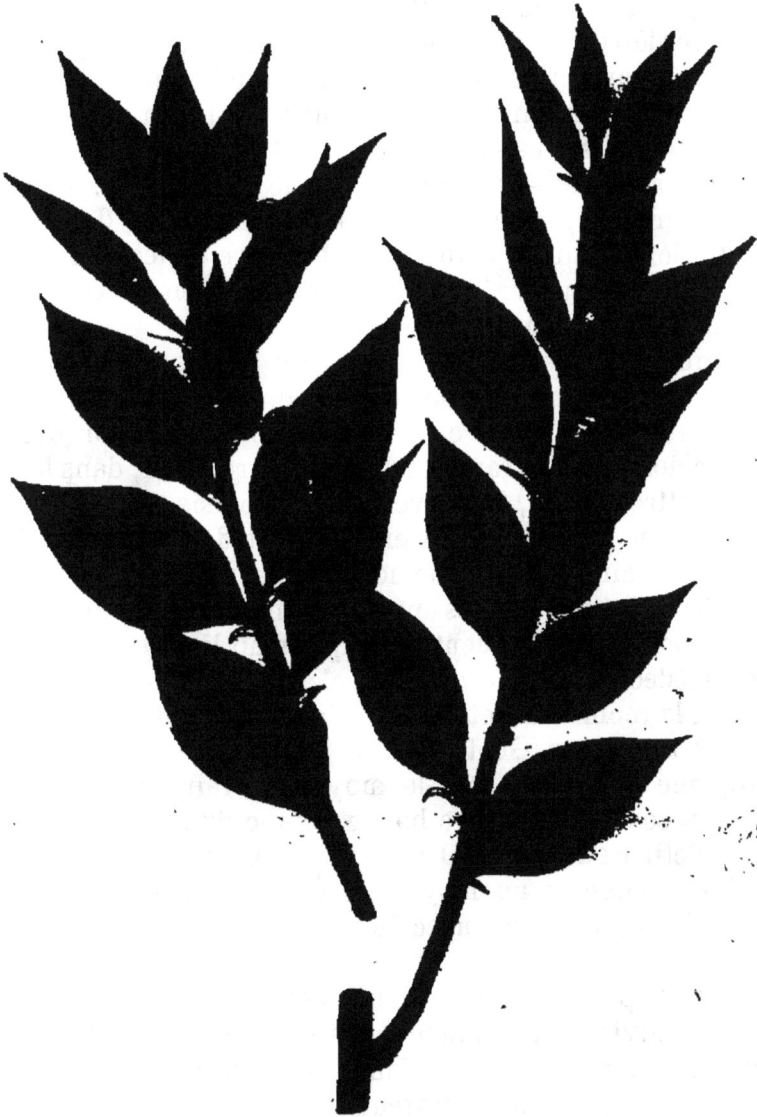

Houx (Petit).
Ruscus aculeatus.
— ASPARAGINÉES. —

HOUX (PETIT).

Fragon, Houx frelon, Brézégou (Gascogne).

Quelle singulière plante avec ses feuilles pointues et piquantes, coriaces, qui portent à leur face inférieure de petites
fleurs verdâtres et plus tard de grosses baies rouges? des
fleurs qui naissent sous les feuilles, quelle bizarrerie! Les
botanistes vous diront que ces feuilles n'en sont pas, que ce
sont des *cladodes*, c'est-à-dire des rameaux modifiés et aplatis.

C'est le rhizome — la racine, pour le commun des mortels
— jaune grisâtre, annelée dans toute son étendue, de la grosseur du doigt, qui est actuellement encore usitée. Son odeur
est très légèrement térébinthacée; la saveur en est douceâtre
d'abord, puis un peu âcre.

Quoique d'un usage ancien, on n'y a plus bien souvent
recours de nos jours. Considéré comme diurétique, ainsi
d'ailleurs que ses baies, on en faisait une tisane par décoction à la dose de 30 grammes pour un litre d'eau, dans le but
de combattre l'ictère, la gravelle, l'hydropisie.

Le rhizome du Petit Houx entre encore dans la préparation
du Sirop des cinq racines, que nous avons indiquées en parlant
de l'Ache. Les cinq racines apéritives majeures des anciennes
pharmacopées renfermaient du Câprier au lieu de Persil.

Les médecins des derniers siècles attachaient de hautes
vertus à la racine du Petit Houx. Ne trouve-t-on pas l'indication suivante dans Geoffroy : « Un pauvre étant devenu
hydropique et n'ayant pas le moyen de faire des remèdes
chers, fut conseillé par une bonne femme d'user de la décoction de Petit Houx; ce qu'il fit pendant un mois, s'en servant
pour toute boisson; au moyen de quoi ce remède aisé, de
deux potions purgatives avec le seul Séné, le guérit parfaitement. »

Toutes les parties de cette plante « étaient d'usage en médecine pour diviser les humeurs épaissies, pour emporter les
impuretés des viscères et les faire passer par les urines ». Il
faut bien dire qu'on ajoutait fréquemment du sel de nitre aux
tisanes de Petit Houx, ce qui explique alors la propriété diurétique observée.

Le Petit Houx croît dans les lieux calcaires, les landes,
d'une grande partie de la France.

HYSOPE.

Marianno (Marseille), *Lisot* (Gascogne).

L'Hysope a des origines respectables. Dès la plus haute antiquité il en est déjà question. La Bible ne parle-t-elle pas de l'Hysope, opposant l'humilité de cette plante à la grandeur du Cèdre? La liturgie catholique ne l'a-t-elle pas conservée? n'y fait-elle pas appel dans ses purifications : *asperges me hyssopo et mundabor*? Malgré tout, il paraîtrait que l'Hysope des temps bibliques n'a rien à faire avec la nôtre, et que là encore, pour n'en pas perdre l'habitude, les traducteurs se seraient livrés à une interprétation défectueuse. De nos jours, il s'accroche aux tours des vieux castels, il se plaît aux fentes des murailles où ses racines s'implantent solidement.

La saveur et l'odeur de l'Hysope sont agréables, aromatiques et portent avec elles les propriétés qu'on lui reconnaît, d'être un stimulant, un incisif, un pectoral et, paraît-il, un antiscrofuleux. La tisane par infusion en est fort agréable à prendre, à la dose de 8 à 15 grammes de sommités fleuries pour un litre d'eau, ou d'une petite pincée pour une tasse à thé.

On utilise la tige, les feuilles et les fleurs de cette labiée. On ne saurait s'en passer dans la confection des espèces vulnéraires ou thé suisse (voir *Germandrée*), non plus que dans celle des espèces aromatiques :

Feuilles et sommités d'Absinthe, d'Hysope, de Menthe poivrée, d'Origan, de Romarin, de Sauge, de Serpolet, de Thym, à mêler ensemble par parties égales. Les espèces aromatiques s'emploient en infusion théiforme, en fomentations et en bains.

L'Hysope entre aussi dans la composition de l'Absinthe. Elle habite les rochers, les lieux arides du midi de la France.

Rochers et lieux arides du **Midi**. — Fleurit en juillet et août.

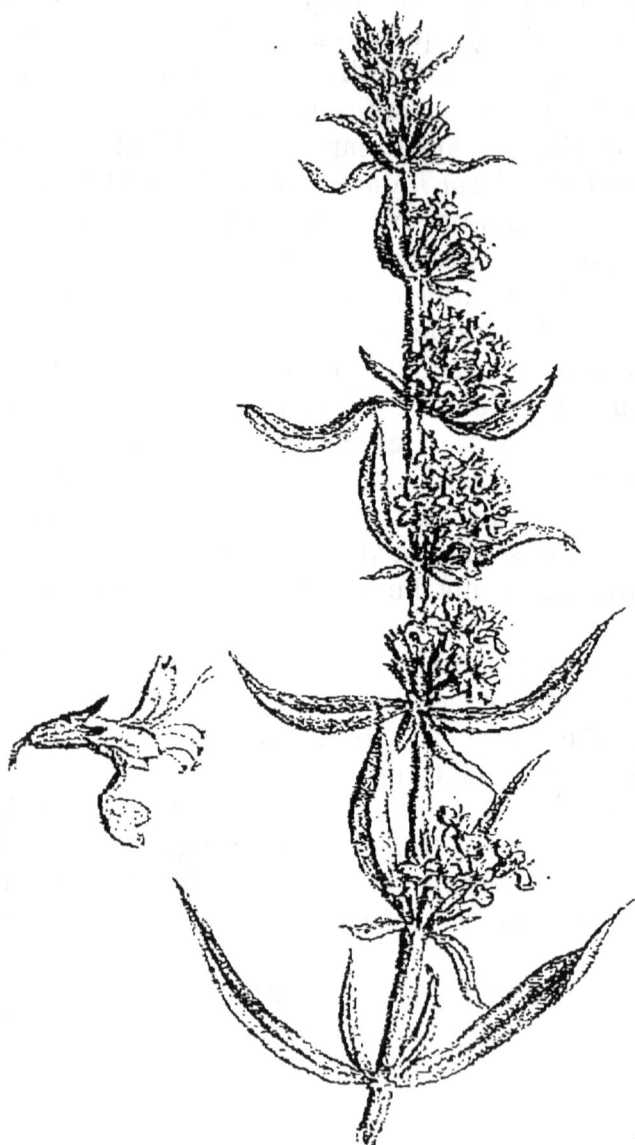

Hysope.
Hyssopus officinalis.
— LABIÉES. —

Décombres, bords des chemins. — Fleurit en mai et juin.

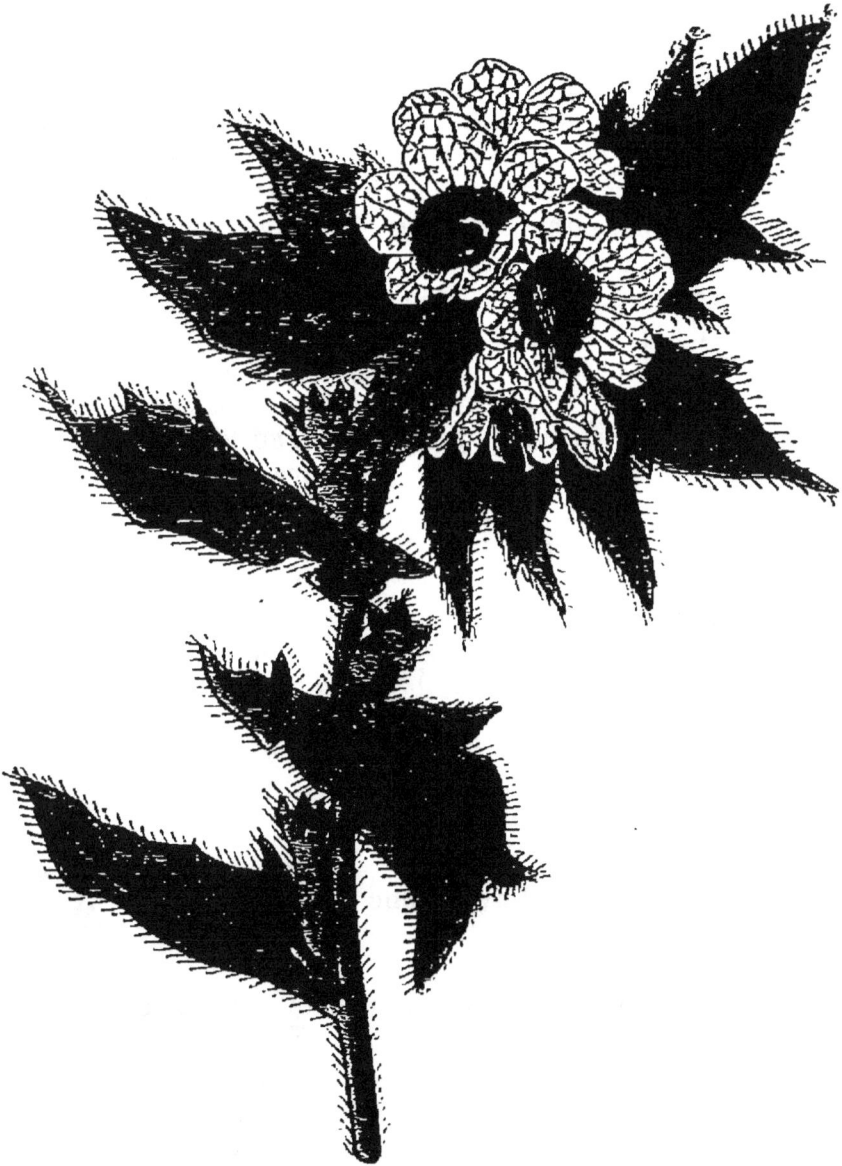

Jusquiame.
Hyoscyamus niger.
— SOLANÉES. —

JUSQUIAME.

Hanebane, Potelée, Saupignaou (Marseille), *Erbo dés brigans*
(Gascogne).

Quelle est, au bord de ce chemin, cette plante avec sa
large rosette de feuilles vert-pâle, duveteuses, d'odeur désagréable? Elle donne naissance à une tige élevée qui porte des
fleurs jaunâtres veinées de violet-livide; ses fruits s'ouvrent
par un couvercle circulaire. C'est la Jusquiame.

Ses feuilles et ses graines intéressent l'art de guérir; ses
propriétés narcotiques et calmantes la rapprochent de la Belladone et de la Stramoine, tout en étant moins prononcées.
Elle jouit de ce privilège de ne pas amener de constipation.
A dose toxique, son emploi produit des vertiges, des surexci-
tations, du délire furieux. Elien, vers l'an 200, raconte les
effets convulsifs effrayants survenus chez des sangliers qui
en avaient mangé les graines. On combattra les empoisonnements de la Jusquiame comme il a été dit pour la Belladone.

La Jusquiame doit à l'*Hyoscyamine* ses propriétés actives.
Elle ne devra jamais, à l'intérieur, être administrée que sur
l'ordonnance du médecin. A l'extérieur, elle est d'un emploi
courant dans le Baume tranquille, dans l'Onguent populéum.
Le *Baume tranquille* se prépare comme suit :

Feuilles fraîches de Belladone,   200 gr. de chaque.

—	—	Jusquiame,	—	—
—	—	Morelle,	—	—
—	—	Tabac,	—	—
—	—	Pavot blanc,	—	—
—	—	Stramoine,	—	—

Huile d'olive . . . . 5 kil.

On écrase les plantes et on les introduit avec l'huile dans
un bassin de cuivre, en chauffant jusqu'à ce que l'eau de
végétation ait disparu et que le mélange ait acquis une belle
coloration verte. On filtre et on ajoute : essence d'Absinthe,
0 gr. 50; d'Hysope, 1 gr.; de Marjolaine, de Menthe poivrée,
de Rue, de Sauge, de Thym, 50 centigr. de chaque, de Romarin, 1 gr. Les graines sont usitées en médecine vétérinaire pour apaiser les chevaux vicieux.

Plante très dangereuse. La Jusquiame croît dans toute la
France, au bord des chemins, dans les décombres.

JUJUBIER.

Chichourlié (Marseille).

Il suffit d'être enfant pour aimer la pâte de Jujube, sans être pour cela tenu de connaître le Jujubier. C'est que le Jujubier est localisé chez nous dans le Midi, où il a été importé, il y a de longs siècles déjà, de la Syrie, de la Perse ou de l'Hindoustan. Il n'est donc en France qu'un intrus. Figurez-vous un petit arbre, avec des feuilles marquées de trois nervures très saillantes et pourvues à leur base de stipules épineuses, avec des fruits en forme d'olive, d'abord verts, puis rougeâtres à la maturité.

Ce sont ces fruits, regardés comme pectoraux et émollients, qui sont en usage. On les emploie rarement seuls; mais, combinés aux figues, aux dattes, aux raisins de Corinthe, ils constituent les fameux quatre fruits ou les espèces pectorales avec fruits (voir *Figuier*). La pâte de Jujube, très agréable au goût, se prépare comme suit — correctement — car la plupart, pour ne pas dire tous les confiseurs, suppriment le fruit de Jujubier dans sa fabrication. Prendre : Gomme du Sénégal, 180 gr.; Sirop de sucre, 220 gr.; Eau de fleurs d'Oranger, 10 gr.

On dissout à chaud la gomme dans son poids d'une infusion de jujubes préparée de telle façon que pour 30 grammes de gomme, on emploie l'infusion de 5 grammes de jujubes dans 35 grammes d'eau, soit pour la formule donnée plus haut 30 grammes de jujubes et 210 grammes d'eau. On passe la dissolution à travers une toile, on mélange au sirop et on fait bouillir en agitant continuellement. Dès que l'ébullition a lieu, on cesse de remuer et on l'entretient avec un peu d'eau, jusqu'à ce que la pâte soit arrivée à la consistance voulue, puis on ajoute l'eau de fleurs d'oranger. On enlève l'écume et on verse le liquide dans des moules qu'on place dans une étuve chauffée entre 35 et 40°. On laisse quelquefois la pulpe des fruits et on ajoute un peu d'extrait d'opium.

Le Jujubier est naturalisé et cultivé dans le midi.

Naturalisé et cultivé dans le Midi. — Fleurit en juin et juillet.
Fructifie en automne.

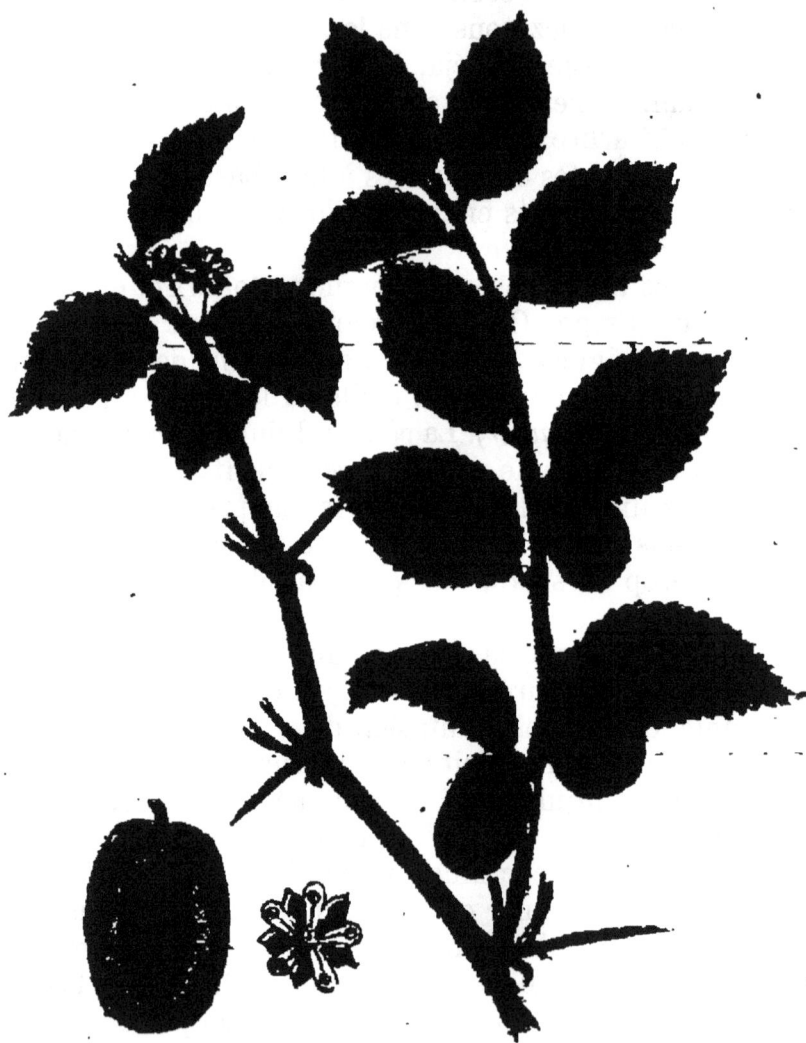

Jujubier.
Zizyphus vulgaris.
— RHAMNÉES. —

Naturalisé dans le Midi. — Fleurit en mars et avril

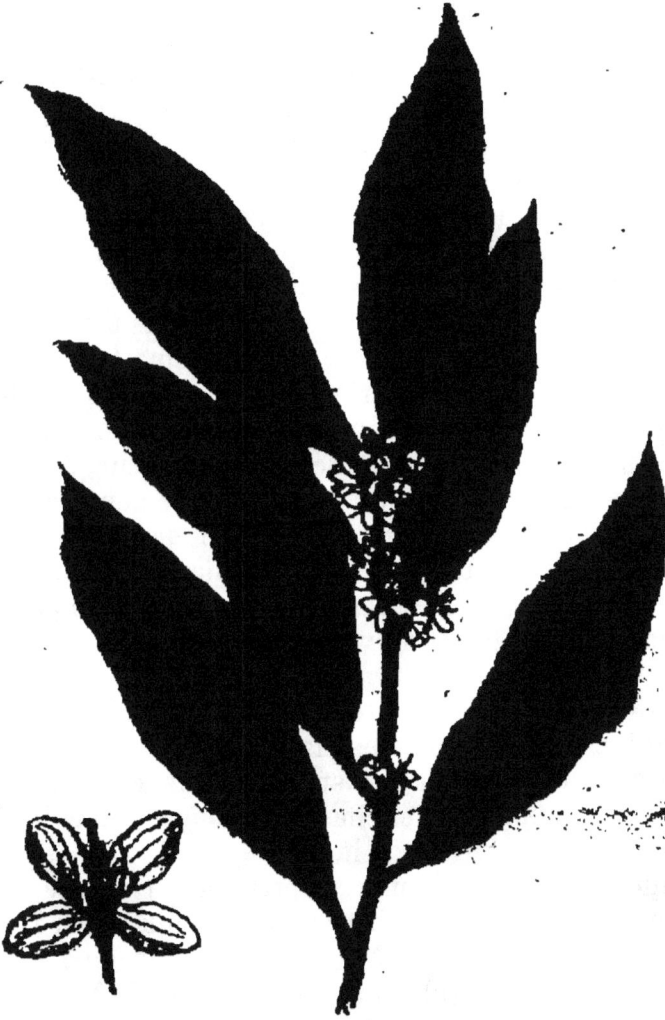

Laurier.
Laurus nobilis.
— LAURINÉES. —

LAURIER.

Laoüré (Gascogne).

C'est à la cuisine que le Laurier se réfugie, d'où son nom caractéristique de *Laurier sauce*. C'est là qu'il termine son existence après avoir servi à confectionner les couronnes des triomphateurs, après avoir été le *Laurier d'Apollon*. Dans le midi de la France, il a sa place dans tous les jardins, où le font rechercher ses rameaux toujours verts qui trouvent leur emploi dans les cérémonies religieuses.

Il se recommande à la médecine par ses fruits, baies noires, ovales, assez volumineuses, qui renferment une amande charnue gorgée d'huile, et par ses feuilles. Toutes les parties de la plante sont aromatiques, aussi sont-elles à juste titre considérées comme stimulantes, toniques, hémostatiques.

La tisane de feuilles de Laurier (4 à 8 grammes par litre d'eau) est sudorifique, carminative et pectorale. Elle est cependant peu employée, on se défie de sa saveur. A l'extérieur, les baies entrent dans la composition de deux remèdes anciens, longtemps populaires, le *Baume de Fioraventi* et l'*Esprit de Sylvius*. L'huile retirée des baies et la pommade, fabriquée avec les feuilles et les fruits frais, sont employées en frictions stimulantes et servent surtout dans la médecine vétérinaire.

Le Laurier a joui d'une haute réputation jadis: c'était une panacée universelle. « Les baies digèrent les humeurs crues, elles divisent et résolvent les sucs épaissis et visqueux; elles réveillent l'appétit, elles chassent le dégoût, elles lèvent les obstructions du foie et de la rate. »

Au Laurier s'attachait une superstition curieuse, qui voulait que la foudre ne tombât jamais sur lui. Aussi l'empereur Tibère portait-il toujours une couronne de Laurier quand il tonnait. Le pétillement du Laurier en brûlant était religieusement observé; plus il était grand, plus il y avait de succès et de bons présages à en attendre.

Le Laurier est naturalisé en France dans tout le midi.

Laurier cerise, voir partie II. N° 262.
    —   rose,   —   — II. N° 263.
Lavande,   — planche 76.
Lentille,   — partie II. N° 264.

LICHEN D'ISLANDE.

La récolte du Lichen d'Islande n'est pas à la portée de tout le monde, quoiqu'il ne faille pas aller le chercher exclusivement en Islande. Dans les régions montagneuses, il couvre le sol de ses expansions foliacées et enchevêtrées.

La tisane de Lichen est d'un usage journalier comme émolliente et tonique dans les affections des poumons. On a été jusqu'à prétendre que c'était un curatif assuré dans la phtisie, mais on a dû reconnaître qu'il y avait eu erreur. Sans vouloir donner au modeste Lichen plus de vertus qu'il n'en a réellement, sachons reconnaître celles qu'il possède et les lui conserver.

C'est donc à la tisane de Lichen qu'il faudra recourir, à sa décoction à la dose de 10 grammes pour un litre d'eau. La préparation de cette tisane demande quelques précautions spéciales. On fait d'abord bouillir le Lichen, puis on rejette l'eau qui a servi à l'ébullition et qui renferme un principe amer. On lave à l'eau froide et on fait bouillir de nouveau pendant une demi-heure. Si l'on ne s'attachait à ce mode préparatoire, on obtiendrait une tisane qui serait surtout tonique et, paraît-il, légèrement purgative.

Le Lichen (prononcer Liken) est aussi connu par la pâte dite de Lichen qui se fabrique à peu près comme celle de Jujube, en employant de la gomme arabique au lieu de gomme du Sénégal.

D'autres Lichens ont été jadis employés ; le Lichen pulmonaire ou *Pulmonaire de Chêne* qui devait à l'apparence grossière, qu'il présente avec la coupe d'un poumon, une réputation tout à fait usurpée dans le traitement des affections pulmonaires. Ses propriétés ont été reconnues comme étant absolument nulles.

L'alimentation dans le nord de l'Europe, en Laponie, a utilisé le Lichen d'Islande qui contient une matière amylacée, la *Lichénine*. D'autres Lichens appelés *Roccella*, des régions maritimes, fournissent la matière colorante appelée *Orseille*.

Le Lichen d'Islande vit sur le sol des landes, dans les régions montagneuses.

Landes, régions montagneuses. — Fructifie l'hiver.

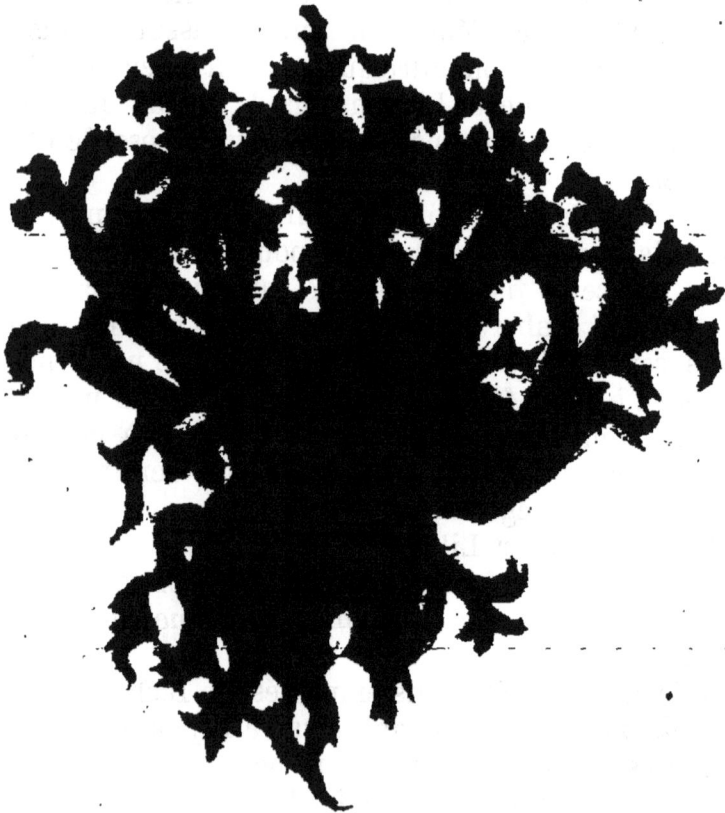

Lichen d'Islande.
Cetraria islandica.
— LICHENS. —

Lieux secs du Midi. — Fleurit en juillet et août.

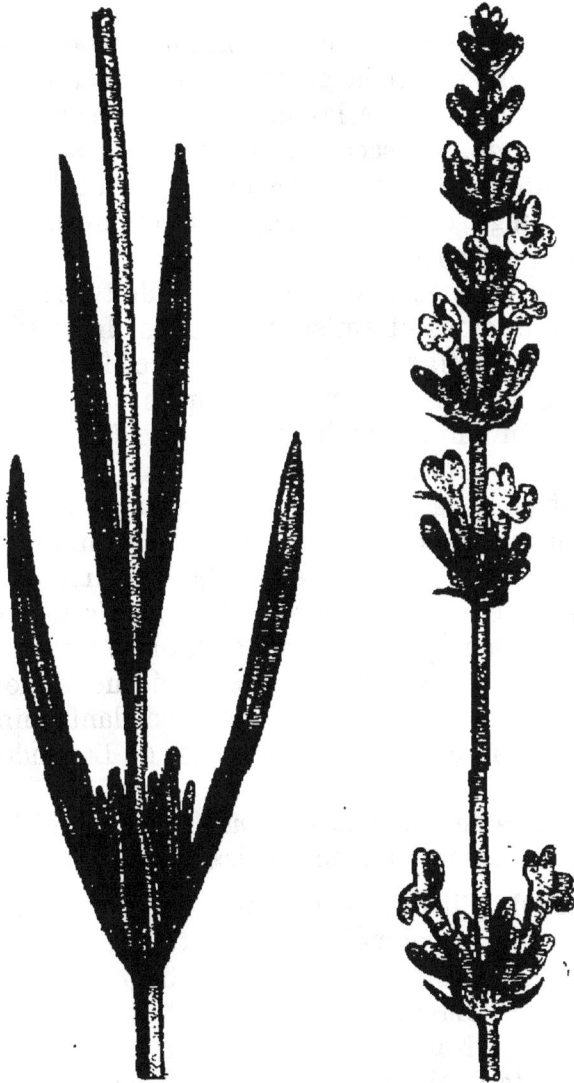

Lavande.
Lavandula Spica.
— Labiées. —

LAVANDE.

Lavando (Marseille), *Espic* (Gascogne), *Espidet* (Gascogne).

Le pied de Lavande est obligatoire au jardin. Son odeur en fait un favori des ménagères qui en recueillent soigneusement les rameaux, pour les mettre dans l'armoire où l'on conserve le linge. Le sachet de Lavande est un préservatif contre les mites ou ennemis des fourrures, et il présente de plus cet avantage de ne pas empester comme la naphtaline dont l'usage s'est généralisé.

C'est à son essence que la Lavande doit ses propriétés toniques, stimulantes et antispasmodiques. Dans la syncope, la migraine, le vertige, dans les dyspepsies flatulantes, dans les affections scrofuleuses et chlorotiques, la Lavande a fait ses preuves. On emploie sa tisane à la dose de 4 à 8 grammes par litre d'eau bouillante.

Mais c'est pour la parfumerie que la Lavande est surtout utilisée. Son essence entre dans toutes les formules d'*Eau de Cologne*. L'eau-de-vie de Lavande des parfumeurs est d'un usage courant; elle est composée d'alcoolat de Lavande rectifié et d'une demi-partie en poids d'eau de Roses. On peut obtenir un liquide de toilette agréable, économique et d'une préparation facile, en laissant macérer pendant quinze jours 60 grammes de fleurs fraîches ou sèches de Lavande dans de l'eau-de-vie.

Veut-on faire de l'*Eau de Cologne*? On n'a que l'embarras du choix. Nous recommandons la recette suivante :

Essences de Citron, de Cédrat. 10 gr. de chaque.
    —   Bergamotte . . . 15 gr.
    —   Romarin. . . . . 5 gr.
    —   Lavande. . . . . 5 gr.
    —   Néroli. . . . . . 1 à 2 gr.
Teinture de Benjoin. . . . . . 15 gr.
Alcoolat de Mélisse . . . . . . 30 gr.
Alcool à 80° . . . . 2 litres.

La Lavande croît dans tous les lieux secs du midi de la France.

LIERRE.

Lédro (Gascogne).

Le Lierre est légendaire par son mode de vie; il s'attache où il croit. N'est-il pas le symbole de l'attachement envers et contre tout? De ses vertus passées, il reste bien peu de choses maintenant. Où est-il le temps où les feuilles du Lierre étaient réputées excitantes, emménagogues? Les fruits noirs sont réellement et sérieusement actifs; à haute dose, ils seraient toxiques; à dose moindre, ils font vomir, ils purgent et sont sudorifiques. Les vieux troncs de Lierre laissent découler une résine, qui a eu quelque vogue comme emménagogue.

Mais ce qui a conservé l'usage du Lierre comme remède populaire, c'est la vertu épispastique de ses feuilles qui ont longtemps servi au pansement des vésicatoires. Elles exhalent, quand elles sont fraîches, une odeur aromatique, résineuse, pénétrante, qui existe également dans la tige et dans la racine. Leur saveur est nauséeuse, âcre et amère. C'est à l'*Hédérine* que le Lierre devrait ses propriétés purgatives et vomitives. L'empoisonnement par le Lierre est accompagné d'ébriété, d'excitation et de secousses convulsives.

Le Lierre, le Lyarre, comme on écrivait autrefois, « est composé de facultés contraires, car il ha quelque substance adstringente, laquelle est froide et terrestre; il ha aussi quelque peu d'acrimonie qui est chaude. Outre ces deux, il ha une troisième, à savoir aqueuse et moitte, principalement quand il est verd; car quand il devient sec, ceste humidité s'en va la première et les deux autres demeurent seulement. » Voilà quel est le tempérament du Lyarre pour Fuchs en 1550.

Pour Pline, la nature du Lierre est ambiguë: « le jus beu outre mesure, trouble l'esprit et purge le cerveau. Par dedans, il nuyst aux nerfs; appliqué par dehors, il leur profite. Lyarre ha toute telle nature que le vinaigre, toutes ses espèces rafreschissent. » Le jus de sa racine est excellent, d'après Dioscoride, contre les morsures des araignées.

Le Lierre croit dans les bois, sur les rochers, sur les vieux murs, partout.

Vieux murs, troncs d'arbres, rochers. — Fleurit en septembre.

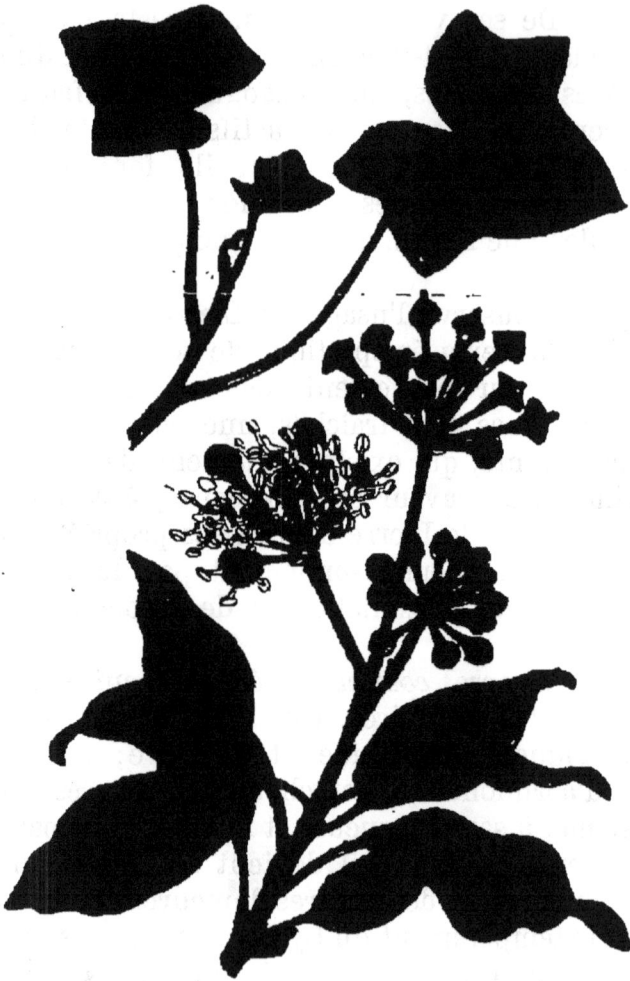

Lierre.
Hedera Helix.
— ARALIACÉES. —

Haies, bois et vergers humides. — Fleurit en avril et mai.

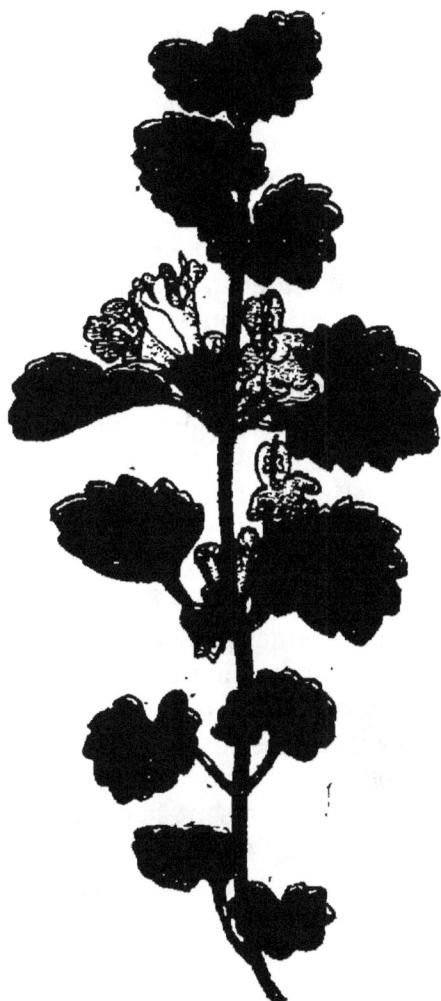

Lierre terrestre.
Glechoma hederacea.
— LABIÉES. —

LIERRE TERRESTRE.

Rondelotte, Herbe de Saint-Jean, Couronne de terre, Terréto
(Gascogne).

Pourquoi a-t-on donné le nom de Lierre terrestre à cette petite labiée qui se plaît dans tous les endroits ombragés ou humides? Les Anciens l'ont ainsi nommée « parce qu'elle rampe toujours par terre avec feuilles semblables au Lierre. Il ha été appelé *Corona terra*, parce qu'espandant ses branchettes sur la terre, il semble à la coronne d'un tortis fueilleux. » Il faut une singulière bonne volonté pour comparer les feuilles du *Glechoma* à celles du Lierre.

L'odeur fortement aromatique, qu'exhale le Lierre terrestre, a de longue date attiré l'attention sur lui et lui a fait attribuer des vertus que les médecins modernes, voire même contemporains, ont en partie reconnues. Ces propriétés, il les devrait, avec sa saveur amère, légèrement âcre et balsamique, à une matière résineuse et à son huile essentielle. C'est un tonique, un stimulant, dont se trouveront bien les personnes atteintes de rhume. Gubler, un des maîtres de la thérapeutique, ne l'a-t-il pas recommandé dans le traitement des catarrhes des voies respiratoires? La tisane par infusion se fait à la dose de 15 grammes pour un litre d'eau. Le Lierre terrestre entre dans la composition du thé suisse. On en fait un sirop que le Codex a maintenu.

La récolte du Lierre terrestre demande quelques soins particuliers. Elle devra être faite de préférence en avril-mai, au moment de la complète floraison; la dessiccation aura lieu à l'ombre. L'odeur se perd rapidement; dès qu'elle a disparu, ce dont on s'aperçoit en frottant quelques feuilles entre les doigts, on devra renouveler la provision.

Le Lierre terrestre passait jadis pour guérir la goutte sciatique et la jaunisse. Broyé avec du vin, il était souverain pour les affections de la rate et luttait victorieusement contre la peste, « car les gens de cheval ce cognoissant, leurs chevaux surpris de la peste, nommée Fibula, les préservent par la grande efficace de ceste herbe ».

Le Lierre terrestre croît dans les haies, au bord des bois, dans les vergers humides.

Lilas, voir partie II. Nº 265.

LIN.

Linet (Gascogne).

Rien n'est gracieux, agréable à l'œil comme un champ de Lin, avec ses fleurs d'un bleu clair à nul autre pareil. A la beauté, le Lin réunit l'utilité. Le cataplasme, ce vieux remède si délaissé que méprisent souverainement les médecins de nos jours, le réclame et s'en passerait difficilement. C'est l'émollient par excellence. Comme toutes les préparations courantes, la confection d'un cataplasme demande quelques précautions : on prépare avec la farine de Lin et de l'eau une pâte claire qu'on fait chauffer en ayant soin de toujours remuer. On peut joindre à la farine de Lin, la farine d'Orge et la farine de Seigle à parties égales.

La décoction de graines de Lin est fréquemment employée comme émolliente en lavements, lavages, injections (20 à 30 grammes pour un litre d'eau); en macération, elle donne de bons résultats comme diurétique (10 à 12 grammes pour un litre d'eau). Enfin les graines elles-mêmes agissent mécaniquement, comme laxatif léger, en divisant le bol alimentaire dans l'estomac. On les prend à la dose d'une cuillerée à bouche pour un verre d'eau. En Champagne, la graine de Lin est souvent utilisée pour l'engraissement du bétail, particulièrement des veaux.

Outre ses usages en médecine, le Lin se prête à de nombreuses applications industrielles; de temps immémorial, on a fabriqué des tissus de Lin. Les bandelettes des momies de la vieille Egypte sont faites en toile de Lin. On connaît l'opération du *rouissage* qui a pour but de débarrasser les fibres textiles de la matière résineuse qui les agglomère. On a calculé que 100 kilogrammes de Lin donnent en moyenne 7 kilogrammes de filasse et autant d'étoupe.

Le Lin, non indigène en Europe, n'y est que naturalisé.

ltivé œn grand dans les champs. — Fleurit en juillet et août.

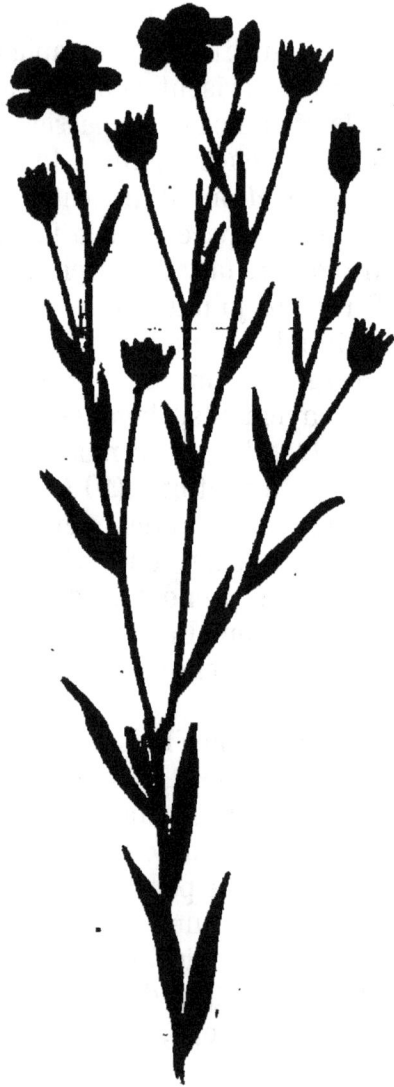

Lin.
Linum usitatissimum.
— Linées. —

Cultivé. — Fleurit de juin en août. — Fructifie en septembre et octobre.

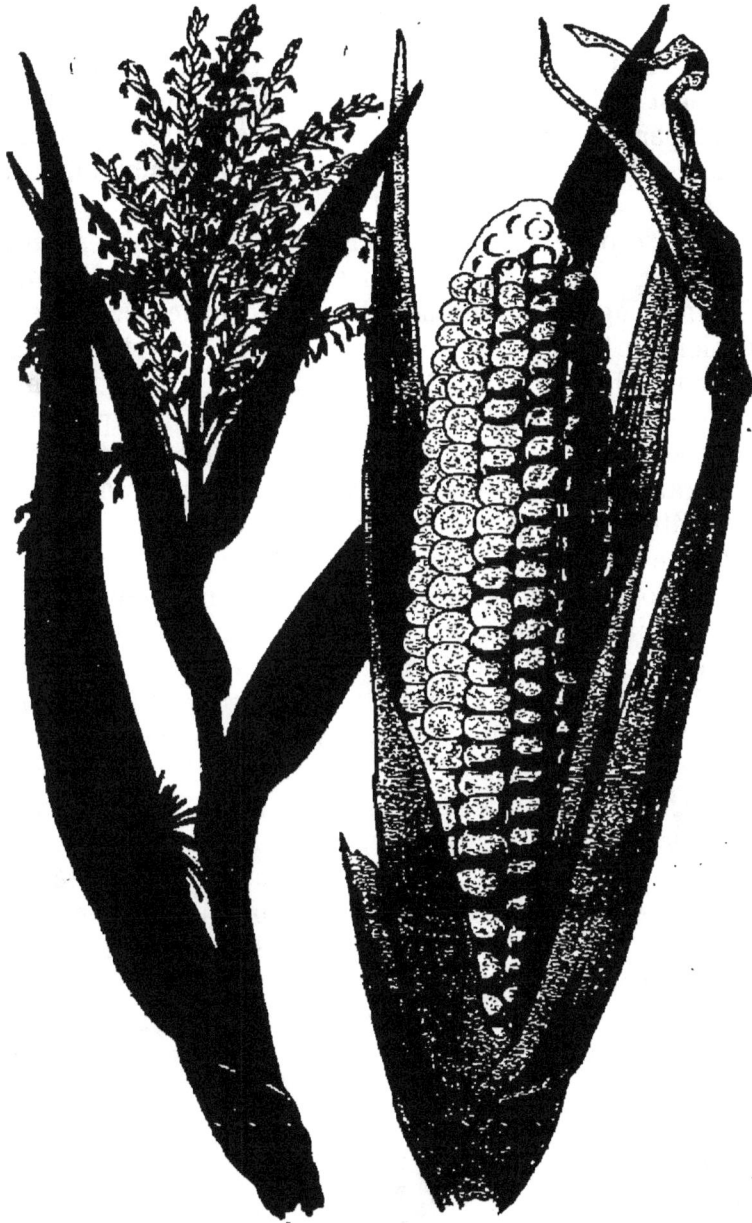

Maïs.
Zea Mays.
— GRAMINÉES. —

MAÏS.

Blé de Turquie, Blé de Rome, Garouil, Mil (Gascogne).

Le Maïs est un des végétaux utiles que nous a donné l'Amérique. Il est l'objet d'une culture en grand dans presque toutes les parties de notre pays. Sa farine est d'un usage courant dans l'alimentation en Italie, dans la Franche-Comté, etc. Elle est la base des *gaudes* et de la *polenta*.

Ce qui offre pour nous de l'intérêt dans le Maïs, c'est l'utilisation qu'on a faite, il y a quelques années, de ses stigmates. Ces derniers agissent comme diurétique efficace. On s'en trouve bien toutes les fois qu'on souffre d'un catarrhe vésical, de néphrite, de gravelle, de la goutte, etc.; en un mot, aussi souvent que l'emploi d'un diurétique est indiqué.

La tisane de Maïs se prend en infusion et en décoction avec 10 grammes (on peut aller à 15 sans inconvénient) pour un demi-litre d'eau. On peut aussi faire usage du sirop de stigmates de Maïs qui se prépare avec 30 grammes d'extrait pour un kilogramme de sirop de sucre : trois cuillerées à bouche par jour. Avant que le Maïs ne fût adopté par la médecine, on en préconisait les graines pour faire des boissons émollientes et diurétiques; la farine servait à faire des cataplasmes. Le Maïs fournit encore à l'industrie son amidon. *Sous le nom d'amidon de Blé, c'est l'amidon de Maïs* que l'on trouve le plus fréquemment dans le commerce.

Pour faire du pain, on ne peut guère s'adresser à la farine de Maïs qui ne renferme pas de *gluten*. On l'a accusée de produire la *pellagre*, affection épidermique qui sévit surtout en Italie. Les recherches récentes semblent prouver qu'on ne saurait l'incriminer quand elle est jeune et qu'elle provient de grains non avariés. En raison de la quantité de matières grasses qu'elle contient, on l'a recommandée pour l'alimentation des phtisiques.

MAUVE.

Fromageot, Marne, Mauvo (Marseille), *Maugo* (Marseille),
Malbo (Gascogne).

Tout est bon dans les Mauves, nous disons les Mauves, car
les deux espèces les plus communes s'emploient l'une et
l'autre. Inutile de les décrire, tout le monde les connaît ;
la nuance de leurs fleurs est caractéristique et a donné son
nom à l'une des notes de la gamme des couleurs.

C'est la Grande Mauve, la Mauve sylvestre ou *Malva sylvestris* qui donne ses fleurs, larges, d'un beau violet lilas et
veiné. La petite Mauve ou Mauve à feuilles rondes, le *Malva
rotundifolia*, les a plus petites et beaucoup plus pâles, blanchâtres même, sans teinte nettement définie. Quoi qu'il en
soit, qu'on ait affaire à l'une ou à l'autre, l'infusion des fleurs
de Mauves a toujours son utilité : elle se recommande, comme
émolliente et pectorale, dans les mêmes conditions où l'on
emploie celle de fleurs de Guimauve et aux mêmes doses
(8 à 15 grammes pour un litre d'eau).

Les fleurs de Mauves font partie des fleurs pectorales et des
espèces béchiques (quatre fleurs). Les feuilles sont émollientes ;
ce que nous avons dit de celles de la Guimauve s'y applique
également et du tout au tout. Elles font, comme ces dernières, partie des espèces émollientes, composées de :

Feuilles de Bouillon Blanc ⎫
— Guimauve ⎬ par parties égales.
— Mauve ⎭
— Pariétaire ⎠

Elles doivent leurs propriétés émollientes à la quantité de
mucilage qu'elles renferment.

Les feuilles avaient encore un autre emploi chez les
Anciens. Les Romains en raffolaient accommodés à la façon
des épinards : c'était un mets éminemment digestif et
agréable aux palais barbares. Les raffinements de la cuisine
contemporaine ne nous permettraient plus de goûter à ce qui
faisait les délices d'Horace, de Martial, etc., et des gourmets
de la belle époque romaine.

Les Mauves croissent partout, dans les lieux cultivés, les
décombres, les champs, au bord des chemins, etc.

Lieux cultivés, décombres. — Fleurit de mai en septembre.

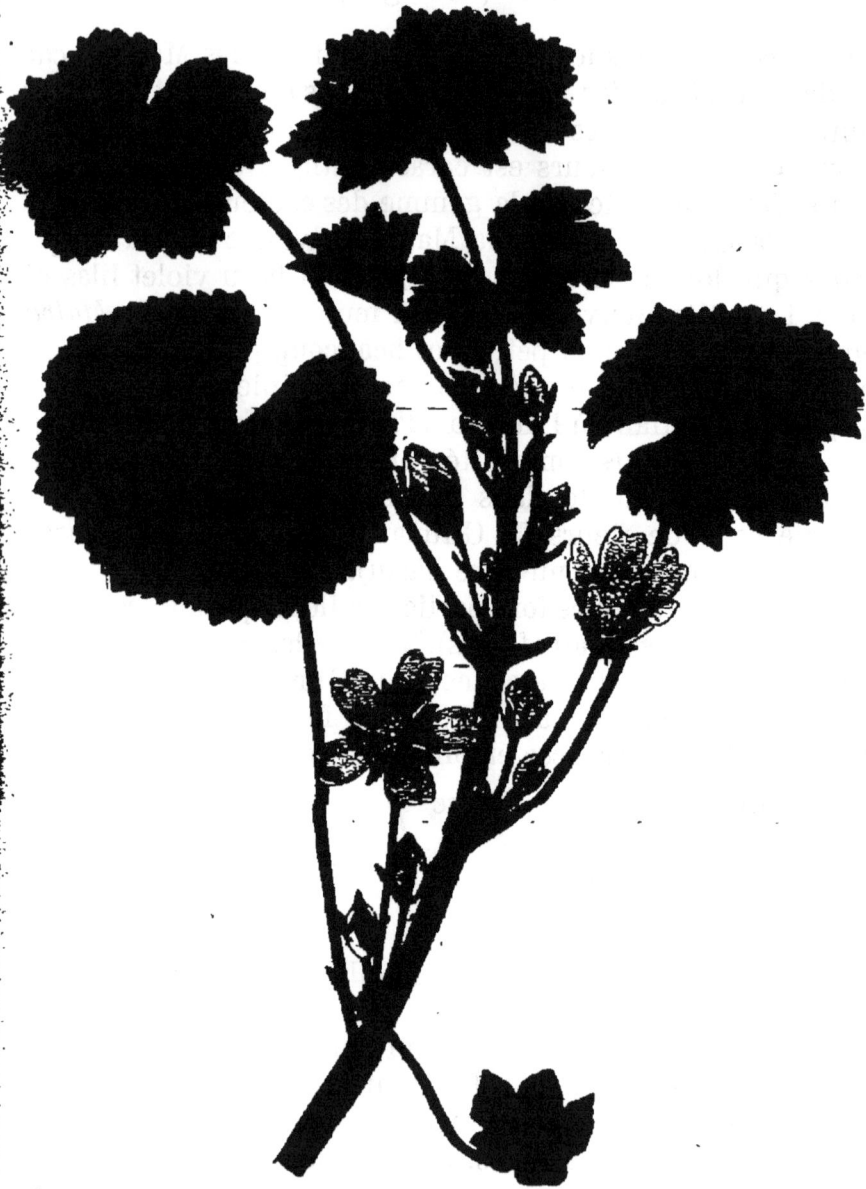

Mauve.
Malva rotundifolia.
— MALVACÉES. —

Bords des routes, lieux secs et arides. — Fleurit de juin
en octobre.

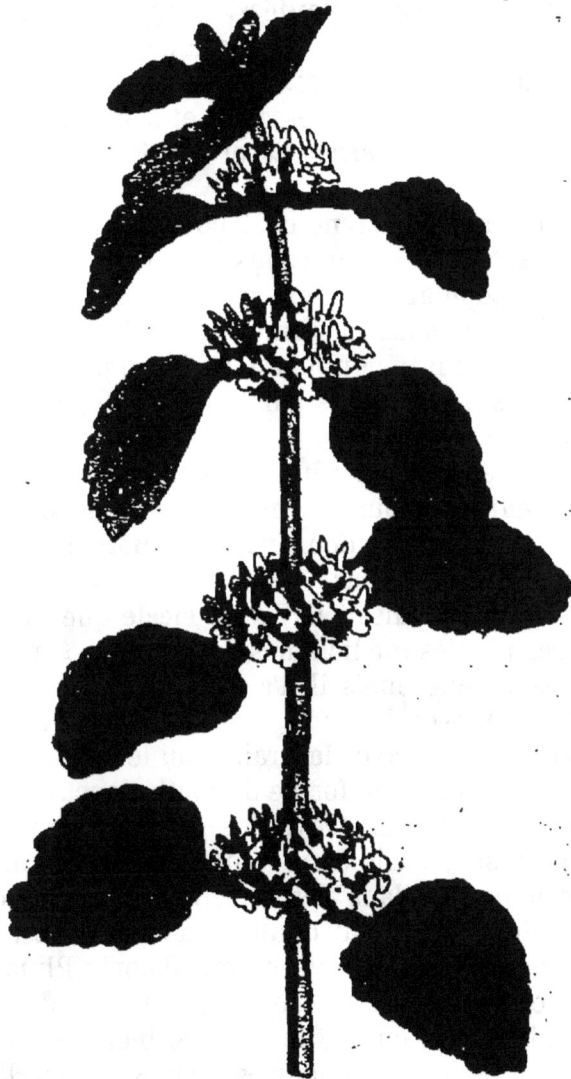

Marrube.
Marrubium vulgare.
— LABIÉES. —

MARRUBE.

Buen riblé (Marseille).

Ses feuilles grisâtres, veloutées, chagrinées, ses fleurs blanches en grappe, son odeur aromatique, assez désagréable, le font facilement reconnaître. Il doit ses propriétés, qui semblent être réelles, à son essence et à un principe amer qui a reçu le nom de *Marrubine* et s'y trouve en quantité appréciable.

Le Marrube blanc, ainsi nommé pour le distinguer d'une autre labiée, la *Ballote* connue sous le nom de *Marrube noir*, est un remède populaire comme expectorant contre la toux. On l'a prescrit aussi dans l'asthme, l'hystérie, le scorbut, etc. La tisane se fait par infusion à la dose d'une pincée dans une tasse à thé, deux ou trois fois par jour, ou 10 grammes pour un litre d'eau.

On en a fait encore un vin que l'on prépare, en faisant macérer pendant huit jours, dans du vin blanc, 30 grammes de Marrube. On en prend deux verres à Bordeaux par jour, un verre avant chaque repas.

Le Marrube dont on disait il y a un siècle que c'était « une des meilleures plantes médicinales de l'Europe » n'a pas été tout à fait abandonné, mais il n'a plus sa vogue d'autrefois. Écoutez plutôt Dioscoride : « Les feuilles du Marrube séchées et cuites en eau avec la graine, ou le suc tiré d'icelles encore verdes, se donne en forme de looth (looch) avec miel, aux asthmatiques, à gens travaillés de toux, emmaigris et langoreux. » Ce suc, « mis dans le nez, guérit la jaunisse, et versé goutte à goutte dans les aureilles avec huyle rosat, profite merveilleusement aux douleurs d'icelles ». Les feuilles de Marrube et les graines broyées sont, d'après Pline, « proufitables contre morsures de serpents, douleurs de costés et de poictrine et la toux envieillie », aussi bien que contre les « gangrènes et ulcères survenans ès racines des ongles ».

Le Marrube blanc croît au bord des routes, dans les lieux secs et arides, « dans les masures et autres lieux ruinéz ».

MENTHE POIVRÉE.

Mento (Gascogne).

La Menthe poivrée doit être seule employée. C'est la plus rare des espèces cultivées dans les jardins. La Menthe verte est prise souvent pour elle, mais on la distingue facilement à ses feuilles qui n'ont pas de queue à leur base, et à ses fleurs disposées en une tête arrondie. On a recours aussi à la Menthe crépue, à la Menthe aquatique, etc.

L'infusion de feuilles de Menthe poivrée est la forme sous laquelle on l'emploie, quand on veut mettre à profit les propriétés stimulantes, carminatives, stomachiques, qu'elle possède au plus haut degré. Elle active merveilleusement la digestion. L'infusion se prépare avec 10 à 15 grammes pour un litre d'eau.

La Menthe entre dans la composition des espèces aromatiques et dans plusieurs formules de thé vulnéraire. Elle doit ses propriétés à son essence qui, en raison de son prix élevé, est souvent falsifiée. L'essence entre dans la composition de la plupart des eaux dentifrices ou odontalgiques. Le *Menthol* ou *Camphre de Menthe,* qui est une de ses parties constituantes, est fréquemment employé comme antiseptique, antinévralgique. C'est lui qui sert à préparer les *Crayons antimigraine.*

La Menthe poivrée, ou son essence, est d'un usage fréquent pour la fabrication de liqueurs, de crèmes digestives. Les meilleurs produits sont de préparation peu aisée et exigent la distillation.

Voici une formule facile à réaliser :

Essence de Menthe poivrée anglaise. 6 gr.
Alcool à 80° . . . . 4 litres.
Sucre. . . . . 5 k. 600.
Eau . . . . 2 litres 700.

On peut aussi faire macérer, pendant quelques jours, des feuilles fraîches de Menthe dans un litre d'eau-de-vie et sucrer avec 500 grammes de sirop de sucre.

La Menthe poivrée est cultivée et ne croit qu'accidentellement en dehors des cultures.

Cultivé. — Fleurit de juillet en septembre.

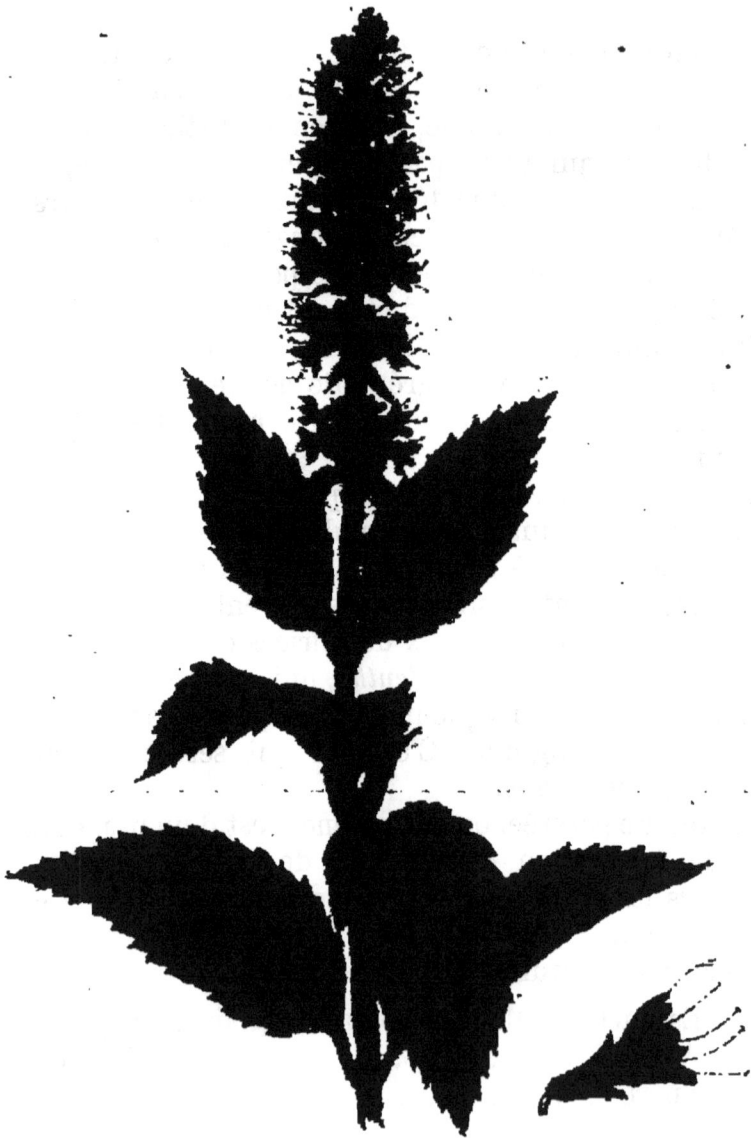

Menthe poivrée.
Mentha piperita.
— Labiées. —

Bois, buissons et cultivé. — Fleurit de juin en septembre.

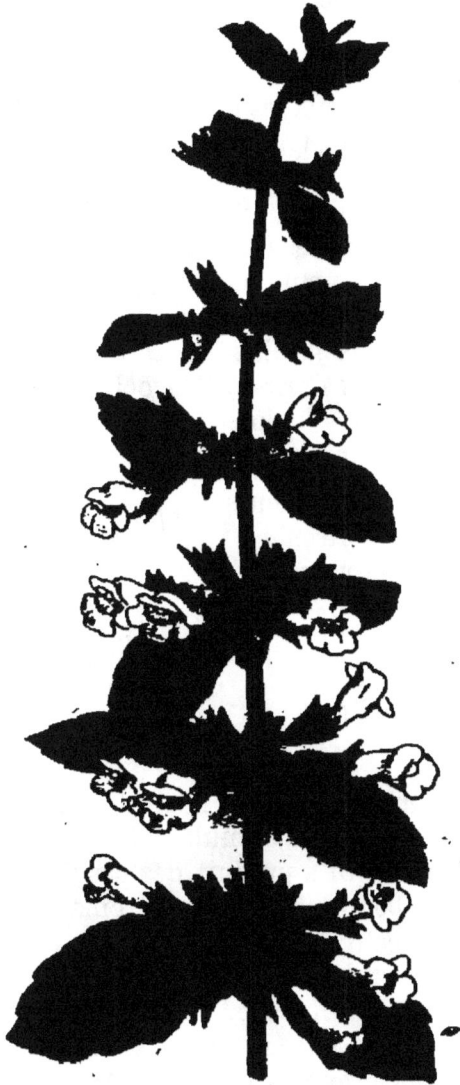

Mélisse.
Melissa officinalis.
— LABIÉES. —

MÉLISSE.

Citronelle, Pouncinado (Marseille), *Citrounèlo* (Gascogne).

L'odeur citronnée de la Mélisse lui a, de temps immémorial, valu une place dans tous les jardins. Elle se plaît partout, dans les coins les plus dédaignés, perdue dans une haie.

L'infusion de Mélisse est populaire ; elle se fait avec cinq grammes de feuilles pour un litre d'eau. Elle agit comme stimulante, antispasmodique, réchauffante, digestive et vulnéraire. En raison des vertus multiples que possèdent ses feuilles, Tournefort n'hésitait pas à dire que la Mélisse était la plante la plus utile des jardins.

Et l'*Eau de Mélisse des Carmes*, l'Alcoolat de Mélisse composé ? Bien rares sont les ménages où il n'y en a pas un flacon. Vous pouvez la faire comme suit :

Mélisse fraîche en fleurs. . . .	900 gr.
Zestes frais de citron.	150 gr.
Cannelle de Ceylan	80 gr.
Girofles.	80 gr.
Muscades	80 gr.
Coriandre.	40 gr.
Racine d'Angélique	40 gr.
Alcool à 80°.	5 kilogr.

On laisse macérer quatre jours, puis on distille pour retirer 4 k. 500 de produit. C'est un stimulant énergique à l'usage duquel on s'habitue et qui a produit des cas d'alcoolisme. Il ne faut en user qu'à bon escient et modérément.

On peut simplifier cette formule, qui exige la distillation, et faire une eau vulnéraire spiritueuse, en suivant la formule suivante : Basilic, Hysope, Menthe poivrée, Sauge, Absinthe, 15 grammes de chacun et laisser macérer pendant quinze jours dans 1.500 grammes de bonne eau-de-vie. On peut user de cette liqueur par cuillerée à café, plusieurs fois par jour, dans une petite tasse de tisane de Tilleul ou de feuilles d'Oranger.

La Mélisse se rencontre dans les bois, les buissons de la France méridionale; partout ailleurs elle n'est que naturalisée ou sortie des jardins.

MÉLILOT.

Luzerne bâtarde, Jauniot.

Le Mélilot est une connaissance des gens de la campagne qui déplorent fréquemment la prodigalité avec laquelle il envahit leurs cultures. Ils sont insensibles à la bonne odeur qu'il répand en séchant. Les moutons ne se trouvent pas bien d'en manger et sont souvent *météorisés* (gonflés) après l'avoir brouté. Donc, plus d'inconvénients que d'avantages, et pourtant le Mélilot doit trouver son emploi quelque part. Il a passé pour émollient et carminatif. On lui accorde quelques vertus contre les inflammations des yeux. L'infusion des fleurs est un astringent très léger qui peut être usité sans inconvénient en collyre. On a prétendu, à tort ou à raison, que les fleurs desséchées servaient, dans le midi de la France, pour communiquer un bouquet spécial et agréable aux vins blancs.

Le Mélilot entre dans la composition d'un thé aromatique dit *Thé Tunka* qui peut être employé comme stimulant :

Fleurs de Mélilot . . . . . . 100 gr.
— Camomille. . . . . ⎫
— Sureau . . . . . ⎬ 30 gr. de chaque.
— *Botrys*. . . . . . . ⎭

Faire macérer pendant huit jours dans deux litres d'alcool à 20°, passer et mêler 20 grammes de cette teinture à 100 grammes de sirop de Capillaire. A prendre à la dose de 50 grammes pour un demi-litre d'eau.

Le Mélilot doit son parfum agréable à la *Coumarine,* que l'on trouve aussi dans le Fève Tonka.

Le Mélilot blanc, distinct du Mélilot officinal par ses fleurs blanches en longues grappes, jouit probablement des qualités peu marquées du Mélilot et peut le remplacer. Il a été préconisé comme plante mellifère et sa culture a été pratiquée dans certaines parties de la France, où il ne croît pas à l'état sauvage, en vue de l'élevage des abeilles.

Le Mélilot est abondant dans toute la France où il pousse dans les champs, dans les lieux humides, au bord des chemins.

Champs, lieux humides, bords des chemins. — Fleurit de juillet
en septembre.

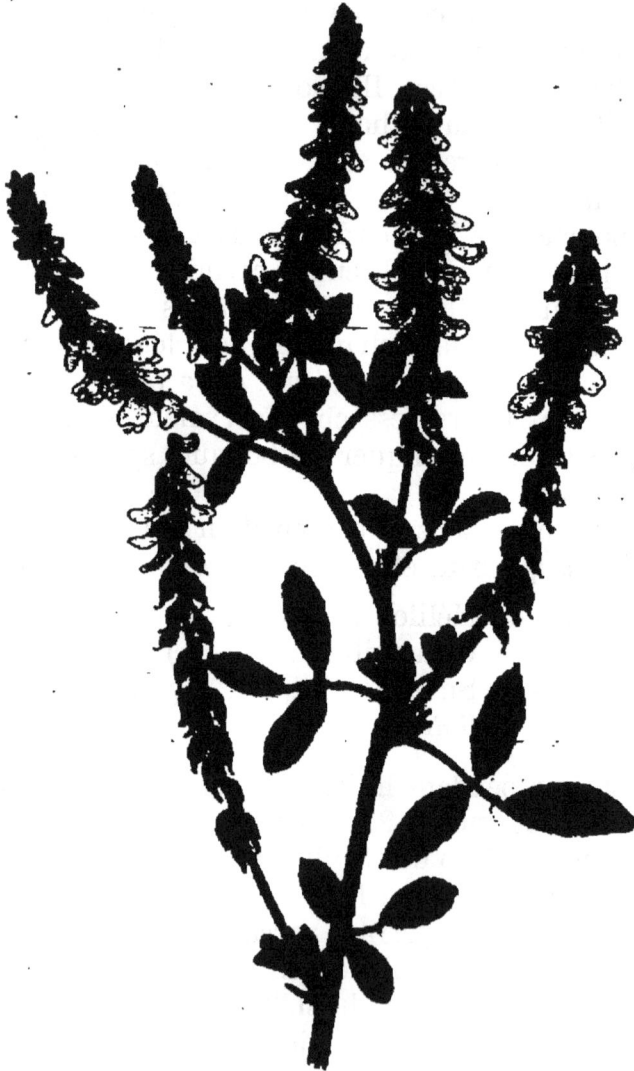

Mélilot.
Melilotus officinalis.
— Légumineuses. —

Marais et lieux tourbeux. — Fleurit en avril et mai.

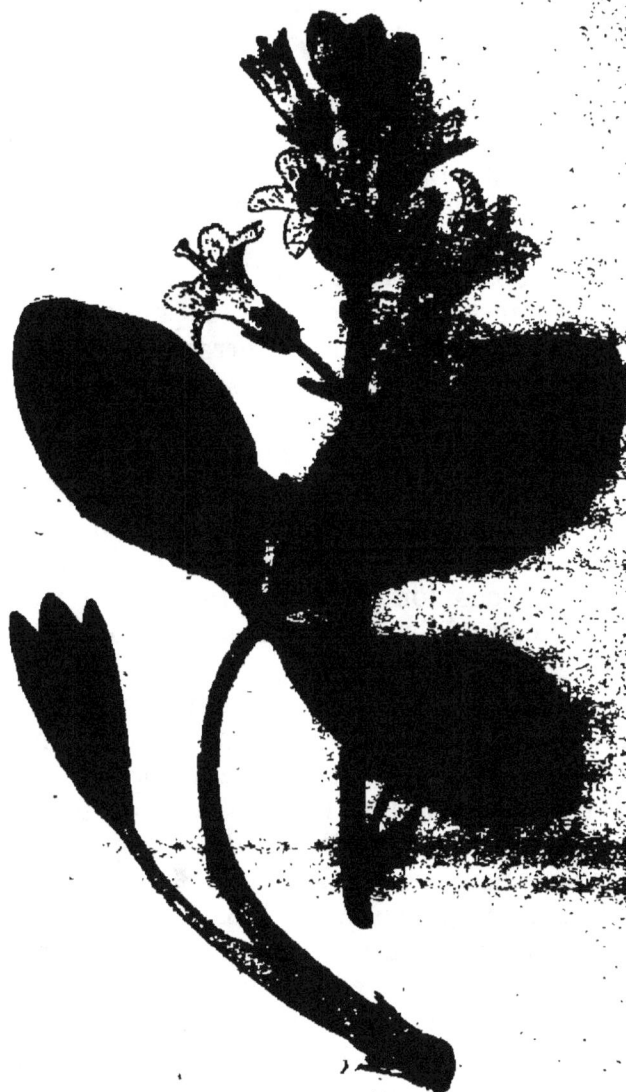

Ményanthe.
Menyanthes trifoliata.
— GENTIANÉES. —

MÉNYANTHE.

Trèfle d'eau.

Le nom de Trèfle d'eau qu'on a donné à cette plante rappelle la forme de ses feuilles, composées de trois parties (folioles) disposées comme dans le Trèfle. Ses fleurs sont des plus élégantes qu'on puisse imaginer, agrémentant les marécages de leur teinte rosée et de leurs formes gracieuses.

C'est de la Gentiane que se rapproche le Ményanthe par ses propriétés. Il est en effet amer dans toutes ses parties. Il est tonique et sa décoction rend quelques services à la dose de 15 grammes de feuilles sèches pour un demi–litre d'eau. On prendra par jour trois verres de cette tisane, un peu avant le repas. On l'a préconisé comme fébrifuge et comme emménagogue, mais il n'a pas donné de ce côté les résultats qu'on paraissait en attendre. A doses élevées, il agit comme vomitif et comme purgatif.

L'industrie a cherché à tirer parti de l'amertume du Ményanthe. Elle l'a substitué au Houblon dans l'industrie de la bière. Les Lapons font avec ses racines un pain d'une saveur désagréable qu'ils consomment pendant les périodes de disette.

Bien peu employé aujourd'hui, le Ményanthe a joui d'une certaine faveur chez nos pères. Son suc était estimé. Il fait encore partie du Suc antiscorbutique associé à ceux du Cochléaria et du Cresson, ainsi que du Sirop antiscorbutique.

Geoffroy, en 1750, disait du Ményanthe : « On connoit dans les boutiques plusieurs sortes de Trèfles. Celui-ci est distingué de tout autre et fait un genre à part. » Cette Gentianée « contient du sel armoniac enveloppé de souphre et de parties terrestres : ainsi elle est propre contre le scorbut, la goutte, la cachéxie et l'hydropisie... sa semence s'emploie contre la toux invétérée ; elle incise puissamment et détache les humeurs glaireuses qui farcissent les bronches du poumon ». En Allemagne, le Ményanthe jouissait à cette époque d'un si grand crédit, que les médecins l'employaient comme une panacée, dans presque toutes les maladies désespérées.

Le Ményanthe croit dans les marais, les lieux tourbeux de toute la France.

MERCURIALE.

Foirole, Foiraude, Chimé, Chimou, Cagarélo (Marseille),
Marcoulino (Gascogne).

La plus encombrante des mauvaises herbes et la plus
redoutée dans les cultures! On ne peut même pas en tirer
parti comme du Mouron-des-oiseaux et la donner à la gent
ailée. Son odeur est nauséabonde. La Mercuriale est dioïque,
c'est-à-dire qu'il en existe des pieds à fleurs mâles et
d'autres à fleurs femelles.

C'est un remède populaire par excellence, ou plutôt c'était,
car malgré tout ce qui en a été dit, nous ne l'avons jamais
vue employer. Ses propriétés laxatives sont cependant manifestes à la dose de 40 à 60 grammes en décoction pour un
litre et demi d'eau en lavement. La Mercuriale était surtout
utilisée pour purger les femmes enceintes, arrêter la sécrétion du lait. Dans l'hydropisie elle a rendu, paraît-il, quelques services. En application sur la tête des enfants, elle
est encore usitée pour faire tomber les croûtes qui s'y
forment pendant la période d'allaitement.

La pharmacopée admettait, et admet encore, l'emploi du
Miel de Mercuriale, qui jouit des propriétés purgatives de la
plante, à la dose de 50 à 100 grammes par jour :

Mercuriale sèche . . . . 125 gr.
Eau distillée . . . . 1900 gr.
Miel. . . . . 1 kilogr.

Faire une infusion de la Mercuriale avec l'eau distillée et
ajouter le miel. Evaporer jusqu'à la consistance de sirop
épais et clarifier. Cette préparation a besoin d'être conservée
dans un lieu très frais, car elle fermente avec la plus grande
facilité.

La Mercuriale annuelle a eu quelque vogue comme plante
alimentaire. Les Grecs et les Romains en raffolaient. Dans
certaines parties de l'Allemagne on la mange encore, paraît-
il, aux lieu et place d'épinards.

La Mercuriale croit partout et partout elle se trouve bien.

Mercuriale vivace, voir partie II. N° 278.
Méum,   —   —   II. N° 279.

Lieux cultivés. — Fleurit de juin en octobre.

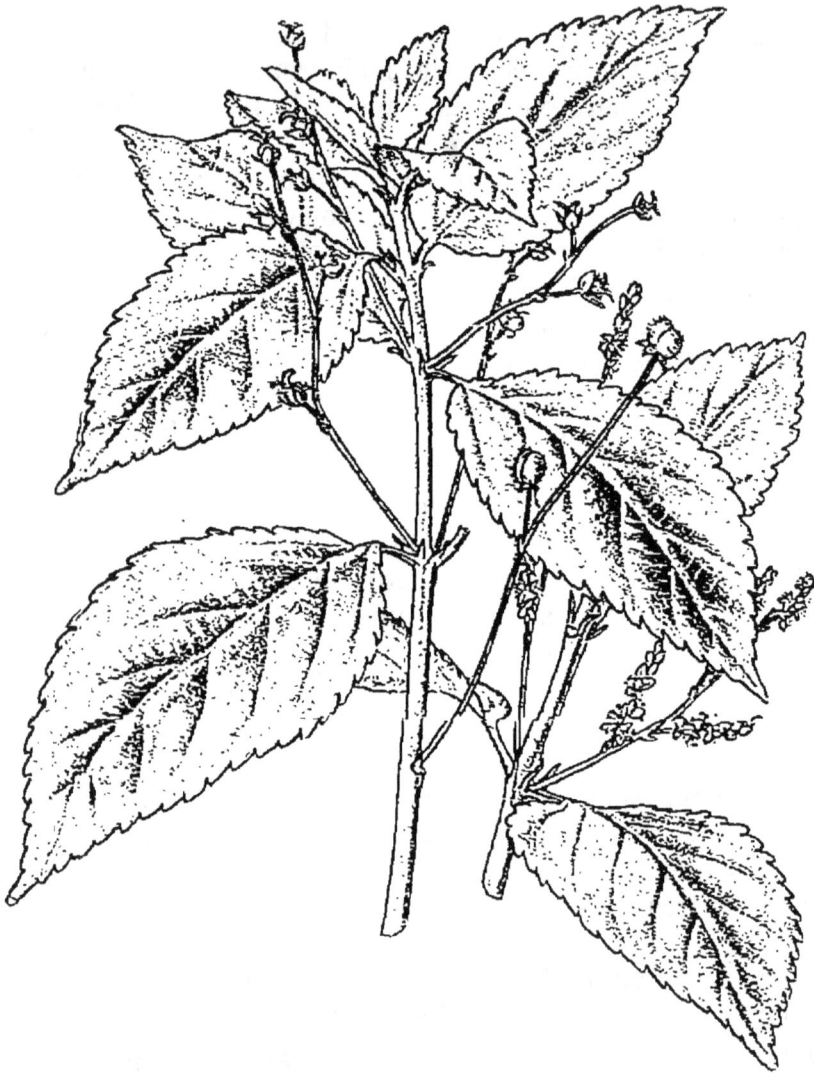

Mercuriale.
Mercurialis annua.
— EUPHORBIACÉES. —

Bords des chemins, pelouses, lieux arides. — Fleurit de mai
en septembre.

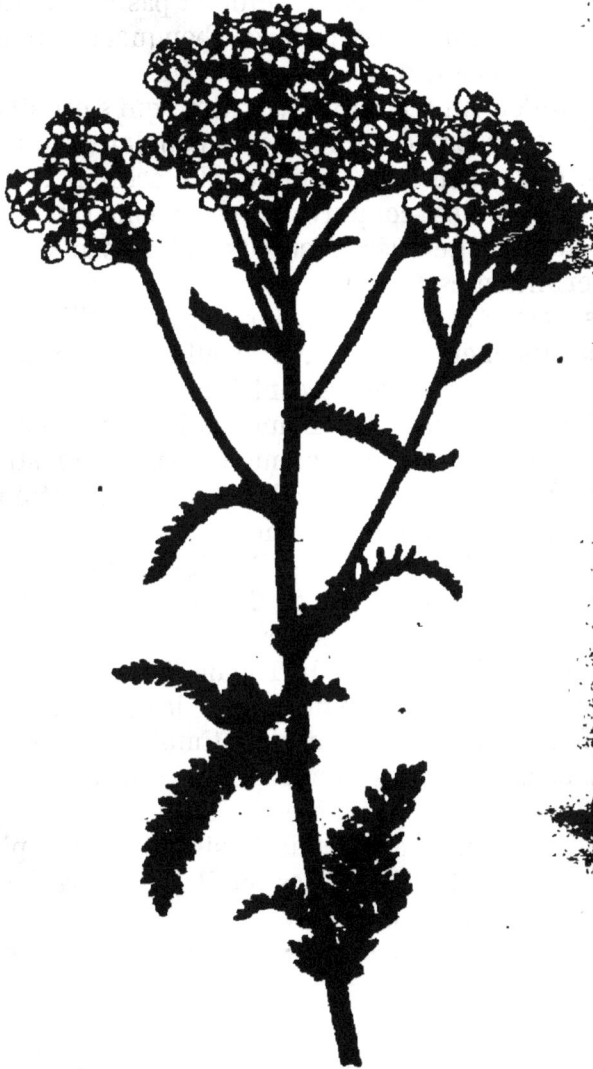

Millefeuille.
Achillea Millefolium.
— Composées. —

MILLEFEUILLE.

Herbe à la coupure, Erbo dé milo fuio (Marseille),
Erbo del pic (Gascogne).

Bien abondante aussi la Millefeuille et pas banale du tout! Ses fleurs blanches ou roses, en larges bouquets, agrémentent son feuillage finement découpé.

La valeur qu'on lui a attribuée, l'estime qui s'est attachée à cette plante, se lisent dans les noms populaires qui lui ont été donnés. C'était un hémostatique, elle arrêtait les hémorragies provenant des coupures, voire même un fébrifuge qui aurait donné quelques résultats intéressants dans les fièvres intermittentes légères.

Mais ces vertus sont-elles bien réelles, la Millefeuille en est-elle véritablement douée? N'agit-elle pas plutôt comme irritant sur les coupures et ne contribue-t-elle pas à enrayer le travail de la cicatrisation? D'aucuns le disent qui paraissent avoir raison. C'est en somme un amer, un stimulant comme tant d'autres, antispasmodique des plus bénins avec une toute petite pointe d'astringence.

Les feuilles et les sommités fleuries qu'on utilise, se prennent en infusion à la dose de 2 à 5 grammes par tasse; en absorber deux à trois tasses par jour. Elles entrent dans la composition du Thé suisse, du Thé de Haller. On se sert en Savoie des feuilles écrasées pour panser les plaies.

La Millefeuille doit ses propriétés stimulantes à son huile essentielle, et ses qualités fébrifuges à l'*Achilléine*, corps d'une saveur extrêmement amère.

La *Ptarmique* (Achillea Ptarmica) est une autre espèce du genre Achillea dont les fleurs, les feuilles et les racines sont sternutatoires, réduites en poudre.

La Millefeuille croît au bord des chemins, dans les lieux arides, les pelouses.

MÛRIER NOIR.

Amourié dei bouen (Marseille).

L'Asie Mineure nous a donné le Mûrier noir qui s'est acclimaté dans nos départements du Midi, où il peut remplacer le Mûrier blanc, sans le supplanter toutefois, pour l'éducation du ver à soie. Qui n'a présent à l'esprit la cueillette des rameaux, si gracieusement chantée par le poète de Mireille, la romance des magnanarelles ?

Ce que la médecine réclame, ce sont les fruits d'abord verts, puis noirs à la maturité. On en fait un sirop fort agréable au goût, le *Sirop de Mûres*, gargarisme populaire associé à la tisane de feuilles de Ronces, dans le traitement des angines bénignes. La préparation de ce sirop se fait comme suit :

Mûres récoltées un peu avant la maturité ;
Sucre blanc.

On écrase les mûres, on les laisse fermenter deux ou trois jours et on exprime le suc que l'on conserve pour le besoin, ou qu'on peut transformer de suite en sirop, en y dissolvant deux fois son poids de sucre. On peut agir plus simplement encore en chauffant directement les mûres avec le sucre. Ce sirop s'emploie à la dose de 60 grammes, pour édulcorer les gargarismes et les tisanes.

L'écorce des Mûriers blanc et noir a joui aussi de la propriété tout à fait imaginaire d'être ténifuge.

Le fruit du Meurier, comme on disait autrefois, « non meur, séché, est grandement astringent ; mais quand il est meur, il n'ha en soy que moyenne adstriction... les feuilles et les bourgeons sont de température aucunement moyenne entre l'astriction et vertu de purger ». Pour Dioscoride : « le fruit du Meurier lasche le ventre ; il se corrompt aisément et est ennemi de l'estomach... il est très bon avec un peu de miel contre fluxions ulcères ambulatifz et inflammations d'amygdales... l'escorce de la racine preinse en breuvage fait sortir les vermes ». Galien recommande les mûres avant les repas, « parce qu'elles passent soudain par les boyaux et font voye et passage aux autres viandes ».

Le Mûrier noir est cultivé dans le midi de la France.

Myrte, voir partie II. N° 282.

Cultivé, surtout en Provence. — Fleurit en avril et mai.
Fructifie en août et septembre.

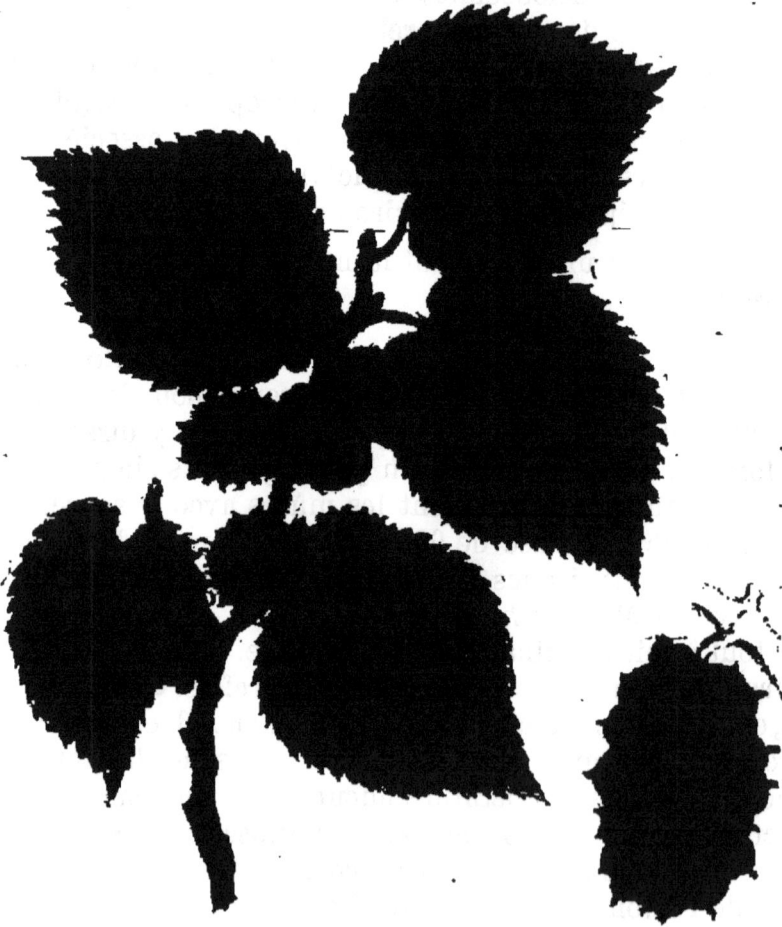

Mûrier noir.
Morus nigra.
— MORÉES. —

Lieux cultivés, décombres. — Fleurit de juin en octobre.

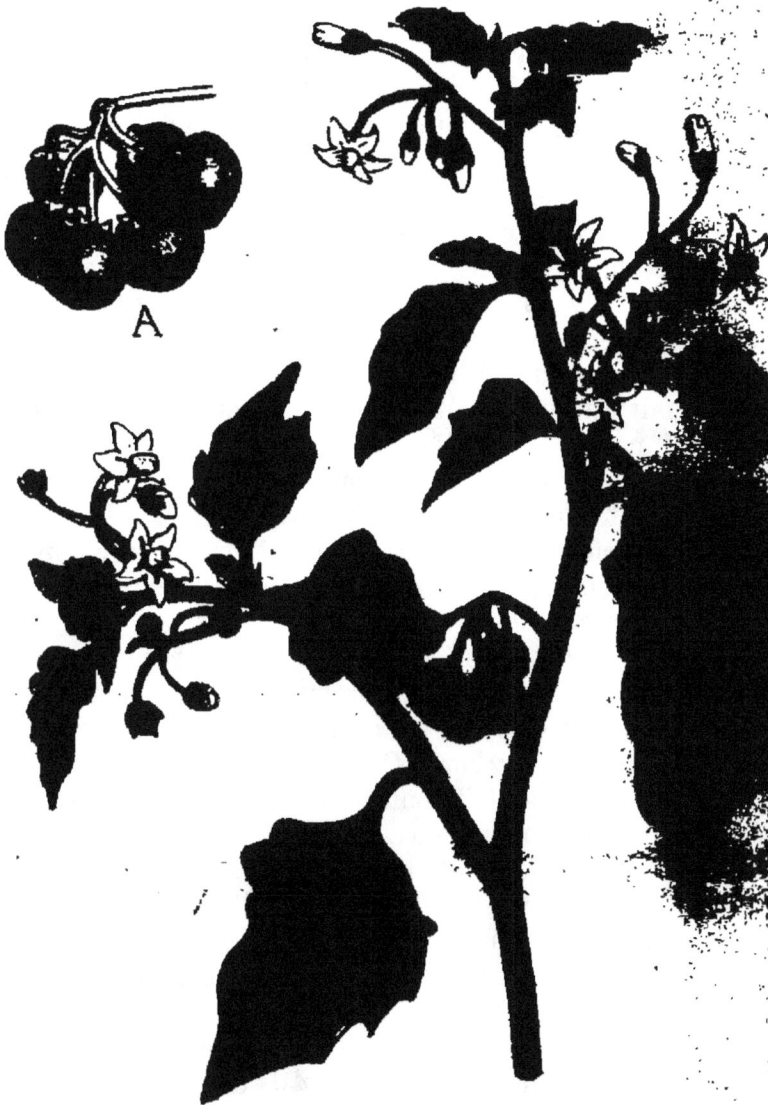

A

Morelle noire.
Solanum nigrum.
— SOLANÉES. —

MORELLE NOIRE.

Raisin de loup, Crève chien, Herbe aux magiciens, Moureletto
(Marseille), *Maourélo* (Gascogne).

Les jardins, les lieux cultivés, les places des bois où l'on
fait du charbon, voient pousser une plante annuelle, à l'aspect
sombre et triste, avec des petites grappes de fleurs blanches
auxquelles succèdent, à la fin de l'été, des baies arrondies,
vertes d'abord, puis noires. C'est la Morelle noire que nous
venons de dépeindre en quelques mots.

Son titre de plante, appartenant à la famille des Solanées
et au genre *Solanum*, peut jeter sur elle quelque suspicion
plus ou moins légitime. Est-elle dangereuse, oui ou non?
Les uns penchent pour l'affirmative, d'autres sont au contraire tout à fait rassurants. Malgré son aspect, son odeur un
peu fétide, il ne faut pas attacher à la Morelle noire plus
d'importance qu'elle ne mérite. Tout au plus sera-ce une
plante suspecte, terme commode pour tirer d'embarras.

Les baies renferment de la *Solanine*, que l'on retrouve dans
la plupart des Solanées et même, à certaine période de leur
vie, dans les Pommes-de-terre.

Au point de vue des propriétés qu'on peut lui reconnaître,
la Morelle noire est narcotique et calmante, antispasmodique.
Comme telle, elle entre avec d'autres Solanées dans le *Baume
tranquille, l'Onguent populéum. On utilise alors ses feuilles*
fraîches. Sèches, elles contribuent à donner de bonnes fomentations calmantes, en concurrence avec les têtes de Pavot.

Les usages thérapeutiques de la Morelle, à l'intérieur, sont
maintenant tombés en désuétude. Elle avait été préconisée
dans le traitement des maladies nerveuses, comme sédative.
Son action se faisait sentir sur les yeux et amenait la dila-
tation de la pupille, tout comme la Belladone.

Si l'odeur de la Morelle noire est fétide, sa saveur est fade
et absolument insignifiante. C'est assez dire que rien n'en-
gage à la manger. Malgré cela, quand elle est jeune, elle
est alimentaire et on peut la consommer impunément en
herbe cuite. C'est alors la *Bréde*, presque un Epinard.

Plante suspecte. La Morelle croît un peu partout dans
toute la France.

MOUTARDE NOIRE.

Orne, *Moustardo négro* (Gascogne),

La Moutarde noire fait partie d'une série de Crucifères à fleurs jaunes, qui s'échelonne depuis le Chou jusqu'à la Moutarde des champs. Pour les botanistes qui ne laissent rien perdre et ne négligent aucun caractère utile — quand ils n'en abusent pas — c'est plutôt un Chou qu'une Moutarde, un *Brassica* plutôt qu'un *Sinapis*.

C'est le révulsif par excellence et l'antiscorbutique, le stimulant de l'estomac. La farine de Moutarde est la base du sinapisme, qu'il soit spécialisé ou non au nom de Rigollot. La Moutarde en mangeant n'est-elle pas l'accompagnement obligé, et souvent utile, des viandes rôties ou bouillies? et les proverbes, qui sont rarement menteurs, ne disent-ils pas d'une chose faite à contre-temps : *c'est comme de la Moutarde après dîner?*

La farine de Moutarde en sinapisme est un révulsif qui congestionne la peau et la rougit, avec accompagnement de vésication. En bain de pied elle agit de même dans les congestions, les fièvres éruptives, la syncope, etc. On emploie pour un bain de pied ordinaire de 50 à 100 grammes de farine qu'il faut délayer avec de l'eau à 30 ou 35 degrés; il ne faut pas faire usage d'eau bouillante ou vinaigrée sous peine de voir l'action annihilée.

La farine donne d'excellents résultats contre le *froid aux pieds*, quand on en saupoudre les bas ou les chaussettes; c'est un remède populaire à la portée de tous. Privée d'huile et n'étant plus exposée à rancir, elle est la base des sinapismes Rigollot. Dans les angines bénignes, on s'est bien trouvé du gargarisme avec 15 grammes de farine pour 200 grammes d'eau miellée.

La graine entre dans la préparation du Vin antiscorbutique.

La *Moutarde blanche* (Sinapis alba) possède d'autres propriétés. Ses graines, ingérées en nature, agissent mécaniquement pour combattre la constipation.

La Moutarde noire, cultivée dans certaines parties de la France, se rencontre au bord des eaux, dans les lieux humides et riches en humus.

Bords des eaux, lieux humides. — Fleurit de juin en août.

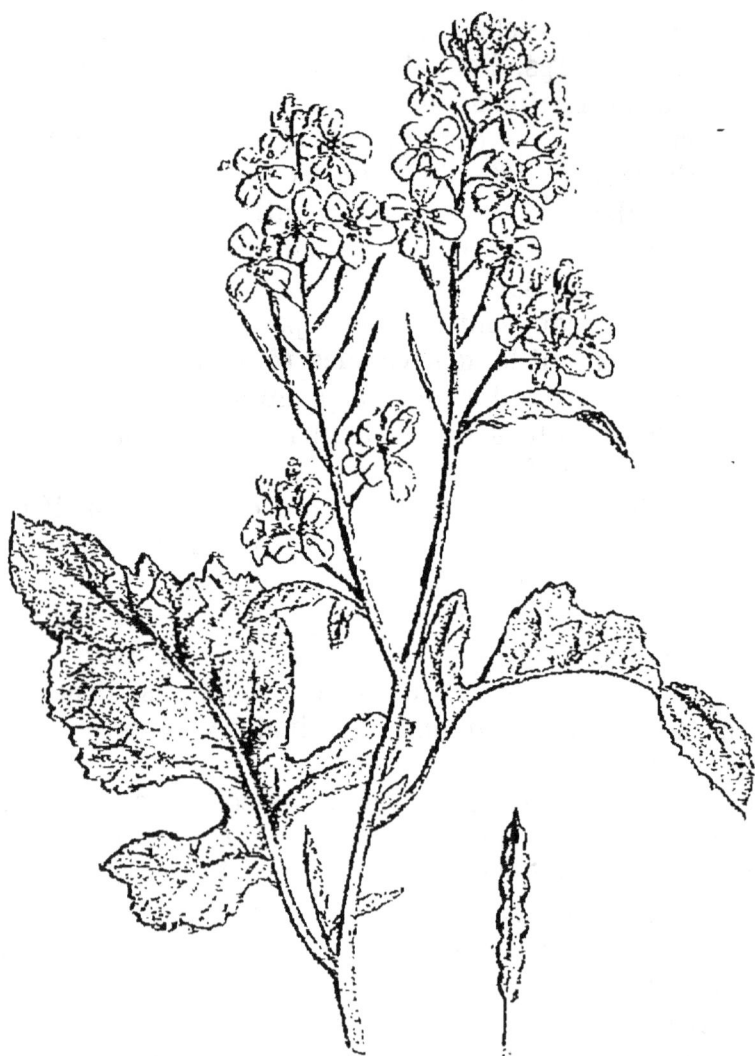

Moutarde noire.

Sinapis nigra.

— CRUCIFÈRES. —

Bois ombragés. — Fleurit d'avril en juin.

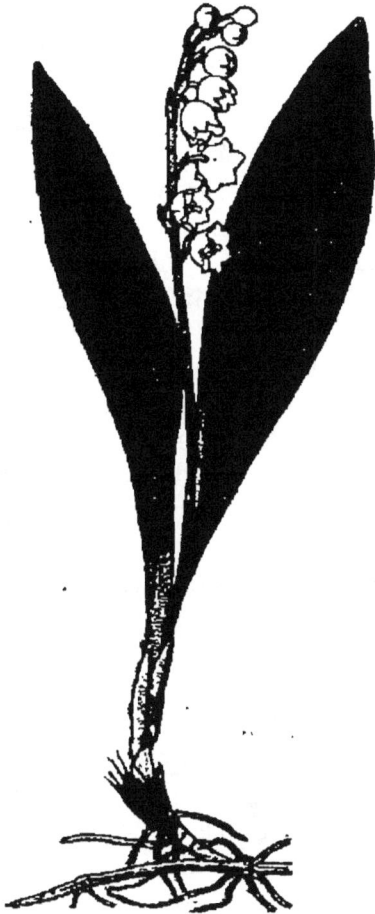

Muguet.
Convallaria maialis.
— Asparaginées. —

MUGUET.

Amourette, Lis de la vallée.

Le Muguet n'a pas besoin de description. Ce serait faire injure à nos lecteurs que de vouloir leur présenter cette petite merveille de nos bois, qui réunit toutes les grâces et toutes les attractions. Le feuillage est beau, la grappe de fleurs est délicate, le parfum est suave, fatigant à force de pénétration et de ténacité. La parfumerie et l'art du fleuriste se sont attachés au Muguet; on l'a fait venir à contresaison et l'hiver n'existe plus pour lui; son extrait artificiel, fait de toutes pièces, sans qu'il y entre la moindre trace de fleurs naturelles, est au catalogue de tous les parfumeurs.

La médecine elle-même a tiré parti des fleurs, des feuilles et des racines du Muguet. Les chimistes y ont trouvé deux substances actives, dont l'énergie thérapeutique ne fait pas le moindre doute : la *Convallarine* et la *Convallamarine*. C'est à elles que le Muguet doit ses propriétés de régulariser les battements du cœur, et d'être un des plus puissants diurétiques connus à recommander dans les cas d'hydropisie. C'était l'avis de Germain Sée; d'autres lui contestent son action diurétique ou tout au moins la considèrent comme fort inconstante. Le Muguet, malgré les dissentiments qui règnent sur sa valeur thérapeutique, mérite d'être conservé, car il n'est pas dangereux, et peut rendre des services dans les cas où l'administration de la Digitale est contremandée.

Le Muguet ne s'emploie pas en nature, mais à l'état d'extrait, fabriqué avec toutes les parties de la plante, l'une des substances actives étant spécialisée dans les feuilles et les racines — il vaudrait mieux dire les rhizomes. Sa poudre est un sternutatoire rarement usité. En Savoie, ses baies sont employées contre l'épilepsie.

Le Muguet plante médicinale, mais c'est une nouveauté, allez-vous dire? Rappelez-vous qu'il n'est rien de nouveau sous le soleil, et que, dès 1745, un médecin allemand avait remarqué son action sur le cœur, qu'en 1771 on signalait ses propriétés diurétiques.

Le Muguet croît dans les bois ombragés de toute la France.

MILLEPERTUIS.

Herbe à mille trous, Chassediable, Erbo de San Jan (Marseille),
Erbo dé trés calans (Gascogne).

Pour une plante bien nommée, c'est une plante bien nommée ! Avez-vous vu ces perforations qui semblent occuper toute la surface des feuilles, quand on les regarde par transparence. Les botanistes vous diront que ces perforations n'existent pas, qu'elles ne sont que l'apparence produite par les nombreuses glandes, disséminées dans l'intérieur même des organes foliaires.

Encore un stimulant de plus et un balsamique, que les catarrheux feraient bien de ne pas oublier, qu'ils aient à se plaindre de leurs poumons ou de leur vessie. Ils en absorberont l'infusion faite avec 30 grammes de sommités fleuries pour un litre d'eau. C'était un vulnéraire, un diurétique, un emménagogue, qui plus est un vermifuge, mais ces propriétés n'ont jamais été bien nettement reconnues.

C'est à l'huile essentielle et à la résine qu'il renferme, que le Millepertuis est redevable de son activité. La tisane n'est pas le seul mode de manifestation de ses vertus et le Millepertuis entre encore dans la composition du *Baume tranquille*, du fameux *Baume du Commandeur* et de l'*Alcoolat vulnéraire* en compagnie de nombreuses autres plantes.

Nous donnons ci-dessous la formule du *Baume du Commandeur* :

Fleurs de Millepertuis. . .	2 gr.
Racine d'Angélique. . . .	1 gr.
Myrthe, Oliban, Aloès. . .	1 gr. de chaque.
Tolu, Benjoin	1 gr. de chaque.
Alcool à 80°.	72 gr.

Cette teinture, d'un usage populaire il y a quelques années encore, était employée pour prévenir la suppuration des coupures. L'huile de Millepertuis (100 gr. pour 1 kil. d'huile) n'a pas encore dit son dernier mot.

Parlerons-nous de la liqueur de Millepertuis ? C'est absolument insipide, ni bon, ni mauvais.

Le Millepertuis est commun dans toute la France, dans les prairies sèches, au bord des chemins.

Bords des chemins, prairies sèches. — Fleurit de mai en août.

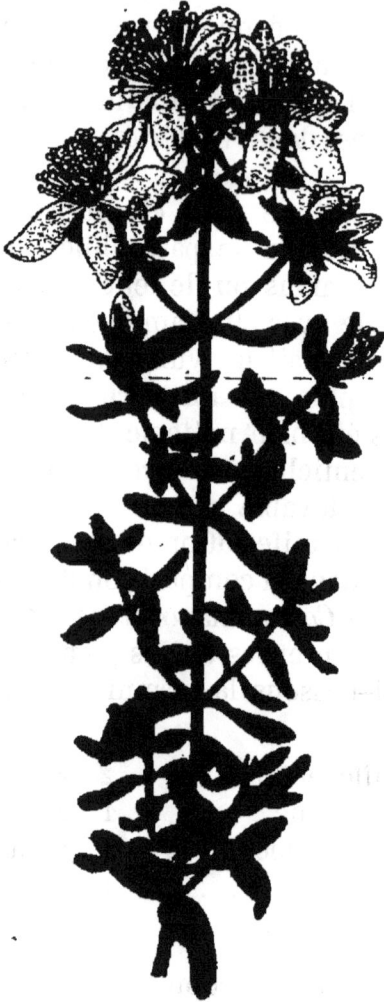

Millepertuis.
Hypericum perforatum.
— Hypéricinées. —

Bois des régions siliceuses. — Fleurit en avril et mai.
Fructifie en juin et juillet.

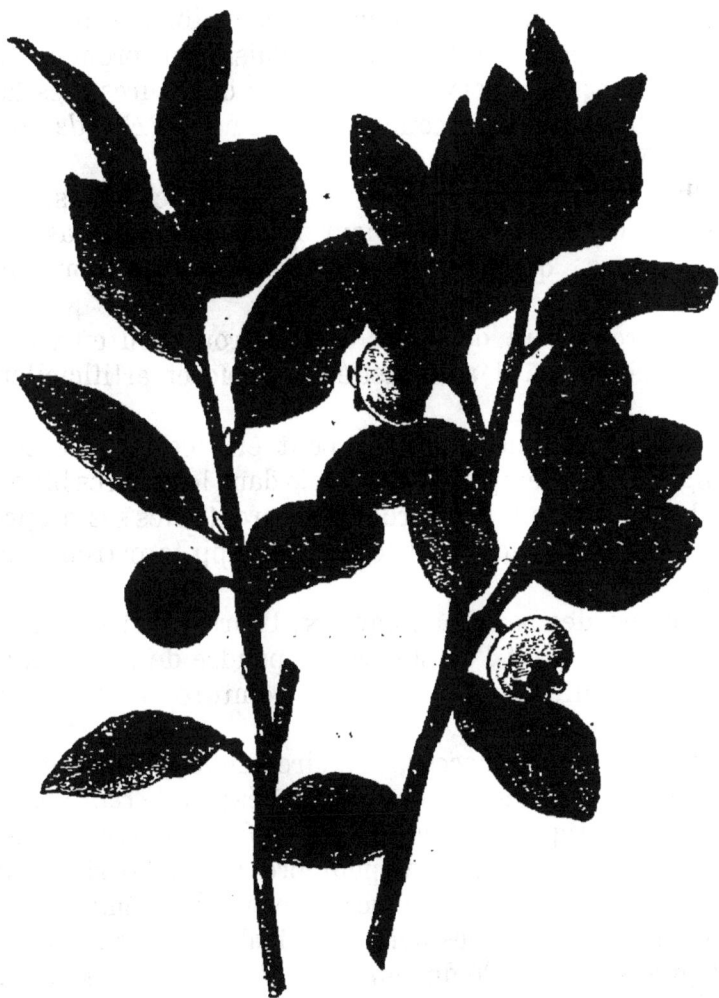

Myrtille.
Vaccinium Myrtillus.
— Vacciniées. —

MYRTILLE.

Airelle, Brinbelle, Bimbrelle, Lucet, Vaciet, Bulljer (Vosges).

Quel joli petit arbuste que l'Airelle! ses fleurs blanc rosé délicatement penchées, en forme de grelot, sont gracieuses au possible. Ses baies noires, comestibles crues, d'une saveur aigrelette, font toujours plaisir au promeneur qui les rencontre; elles servent à faire des confitures, des tartes, une eau-de-vie estimée connue sous le nom d'*Eau de Myrtille* dans les Vosges.

Malheureusement ces baies noircissent les dents, inconvénient que l'on fait rapidement disparaître en écrasant, sur ces dernières, quelques grappes de groseilles ou en les frottant avec un peu de vinaigre.

Le suc rougeâtre des baies teint en rouge ou en violet et, additionné d'alun, il a été usité pour colorer artificiellement les vins.

En thérapeutique, l'Airelle peut être considérée comme astringente. On l'employait autrefois dans les fièvres bilieuses, putrides, le scorbut. Aujourd'hui encore, toutes ses propriétés ne se sont pas évanouies et le curé Kneipp la patronne fortement.

En dehors des pays montagneux, l'Airelle est peu utilisée en France. On peut l'employer, en poudre de rameaux et de feuilles, en infusion de baies, en teinture de baies et en sirop.

Le *Vaccinium Oxycoccos*, vulgairement appelé *Canneberge*, à baies rouges, a les mêmes propriétés; le *Vaccinium Vitis-idæa* est diurétique. Le *Vaccinium uliginosum* passe dans les Vosges pour faire vomir et pour provoquer l'ébriété. Kirschleger dit qu'il en a fait l'expérience sur lui-même.

L'Airelle croît dans les bois, principalement dans la région montagneuse, d'où elle descend jusqu'aux environs de Paris.

NOYER.

Calore (Berry), *Nouguié* (Marseille), *Nougué* (Gascogne).

Inutile de vous présenter le Noyer que vous connaissez aussi bien que moi. D'origine probablement orientale, une longue culture l'a complètement acclimaté. Il est presque devenu un arbre indigène. Ses produits sont utiles au premier chef : à l'industrie, il fournit son bois qui est hautement apprécié et ses loupes dont l'ébénisterie ne saurait se passer pour les placages; à l'alimentation, ses fruits appelés *noix* quand ils sont mûrs, ou *cerneaux* quand on les consomme avant leur maturité; son huile, d'un goût délicat et agréable, mais qui rancit trop facilement; à la teinture, une couleur jaune brunâtre qui se tire des racines et de l'enveloppe verte des fruits, dont les ébénistes se servent sous le nom de brou de Noix, pour communiquer au bois un coloris spécial qui en rehausse la valeur.

Au point de vue médical, qui nous intéresse plus particulièrement, nous trouvons à utiliser les feuilles et l'écorce. Cette dernière a été recommandée, à l'état frais, en cataplasmes contre la pustule maligne. Quant aux feuilles, le populaire n'admettrait pas qu'on méconnût leurs propriétés. Elles sont amères et astringentes et, comme telles, elles sont employées à l'intérieur dans le traitement des affections scrofuleuses. L'infusion, pour l'usage interne, se fait avec 10 grammes pour un litre d'eau.

Pour les usages externes on a recours à la décoction de 30 grammes par litre, en lotions, fomentations, injections, bains de pieds. C'est un astringent à la portée de tous et d'un usage journalier.

N'oublions pas le ratafia dit *Brou de Noix* qui est fort agréable quand il est bien préparé :

Noix nouvellement nouées et brisées.   30 environ.
Eau-de-vie . . . .   1 litre.

On laisse macérer 8 jours en ajoutant 1 gramme de Giroflé. On sucre avec 350 grammes de sucre dissous dans 125 gr. d'eau. La qualité s'acquiert en vieillissant.

Le Noyer se cultive partout, surtout dans le sud-est de la France.

Cultivé. — Fleurit en avril et mai. — Fructifie d'août en octobre.

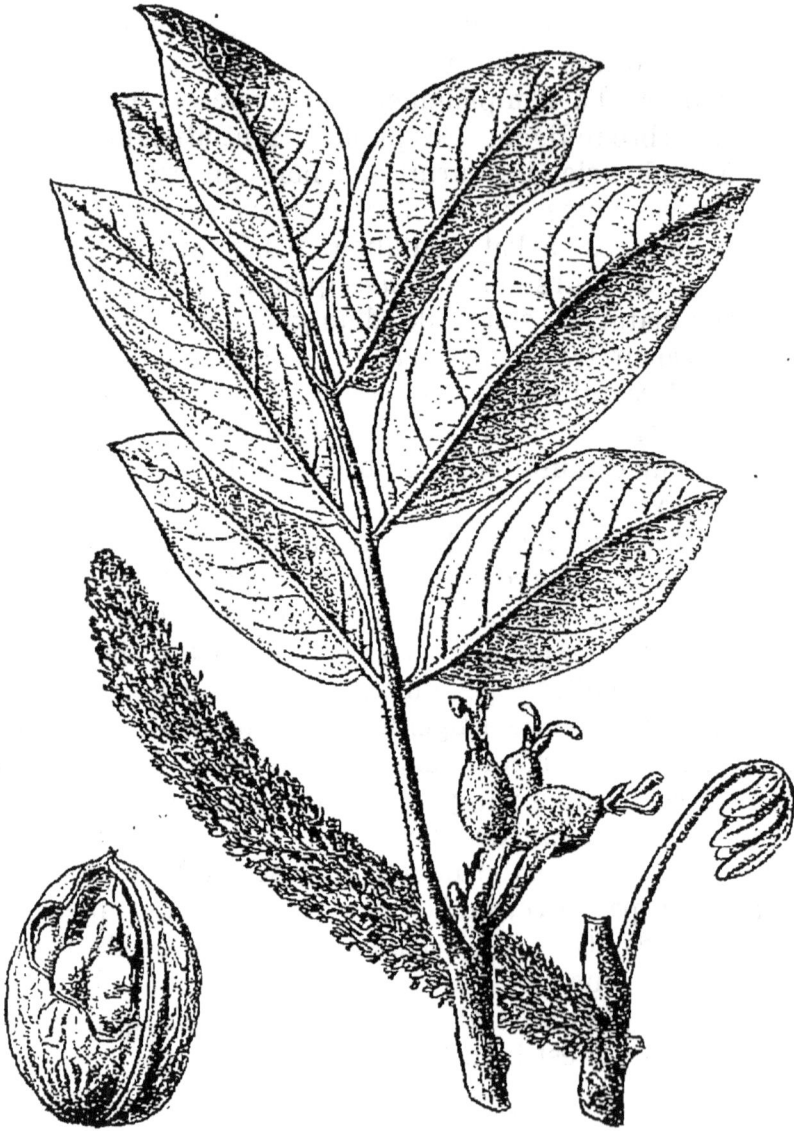

Noyer.

Juglans regia.

— JUGLANDÉES. —

Bois, prairies des montagues. — Fleurit en mars et avril.

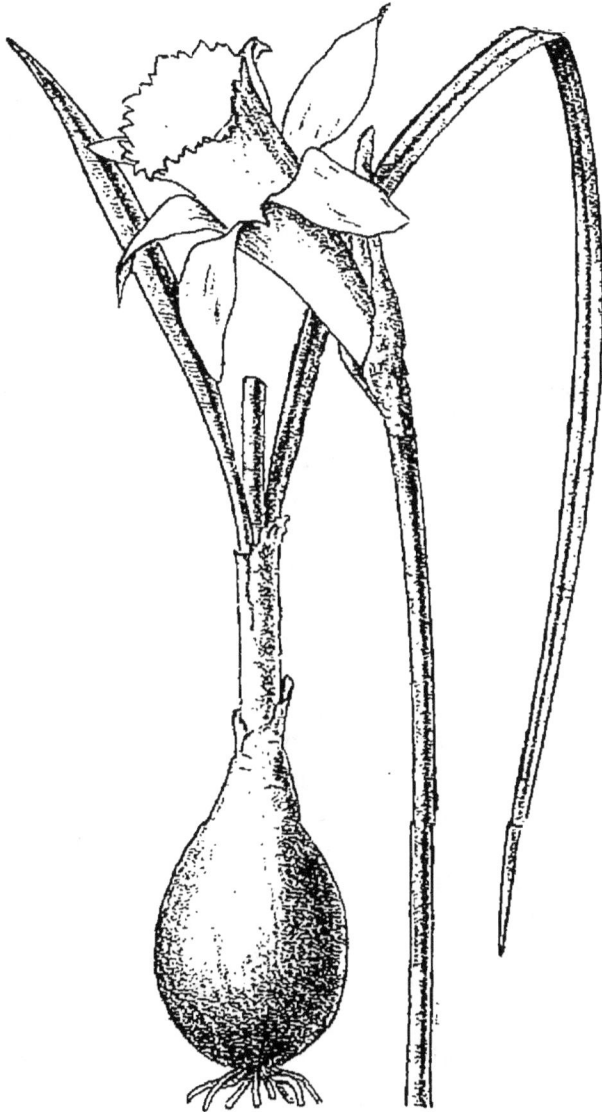

Narcisse des prés.
Narcissus Pseudo-Narcissus.
— AMARYLLIDÉES. —

NARCISSE DES PRÉS.

Porillon, Jeannette, Dame jaune, Aïault, Clochette, Coucuts
(Gascogne), *Pounpouns* (Gascogne).

Le Narcisse a pour lui la beauté et la précocité de ses
longues fleurs, en forme de trompette, qui paraissent au
printemps. Rien n'est joli comme un tapis de Narcisses dans
la clairière d'un bois.

A leur beauté, les fleurs du Narcisse jaune ou *Narcisse
faux-narcisse* joignent l'activité thérapeutique. Elles sont
émétiques et, à faibles doses, elles produisent des vomissements
répétés. On les a préconisées en infusion (1 gr. 50 à 2 gr.
pour une tasse à café) dans les cas de coqueluche. Les bulbes
seraient encore plus actifs. Des expériences pratiquées sur
des animaux, il résulte que le Narcisse produit de la salivation, du larmoiement, de la diarrhée et des vomissements.
Il est redevable de ces propriétés énergiques à la *Pseudo-nar-
cissine* et peut être considéré comme vénéneux.

Outre leurs vertus purgatives et émétiques, les bulbes du
Narcisse, grâce à la quantité considérable de mucilage qu'ils
contiennent, peuvent agir comme émollients et servir, écrasés,
à faire des cataplasmes.

Les bulbes du Narcisse blanc, *Narcisse des poètes* (Narcissus
poeticus) jouissent des mêmes propriétés, ainsi que ceux du
Narcissus Tazetta, espèce du midi de la France, fréquemment
cultivée sous de nombreuses formes.

Le Narcisse a, peut-on l'avouer, à peu près fait son temps,
mais autrefois il a joui d'une certaine faveur. On lui donnait
le nom de *Porion* sous lequel il est encore quelquefois désigné
à cause de la ressemblance de ses feuilles avec celles du
poireau : « les Porions sont âcres et eschauffant et esveillent
l'appétit charnel... ilz nourrissent fort et puissamment. Ils
engendrent force chair et font ventozités... ilz profitent avec
farine d'orge séchée aux fractures des aureilles et contusions
d'ongles... mais il se faut garder d'en manger par trop, car
prins en excès ilz assaillent les parties nerveuses. » Le suc
guérissait aussi les morsures des chiens enragés, ainsi que les
yeux chassieux.

Le Narcisse jaune abonde dans les bois ombragés; les prairies des montagnes.

NERPRUN.

Argalou, Bois noir, Négréput (Gascogne).

Le Nerprun, arbuste de nos bois, ne brille pas par ses fleurs qui sont petites et verdâtres ; il n'attire pas davantage l'attention par ses fruits qui paraissent à la fin de l'été sous forme de petites baies noires arrondies.

Sous son aspect banal, le Nerprun cache des propriétés purgatives énergiques, un principe drastique qui réside dans ses fruits et dans l'écorce de sa racine. Les coliques qu'il provoque l'avaient fait abandonner et, pendant de longues années, on ne semblait plus employer le Nerprun que pour purger les chiens. Il est revenu à la mode sous la forme de sirop, fabriqué avec le suc des fruits, qui constitue une belle préparation agréable à l'œil, d'un pourpre foncé, rougissant par la fermentation, mais de saveur nauséabonde et amère.

En mélangeant le suc des fruits avec partie égale de sucre, on obtient ce sirop qui fait partie de la *potion purgative,* médicament d'autrefois, qui agit toujours bien et qu'on prend sans trop de dégoût, si on y ajoute, en quantité suffisante, de l'infusion de Café. On a encore indiqué la formule suivante pour administrer le Sirop de Nerprun :

> Sirop de Nerprun . . . . . . 30 à 60 gr.
> Sirop citrique. . . . . 100 gr.
> Eau . . . . 900 gr.

Une autre espèce de Nerprun, la *Bourgène* (Rhamnus Frangula) est également usitée. L'écorce fraîche est émétique et purgative en même temps ; pour employer l'expression consacrée, c'est un éméto-cathartique. Desséchée, elle n'est plus que purgative. On peut la prescrire à la dose de 15 à 30 grammes dans un litre d'eau, en décoction qu'on fera prendre plusieurs fois par jour, ou encore en poudre. Les fruits ne sont pas purgatifs comme ceux du Nerprun.

La Bourgène ou Bourdaine, étant indigène, pourra remplacer avec avantage la fameuse écorce dite *Cascara sagrada* (écorce sacrée) fournie par le *Rhamnus Purshiana* de Californie et si fort en usage aujourd'hui.

Le Nerprun habite les bois de presque toute la France.

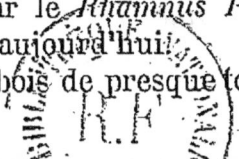

Bois. — Fleurit en mai et juin. — Fructifie en août et septembre.

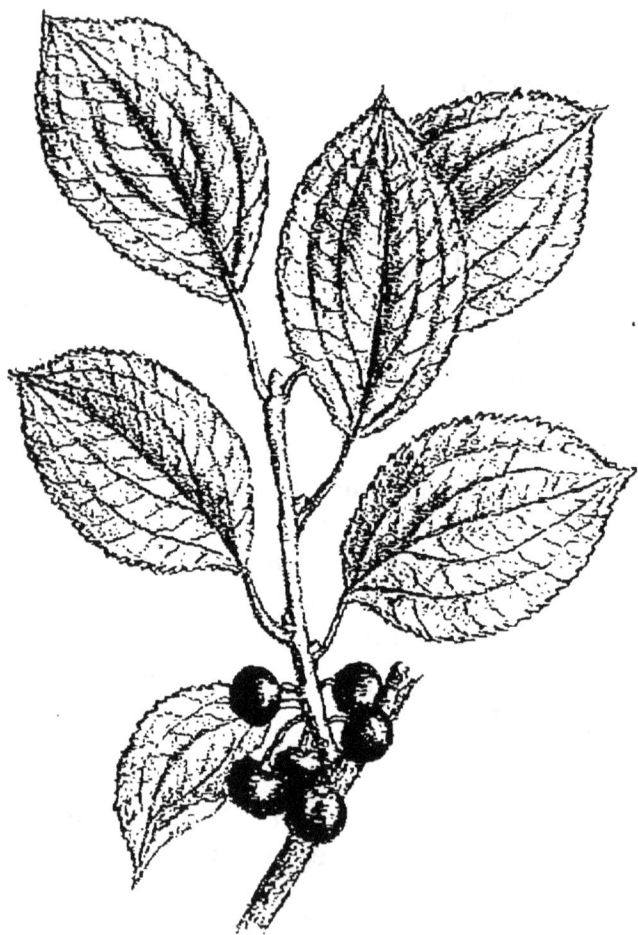

Nerprun.
Rhamnus cathartica.
— Rhamnées. —

Eaux tranquilles. — Fleurit de juin en septembre.

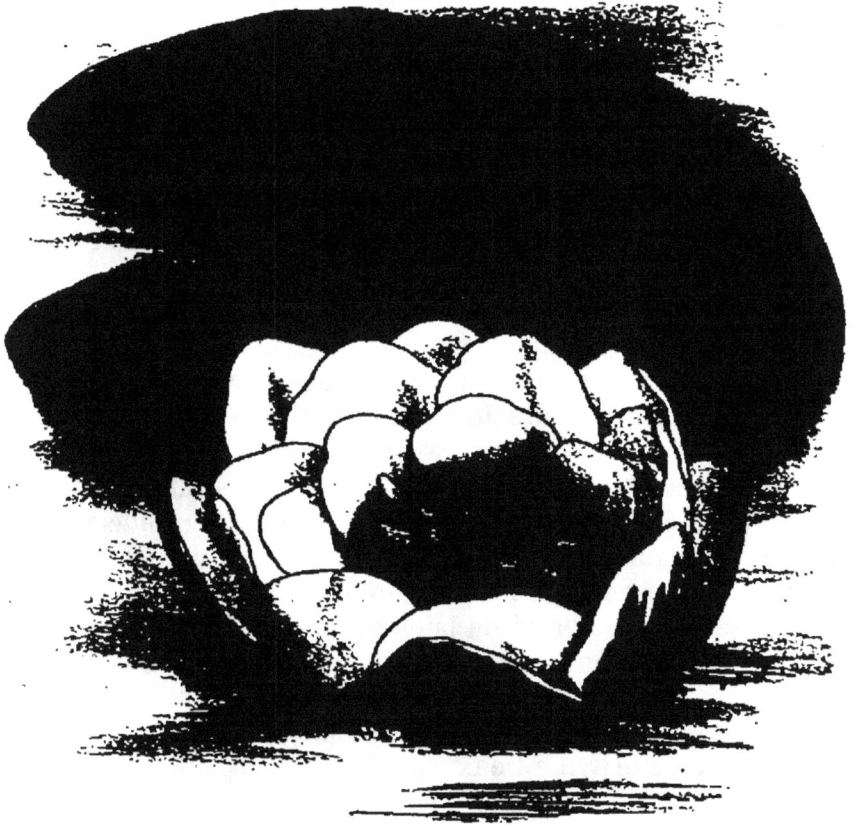

Nénuphar blanc.
Nymphaea alba.
— NYMPHÉACÉES. —

NÉNUPHAR BLANC.

Lis des étangs, Nupha, Plateau, Nimpho (Marseille).

Le Nénuphar blanc est, sans contredit, la reine des plantes aquatiques d'Europe. Le *Lis d'eau* est bien son nom : il a la blancheur virginale du Lis, il en a la grâce et la beauté.

Les usages du Nénuphar blanc ou *Nymphaea* sont peu importants, ses propriétés étant elles-mêmes vagues et incertaines. Le Codex admet encore un sirop préparé avec les fleurs qui auraient des propriétés narcotiques et calmantes. Le rhizome est âcre, amer, un peu astringent, et a été préconisé contre la diarrhée et la dysenterie. En raison de la quantité de fécule qu'il contient, on le pourrait faire servir à l'alimentation.

Il est impossible de séparer du Nénuphar blanc, le *Nénuphar jaune* (Nuphar luteum), bien distinct du précédent par ses fleurs d'un beau jaune d'or, qui n'atteignent jamais la dimension de celles du premier. Son rhizome mucilagineux et astringent le recommande contre les diarrhées bénignes.

On l'emploiera en infusion à la dose de 25 grammes pour un litre d'eau. Frais, il pourra être utilisé en cataplasme, au lieu de sa fécule préconisée, pour remplacer la farine de Lin.

C'est le Nénuphar jaune qui a joui d'une si grande vogue autrefois, et qui est resté légendaire pour ses vertus, probablement supposées, qui ne peuvent bien se définir qu'en la langue et avec la liberté de langage de Rabelais.

Le traducteur de Fuchs va nous renseigner excellemment sur l'étymologie de Nymphaea : « Les apothicaires la nomment Nénuphar. Elle semble s'être usurpée le nom de Nympha parce qu'elle ayme lieux aquatiques. Ou elle ha eu ce nom de la pucelle Nympha, laquelle par jalousie d'Hercules, devint maigre et langoreuse dont elle mourut, et après sa mort fut muée en cette plante marécageuse et aquatique. »

Le Nénuphar blanc habite les étangs, les cours d'eau tranquilles ; le jaune préfère les rivières à courant plus rapide et les mares profondes.

7

OLIVIER.

Ooulivié (Marseille).

L'Olivier, originaire vraisemblablement de l'Asie Mineure et de la Grèce, est de temps immémorial répandu dans toute la région méditerranéenne. En France, les limites de sa culture sont assez tranchées, pour qu'on ait pu donner à la région qu'elles circonscrivent la dénomination de *région de l'Olivier*. C'est surtout un arbre de rapport et l'industrie, plutôt encore que la médecine, doit s'intéresser à tout ce qui le concerne.

Les olives, fruit de l'Olivier, sont usitées dans l'alimentation, après avoir été soumises à une saumure à base de chaux, qui les attendrit et les rend mangeables, en les dépouillant de leur amertume. Elles renferment jusqu'à 70 % d'une huile justement estimée, la meilleure des huiles connues quand elle a été préparée dans de bonnes conditions, ce qui n'est pas toujours le cas. L'huile obtenue directement, et par expression, constitue l'*huile vierge* ; après qu'on a fait subir à la pâte ainsi obtenue l'action de l'eau bouillante, on a l'*huile ordinaire*. Une huile de troisième catégorie est l'huile dite d'*enfer* ou *tournante*.

Elle n'est pas siccative et rancit facilement ; son odeur est agréable, sa saveur douce. Quand elle est pure, elle se trouble un peu au-dessus de 0°, et à — 6° elle se solidifie.

L'huile d'olives est l'huile pharmaceutique par excellence ; elle entre dans un grand nombre de préparations. Elle est laxative à la dose de 30 à 60 grammes et agit mécaniquement dans les empoisonnements, en revêtant l'estomac d'une couche imperméable. On l'a recommandée contre les coliques hépatiques, pour dissoudre les calculs.

En lavement, elle réussit dans l'obstruction intestinale ; en application sur la peau, elle calme les démangeaisons. Les brûlures n'ont eu longtemps comme remède, avant l'apparition de l'acide picrique, que le liniment oléo-calcaire préparé avec 100 grammes d'huile mélangée à 100 grammes d'eau de chaux. L'écorce et les feuilles d'Olivier ont eu quelque emploi comme fébrifuges, astringentes et toniques.

L'Olivier est cultivé dans le midi de la France.

Oranger, voir partie II. N° 291.

ltivé dans le Midi. — Fleurit en mai. — Fructifie en septembre et octobre.

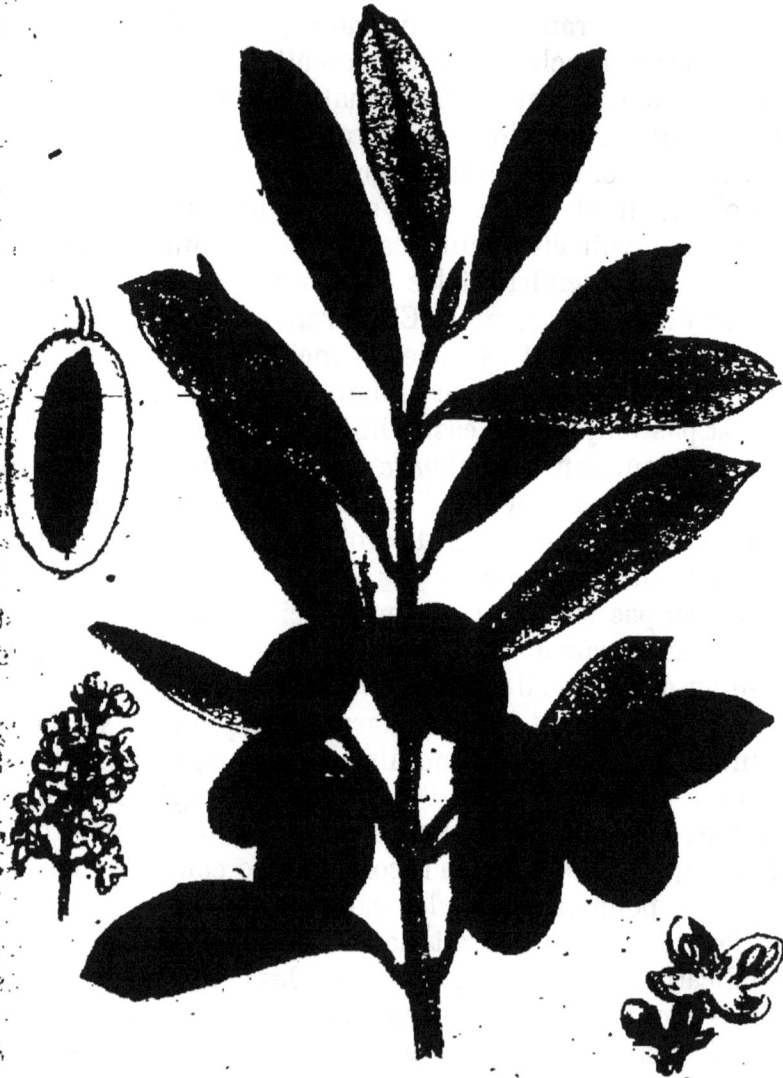

Olivier.
Olea europaea.
— OLÉACÉES. —

Cultivés. — Fleurissent entre mai et juillet. — Fructifient
entre juin et août.

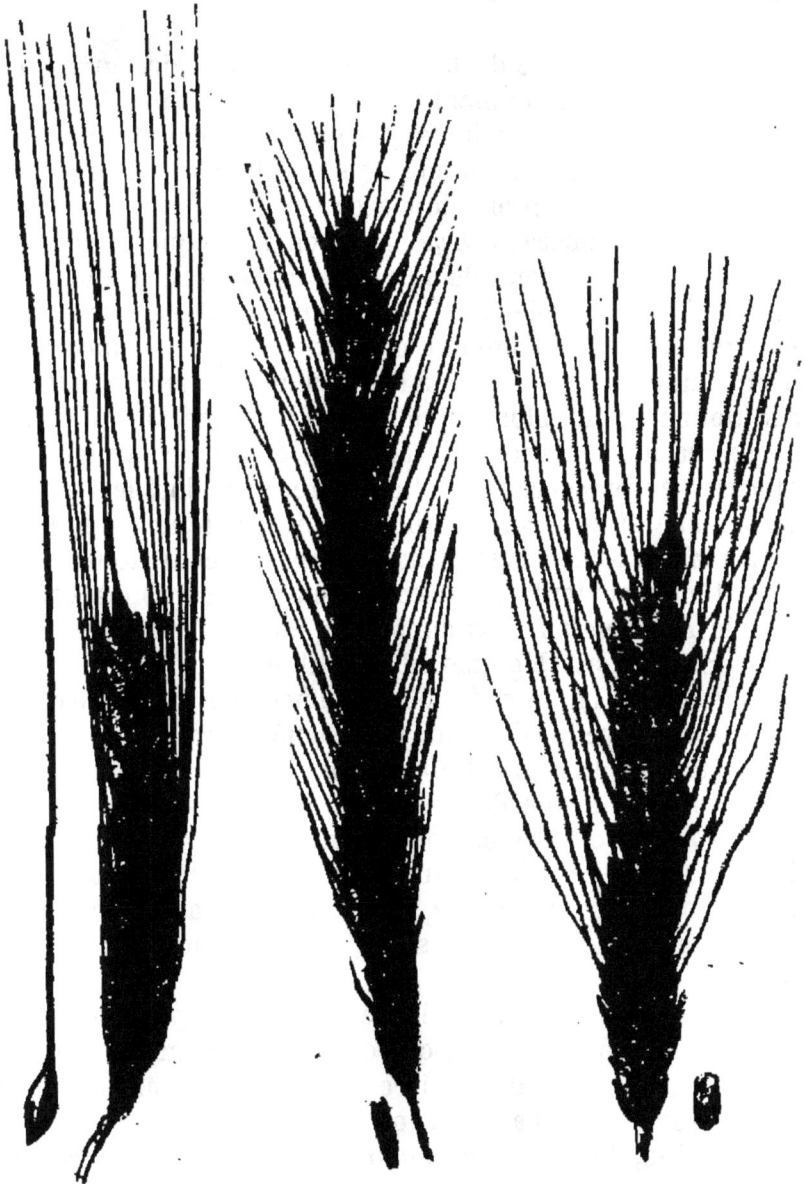

Orge.	Seigle.	Blé.
Hordeum distichum.	*Secale cereale.*	*Triticum vulgare.*

— Graminées. —

ORGE, SEIGLE ET BLÉ.

Ordi (Orge); *Seglé, Sigal* (Seigle); *Bladèlo, Blat* (Blé),
(Gascogne).

L'Orge fait partie de la médication populaire grâce à la
tisane d'Orge, couramment employée comme émolliente dans
les inflammations intestinales; 20 grammes pour un litre d'eau
qu'on sucre avec 30 grammes de sirop de miel. L'*Orge perlé*
est dépouillé de son enveloppe extérieure (épicarpe), mince
et légèrement amère; l'*Orge mondé* en garde quelques débris.

Ce qui fait la valeur de l'Orge, c'est la préparation de la
bière. L'Orge germée et grillée, ou *malt*, renferme de la *Dias-
tase* qui convertit l'amidon en dextrine et en glucose. Le
moût, qui résulte de l'action de l'eau chaude sur le *malt*, est
additionné de Houblon qui donne un goût spécial, et est prêt
à subir la fermentation par addition de levure fraîche. Le
glucose, en présence de cette levure, se dédouble en acide
carbonique et en alcool. Le liquide ainsi obtenu est la bière.

Le malt lui-même est utilisé comme digestif, tonique, re-
constituant, surtout s'il est combiné à des peptones, comme
dans le *Peptomalt Duroc* dont l'emploi est à recommander.

Le **Seigle** est légèrement laxatif et peut être employé
comme tel, à la dose de 60 grammes par litre d'eau, en
décoction. Torréfié, il est un succédané du café. N'est-il pas,
à cet état, la base du *Malt Kneipp* dont certains raffolent?

En pain, la farine de Seigle est rafraîchissante, aussi le
pain de Seigle est-il recommandé aux personnes constipées.
Ce pain se conserve frais plus longtemps que le pain de froment. La farine de Seigle peut servir à la confection de
cataplasmes émollients, soit seule, soit adjointe à la farine de
Lin.

Quant au **Blé** ou froment, il n'entre dans la pratique médicale que par l'amidon. Celui-ci s'extrait de la farine, composée essentiellement de matière amylacée non azotée, et de
gluten azoté. Avec l'amidon, on prépare, en le combinant à
la glycérine, le *Glycérolé d'amidon*, d'un usage journalier
comme pommade, qui sert de base à la *Crème Simon* :
Amidon en poudre, 10 grammes; glycérine, 140 grammes.
Mélanger, faire chauffer dans une capsule de porcelaine en
remuant jusqu'à consistance de gelée.

Ces graminées sont l'objet de grandes cultures.

ORIGAN.

Marjolaine sauvage, Aourigaou (Marseille).

Les tiges carrées, l'odeur agréable qu'il exhale quand on le froisse et qui tient tout à la fois de la Marjolaine et du Serpolet, indiquent nettement qu'on a affaire à une Labiée. Ses caractères botaniques, son facies, l'éloignent suffisamment de toutes celles qui sont utilisées dans la pratique populaire, pour qu'on ne puisse le confondre avec une autre. C'est une plante connue depuis longtemps, et son emploi ne date pas d'hier. Est-ce pour cela qu'un ouvrage sur les plantes médicinales que nous avons sous les yeux, et de date récente, n'en parle pas? Est-ce oubli ou bien dédain? Quoi qu'il en soit, les sommités fleuries de notre Labiée doivent à l'essence qu'elles renferment, assez de propriétés stimulantes pour en recommander la tisane par infusion (5 à 10 gr. pour un litre).

L'Origan entre dans la composition du thé suisse, des espèces aromatiques, de l'alcoolat vulnéraire. On en préparait aussi une eau distillée.

Les médecins anciens ne sont pas d'accord sur la signification du mot Origan. Pour les uns, il dérive de deux mots grecs, qui signifient montagne et joie, « comme s'ils eussent voulu dire s'esjoissant à la montagne ». D'autres le font encore venir du grec; il voudrait alors dire : *éclaircissant la vue*. Le grammairien Théodore n'est d'aucun de ces avis. *Pour lui, Origan, toujours dérivé du grec*, signifie : *être morfondu*, « et lui ha esté baillé ce nom par sens contraire, car il n'est pas de température froide et ne réfrigère aucunement ». Choisissez celle de ces étymologies qui vous fera plaisir.

L'Origan avait bien des vertus : « Si on le lesche conficq en miel, il profite à la toux. La décoction d'iceluy appliquée et mise dans le baing, auquel se baigne le patient, guérit gratelles, démangeaisons, rougnes et iaunisse. »

L'Origan se trouve dans toute la France où il croît au bord des chemins, dans les lieux secs et arides, sur les coteaux.

Bords des chemins, lieux secs et arides. — Fleurit de juillet en septembre.

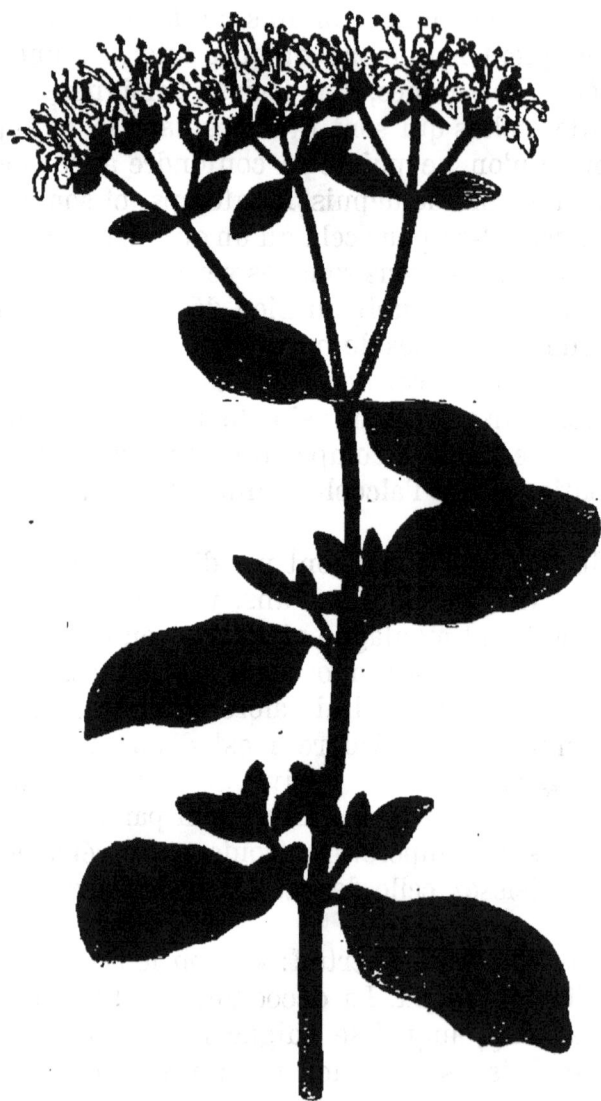

Origan.
Origanum vulgare.
— Labiées. —

Bords des chemins, haies, buissons. — Fleurit d'avril en octobre.

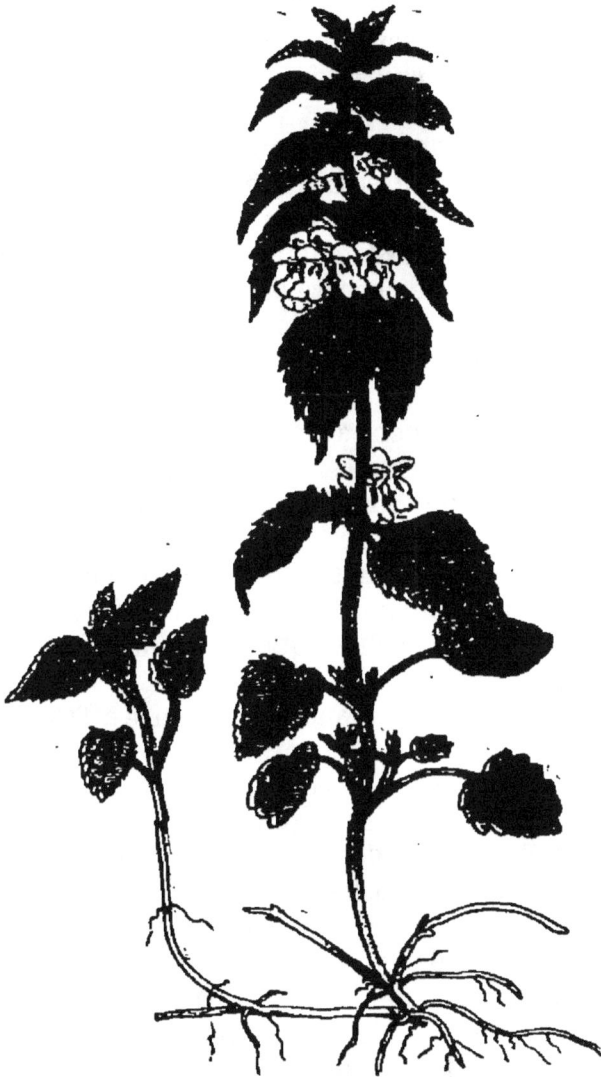

Ortie blanche.
Lamium album.
— Labiées. —

ORTIE BLANCHE.

Lamier, Ortie morte, Erbodé la Rato (Marseille).

La petite Labiée, dont il s'agit ici, n'a de commun avec l'Ortie qu'une vague ressemblance de feuillage. De piquants, elle n'en a pas ! Son odeur est forte, peu agréable, sa saveur est peu marquée.

L'Ortie blanche est douée de propriétés qui semblent quelque peu imaginaires : ce serait une plante astringente, hémostatique comme la Grande Ortie. Ne serait-ce pas encore en vertu de la doctrine des signatures ? Malgré cela, la fleur d'Ortie blanche n'est pas encore délaissée, et les gens de la campagne la connaissent fort bien. Elle est d'un usage fréquent contre la leucorrhée, en infusion (10 grammes pour un litre d'eau).

La teinture d'Ortie blanche a été préconisée, comme curatif certain, dans les hémorragies. On la prend mêlée au sirop de sucre (teinture, 100 grammes; sirop, 50; eau, 25) par cuillerées à bouche, toutes les demi-heures, jusqu'à l'arrêt complet de l'hémorragie. Mais agit-elle réellement, puisque l'analyse chimique a démontré que le prétendu corps actif, la *Lamine*, n'est pas autre chose que du sulfate de chaux ou plâtre.

Si nous n'attachons plus grande importance à l'Ortie blanche, il n'en a pas été toujours ainsi, et Pline en a célébré les mérites : « L'Ortie morte, broyée avec du sel, est médicinale contre contusions, bruslures, escrouelles, tumeurs, podagre et playes... Quelques-uns des nôtres disent que les espèces de ceste ortie diffèrent selon les saisons de l'an et on dit que si on met la racine de ceste ortie, moyennant qu'elle soit automnale, sur le bras de celui qui a la fièvre tierce, pourvu qu'en la cueillant on nomme le patient par son nom, et qu'on dise quoi, et à qui, et pour le filz de qui on l'arrache, qu'il perdra entièrement la fièvre; autant en peut la dicte racine, comme ils disent, contre la fièvre quarte. » Ne dirait-on pas un conte de somnambules ?

On la nomme Ortie morte « parce que ses feuilles ne piquent point comme celles des autres ».

L'Ortie blanche vient abondamment dans les haies, les jardins, les lieux cultivés, les décombres.

ORTIE (GRANDE).

Ortigo (Marseille), *Ourtic* (Gascogne).

Qui n'a fait, sans le vouloir, connaissance avec l'Ortie et ses *poils urticants*? Ne la trouve-t-on pas à chaque pas et toujours trop abondamment?

Malgré ses apparences peu attrayantes et qui engagent plutôt à la fuir, l'Ortie se recommande à nous par ses propriétés médicales et d'ordre économique. De ses vertus anciennes, la médecine de nos jours n'a retenu que celles qui ont rapport à son action antihémorragique et antidysentérique. L'infusion est le mode d'emploi interne (30 à 60 grammes pour un litre d'eau), ainsi que le suc que l'on mélange au sirop simple. L'alcoolat, préparé en faisant macérer toute la plante avec de l'alcool à 90° pendant huit jours, a été aussi préconisé. A l'extérieur, on a recours à des applications de suc d'Ortie sur le lieu des hémorragies. Les fustigations avec de l'Ortie ont eu grande faveur; l'*urtication* était appelée à produire une dérivation souvent salutaire, dans les fièvres éruptives, pour rappeler l'éruption qui tendait à disparaître, dans la paralysie.

Voilà ce que l'art de guérir doit à l'Ortie. L'économie domestique lui doit plus encore et lui devrait davantage sans la routine. Les tiges d'Ortie valent les Epinards, et des personnes, dont la finesse du palais ne saurait être suspectée, affirment qu'entre l'Epinard et l'Ortie, elles seraient fort embarrassées. C'est, il est vrai, la sauce qui fait le poisson, et, bien préparée, quelle herbe ne mangerait-on pas?

L'Ortie fournit aussi des fibres textiles qui se préparent à la façon du Chanvre. Les tissus, qu'on a fabriqués avec, sont solides et d'un très beau blanc. La racine bouillie, alliée à l'alun, donne une belle coloration jaune qui a été utilisée jadis, mais que les découvertes de la chimie ont fait oublier.

La Petite Ortie, *Ortie grièche* (Urtica urens), jouit des mêmes propriétés; elle est tout aussi piquante.

La Grande Ortie se plaît partout où le sol est riche en matières organiques.

Dans notre planche, la petite figure à droite donne un grossissement des poils urticants dont il est parlé plus haut; ils irritent par un liquide caustique qui s'en échappe.

Haies, fossés, décombres. — Fleurit de juillet en septembre.

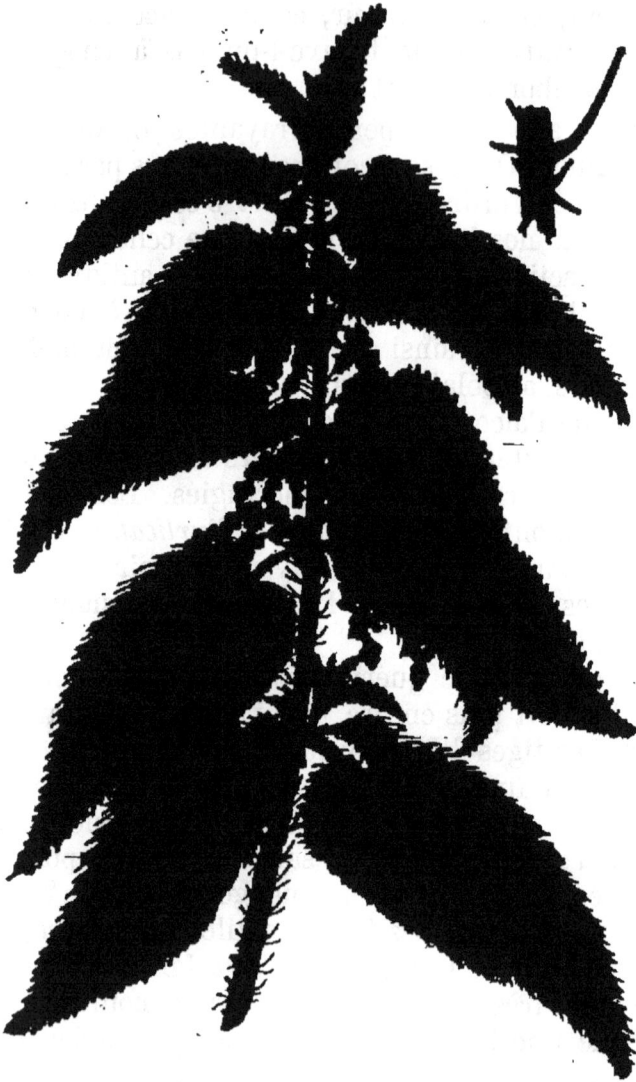

Ortie (Grande).
Urtica dioica.
— URTICÉES. —

Jardins et prairies — Fleurit en juillet et août.

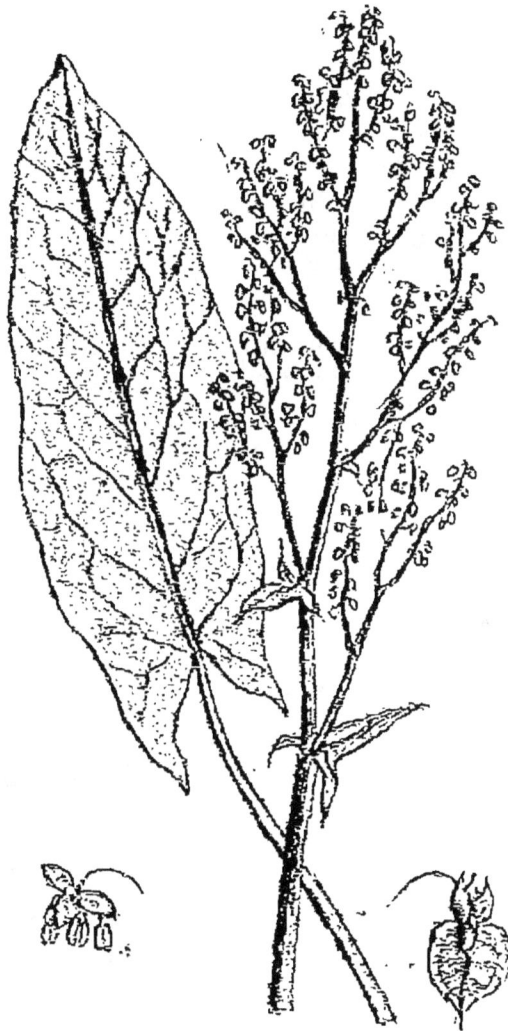

Oseille.

Rumex Acetosa.

— POLYGONÉES. —

OSEILLE.

Aigréto (Marseille), *Binéto* (Gascogne).

L'Oseille ou Grande Oseille, pour la distinguer de la Petite Oseille, n'est pas une inconnue pour vous, sans pour cela vous douter qu'elle eût des propriétés médicinales. Bien faibles il est vrai, bien oubliées il faut le dire ! Sa racine est astringente et amère et, comme telle, susceptible du même mode d'emploi que les nombreux astringents dont la matière médicale est encombrée. Elle est aussi diurétique en décoction à la dose de 20 grammes pour un litre d'eau.

Mais c'est à ses feuilles que l'Oseille doit sa célébrité. Son goût aigrelet plait au palais et l'estomac ne s'en plaint pas. Les goutteux seuls, les gens atteints de gravelle, de la pierre, ne peuvent en faire usage ; et encore, quand ils en mangent, ne vont-ils pas le dire à leur médecin. On a prétendu, pour expliquer cette défense, que l'usage de l'Oseille, trop long-temps prolongé, engendrait de la gravelle oxalique, sous l'influence des oxalates qu'elle renferme. On a cité le cas d'un enfant qui, ayant mangé des feuilles d'Oseille, fut empoisonné pour avoir absorbé, par mégarde, de l'eau de savon. Il s'était formé un oxalate alcalin, doué de propriétés toxiques suffisamment énergiques. On mélange quelquefois l'Oseille à l'Epinard qui en mitige l'acidité et dont elle corrige la fadeur. Enfin, notre plante est la base du bouillon aux herbes, dont ne sauraient se passer les personnes qui se purgent.

Autrefois, l'Oseille passait pour être « froide et sèche au second degré. Sa semence est bonne à boire, avec vin et eau, contre la disenterie et autres douleurs de ventre, fascherie d'estomac et picqueures de scorpion ; les racines induictes crues avec vinaigre, guérissent gratelles, taches du visage mais auparavent faut frotter au soleil la partie malade avec nitre et vinaigre. La décoction d'icelle appaise les démangeaisons si on en estuve les parties. »

L'Oseille est cultivée de temps immémorial dans tous les jardins ; à l'état sauvage, elle croît dans les prairies.

PARIÉTAIRE.

Casse-pierre, Espargoulo (Marseille), *Pariétaillo* (Gascogne).

C'est la plante des murailles et des ruines par excellence, comme d'ailleurs son nom l'indique *(paries,* muraille). Si par hasard elle s'aventure ailleurs, c'est dans les haies qu'on la rencontrera. Rien n'attire vers elle ; malgré cela, elle est choyée et ses vertus ne sont plus à discuter.

La Pariétaire est sans odeur ; sa saveur est légèrement saline. Tous ses tissus sont gorgés d'eau, tenant en dissolution d'assez grandes quantités de nitre qu'ils ont emprunté au milieu où la plante se développe.

Cette présence du nitre nous indique les propriétés de la Pariétaire, qui sont diurétiques. L'infusion de Pariétaire est d'un usage journalier ; on en prend un litre par jour (20 à 30 grammes pour un litre d'eau). Le suc a été employé à la dose de 50 à 100 grammes. La médication interne admet — mais bien rarement — la racine de Pariétaire pour le traitement de la boule hystérique. A l'extérieur, les feuilles peuvent être usitées en cataplasmes, qui ont, paraît-il, des vertus résolutives. La Pariétaire faisait partie des cinq plantes résolutives des anciennes pharmacopées.

Les propriétés lithontriptiques et anticalculeuses proviendraient, dit-on, de ce que, croissant entre les pierres, elle doit être capable de les briser. C'est d'ailleurs sur des considérations analogues qu'étaient basées la plupart des prescriptions de la vieille médecine.

La Pariétaire, d'après Mérat, écarte les charançons des tas de blé sur lesquels on en a disposé quelques rameaux. L'essai est facile et peu coûteux.

« Les feuilles de la Pariétaire, dit Dioscoride, ont vertu réfrigérante et astringente. Par quoy, appliquées au dehors, guérissent les feux sacrez ou érysipèles, le mal Saint-Fiacre, bruslures... prins et avallé (le suc) allège les toux invétérées. » Fuchs avertit les médecins de son temps de l'usage qu'on doit en faire : « On la peut aussi donner aux graveleux et ceux qui urinent mal à l'ayse. »

La Pariétaire est commune dans toute la France.

Parisette,　voir p. II. N° 298.　｜　Passerage, voir p. II. N° 300.
Parnassie,　— p. II. N° 299.　｜　Pastel,　　— p. II. N° 301.

Murs, décombres, haies. — Fleurit de juin en octobre.

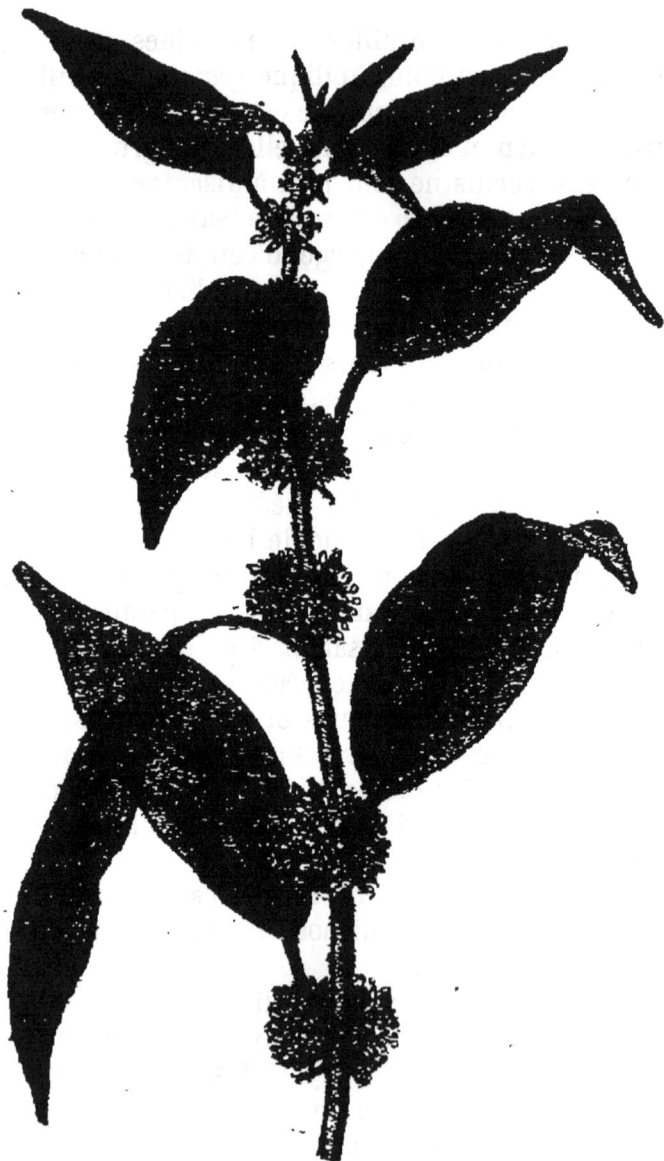

Pariétaire.
Parietaria officinalis.
— Urticées. —

Prairies, lieux vagues. — Fleurit en juillet et août.

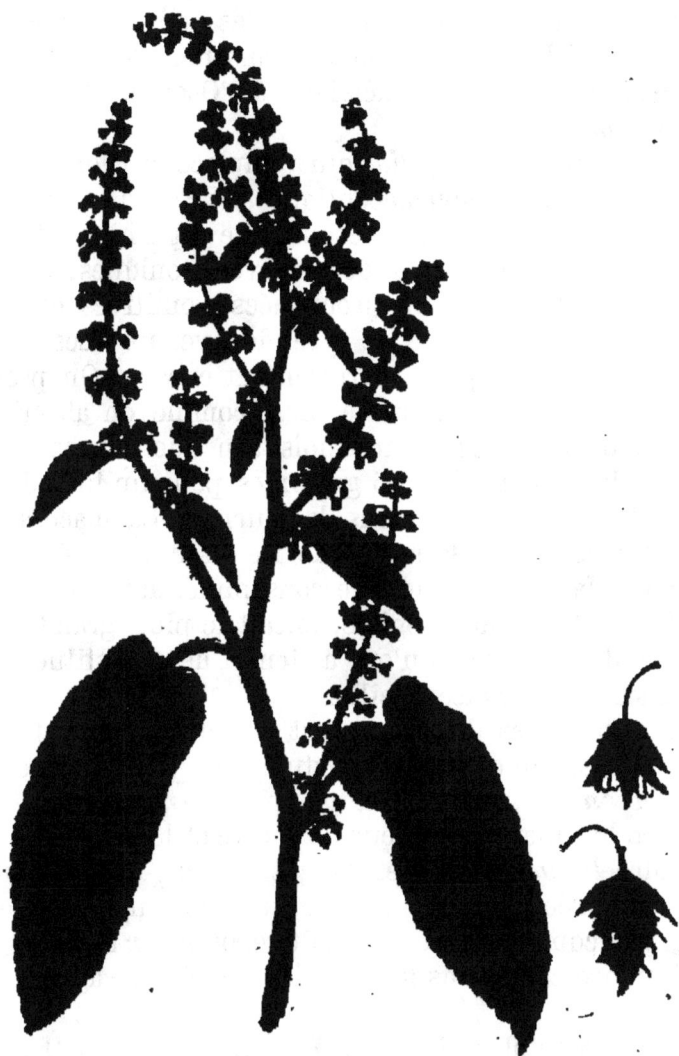

Patience.
Rumex obtusifolius.
— POLYGONÉES. —

PATIENCE.

Parelle, Vachotte, Patiençо (Gascogne).

La Patience devrait, selon toute logique, être fournie par le *Rumex Patientia*, qui fit autrefois les délices de nos pères. Sous le grand Roi, on la trouvait dans tous les potagers, et les cuisiniers d'alors la mêlaient à l'Oseille. C'est encore l'*Epinard immortel*.

C'est le *Rumex obtusifolius* qui remplace le *Rumex Patientia* pour les besoins pharmaceutiques, et c'est à sa racine que s'adressent ceux qui en ont besoin. Elle est amère et astringente. Ses propriétés sont dépuratives, toniques, antiscorbutiques ; on les a même proclamées vomitives et purgatives. En un mot, toute la lyre des vertus ! Les dartres, les affections de la peau la réclament encore. On prend la tisane de Patience au mois de mai, comme on absorbe son breuvage de chicorée et autrefois son suc d'herbes, sous forme de décoction (10 à 15 grammes pour un litre d'eau) à la dose de deux verres dans la journée. La macération à froid, édulcorée avec la racine de Réglisse, peut s'employer de la même façon et même être consommée aux repas avec le vin. Alibert, le dermatologiste, faisait le plus grand cas de la racine de Patience qu'on a tenté de substituer, sans grand succès, à la Salsepareille.

A l'extérieur, sa décoction sert à nettoyer les ulcères, à enlever les squames et les pustules. La pulpe forme cataplasme et on en prépare une pommade populaire en l'associant avec le vinaigre, la fleur de soufre et la graisse de porc.

Un autre *Rumex* à feuilles rouges, le *Sang-dragon (Rumex nemorosus)*, fréquemment cultivé, a encore une vogue dès longtemps acquise et qui ne paraît reposer sur rien.

La Patience croît dans les prairies, les lieux vagues.

PLANTAIN.

Herbe aux 5-coutures, *Plantagi* (Marseille), *Plantatjé* (Gascogne), *Erbo de cin costos* (Gascogne).

Le Plantain, avec ses longs épis, présente un caractère qui le différencie de suite de tous les autres végétaux de son entourage ; qu'il ait les feuilles largement ovales du *Grand Plantain* ou les feuilles allongées du *Plantain lancéolé*, c'est toujours du Plantain. Les oiseaux n'y font certainement aucune autre différence que la suivante : dans l'épi plus allongé du premier, ils trouvent davantage à manger. Rappelez-vous, en effet, que la flore alimentaire des oiseaux a pour représentants distingués le Plantain, le Mouron et le Séneçon.

Mais qu'est-ce que la race humaine peut bien avoir affaire avec le Plantain ? C'est un léger tonique, tellement léger, qu'il pourrait presque ne pas l'être du tout. Ses graines, mucilagineuses, pourraient servir de succédanées à celles du Lin. Quant à l'eau distillée, elle guérissait autrefois toutes les ophtalmies et les maladies d'yeux. C'était le collyre par excellence. Son suc a été préconisé comme fébrifuge et ses feuilles en cataplasmes pour combattre les ulcères.

A ceux qui veulent essayer le Plantain, nous donnons les doses pour décoction et infusion : 30 à 60 grammes pour un litre d'eau. Quant à l'eau distillée, on la trouve dans les pharmacies et on pourra s'éviter les désagréments de la préparer.

Une autre espèce de Plantain, le *Psyllium* (Plantago Psyllium) que la forme de ses graines a fait appeler *Herbe aux Puces*, est encore usitée. Le mucilage très abondant, que fournissent les graines au contact de l'eau, est adoucissant et émollient. Elles doivent, à ce même mucilage, la propriété qui les fait employer, dans le midi de la France, pour gommer les mousselines.

Sous le nom de *Plantain d'eau*, on désigne une plante appartenant à une famille toute différente : l'Alisma Plantago (Alismacées). La ressemblance des feuilles avec celles du Plantain explique ce rapprochement. La racine en a été fort vantée contre la rage.

Le Plantain s'accommode de tous les terrains ; on le trouve partout.

Prairies, bords des chemins, lieux herbeux. — Fleurissent
d'avril à octobre.

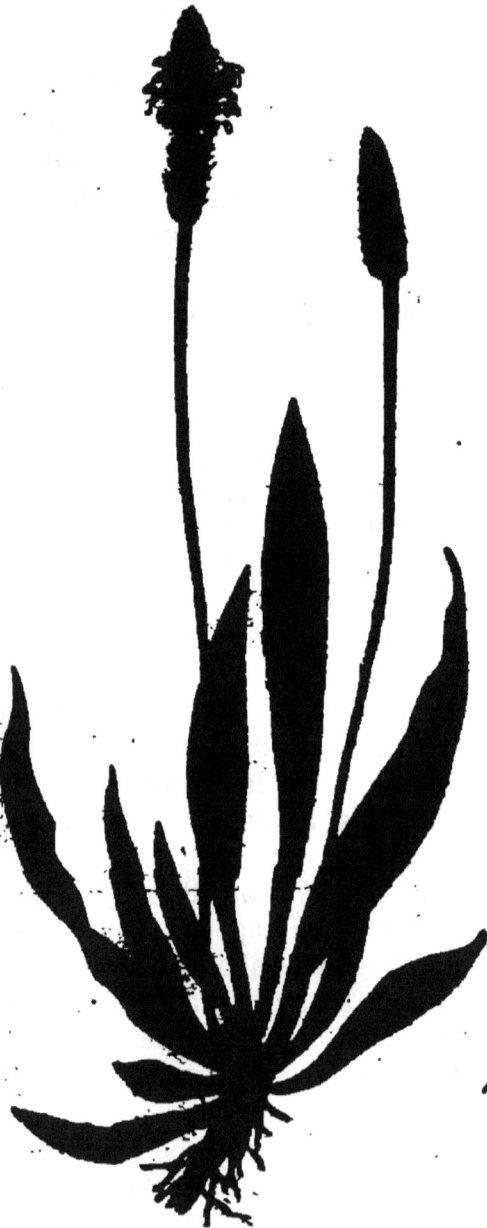

Plantain lancéolé.
Plantago lanceolata.

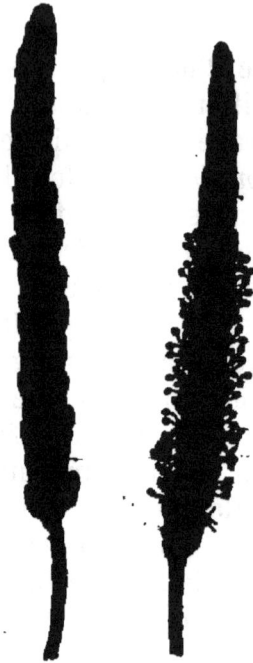

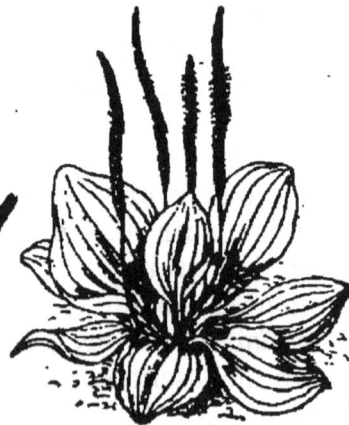

Grand Plantain.
Plantago major.

— PLANTAGINÉES. —

Cultivé dans les jardins. — Fleurit de juin en septembre.

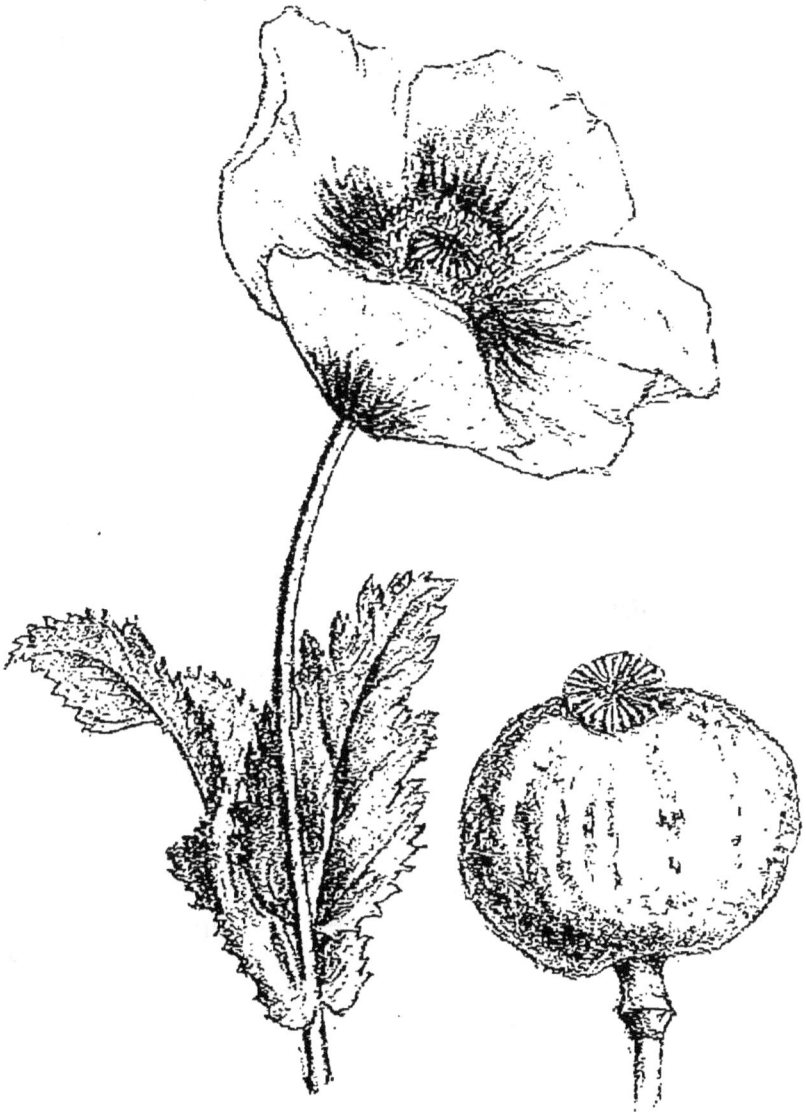

Pavot.
Papaver somniferum.
— PAPAVÉRACÉES. —

PAVOT.

Pabot (Gascogne).

Le Pavot est la plante classique et légendaire, pour ses propriétés narcotiques et calmantes. Les capsules sont populaires au premier chef, et l'herboriste en vend plus que le pharmacien. Elles doivent leurs propriétés — qui sont bien réelles et fondées — à l'opium qu'on peut en extraire quand elles sont fraîches. Mais pourquoi l'opium fait-il dormir? Nous sommes encore, en l'an 1900, obligé de répondre avec Molière : *Quia habet virtutem dormitivam.*

Sans nous arrêter à l'opium, parlons du Pavot. S'agit-il de faire un gargarisme calmant quand on a mal à la gorge? De suite une tête de Pavot! Faut-il préparer une lotion, un lavement? Encore la tête de Pavot. Et comment l'employer? On la brise, après avoir eu soin d'enlever les graines qu'elle renferme, et on la fait bouillir.

Les graines du Pavot sont blanches, noires ou bleuâtres, suivant qu'on a affaire à l'une ou à l'autre des variétés du *Papaver somniferum.* Les graines du Pavot noir, usitées jadis comme narcotiques et calmantes, ne le sont plus maintenant. Elles ne sont guère employées que pour saupoudrer les gâteaux et remplacer les *nonpareils.* L'industrie en tire l'huile de Pavots, autrement dite *huile d'Œillette.* C'est un produit d'un beau jaune d'or ou jaune pâle, à saveur douce et agréable. Elle remplace souvent l'huile d'Olives dans toutes ses applications.

Les feuilles fraîches du Pavot entrent dans la composition du *Baume tranquille* (voir Jusquiame). Par l'opium, le Pavot entre dans la préparation des *Laudanum de Sydenham et de Rousseau,* de l'*Elixir Parégorique,* des *Pilules de Cynoglosse,* du *Diascordium,* des *Gouttes noires anglaises* et de nombreux autres remèdes calmants d'un usage précieux et d'une utilité incontestable. Par son opium, le Pavot s'est acquis la reconnaissance de tous ceux qui souffrent. C'est de l'opium que se retirent la morphine et la codéine.

Il ne faut pas abuser de l'emploi des têtes de Pavot, surtout chez les enfants.

Plante dangereuse. Le Pavot est cultivé dans presque tous les jardins, où il se reproduit de lui-même.

PERSIL.

Buénos erbo (Marseille), *Givet* (Marseille).

C'est surtout un condiment que le Persil ! On ne saurait s'en passer ; il accompagne, de sa saveur aromatique et réconfortante un si grand nombre de préparations culinaires, qu'on lui doit des remerciements sincères et une sorte de reconnaissance. Son odeur forte répond dignement à sa saveur.

On a dit que la fièvre intermittente était absolument incapable de résister à l'administration de 150 à 200 grammes par jour de son suc. Ces vertus sont de même ordre que celles qu'on lui attribue dans la nourriture des perroquets. Ces oiseaux meurent foudroyés quand ils en mangent. Telle est la légende qui est remarquablement fausse.

Plus exactes sont ses propriétés diurétiques. La racine agit réellement sous ce rapport. Les Anciens l'avaient dès longtemps remarqué, et la pharmacopée moderne a pris à l'ancienne ses cinq racines diurétiques et son sirop des cinq racines (voir Ache des marais). Les feuilles pilées servent à faire des cataplasmes qu'on applique sur les seins comme antilaiteux. Elles passent pour calmer presque instantanément la douleur causée par les piqûres des guêpes et des abeilles.

Enfin les fruits, carminatifs et diurétiques, agissent comme excitant léger du système nerveux. Ils doivent cette propriété à la présence de l'*Apiol*, ou Camphre de Persil, qui constitue un remède précieux employé à petites doses. Il rend des services excellents comme emménagogue, à la dose de 30 centigrammes, quand on en use pendant quatre ou cinq jours avant l'apparition des menstrues.

Les Anciens ne se sont pas fait faute de célébrer le Persil : « Le Persil de jardin, dit Dioscoride, profite aux inflammations des yeux, appliqué en forme de liniment avec pain ou Griotte ; il addoucit l'ardeur de l'estomach. » — « Il est fort agréable et à la bouche et à l'estomach », d'après Galien. Pline, en qualité de Romain, que les plaisirs de la table ne devaient pas laisser indifférent, nous apprend qu'il « ha une grâce péculière pour mettre dans les sauces ».

Le Persil est cultivé dans les jardins.

Cultivé. — Fleurit en juin et juillet.

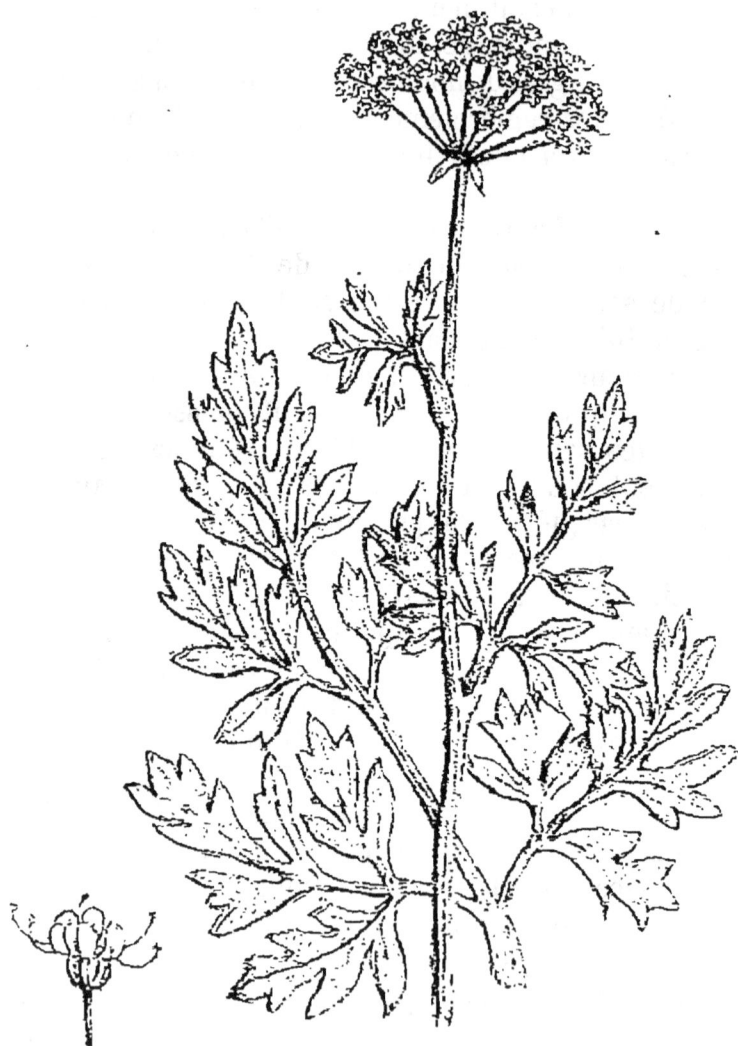

Persil.
Petroselinum sativum
— OMBELLIFÈRES. —

Bois ombragés et haies. — Fleurit de mars en juin.

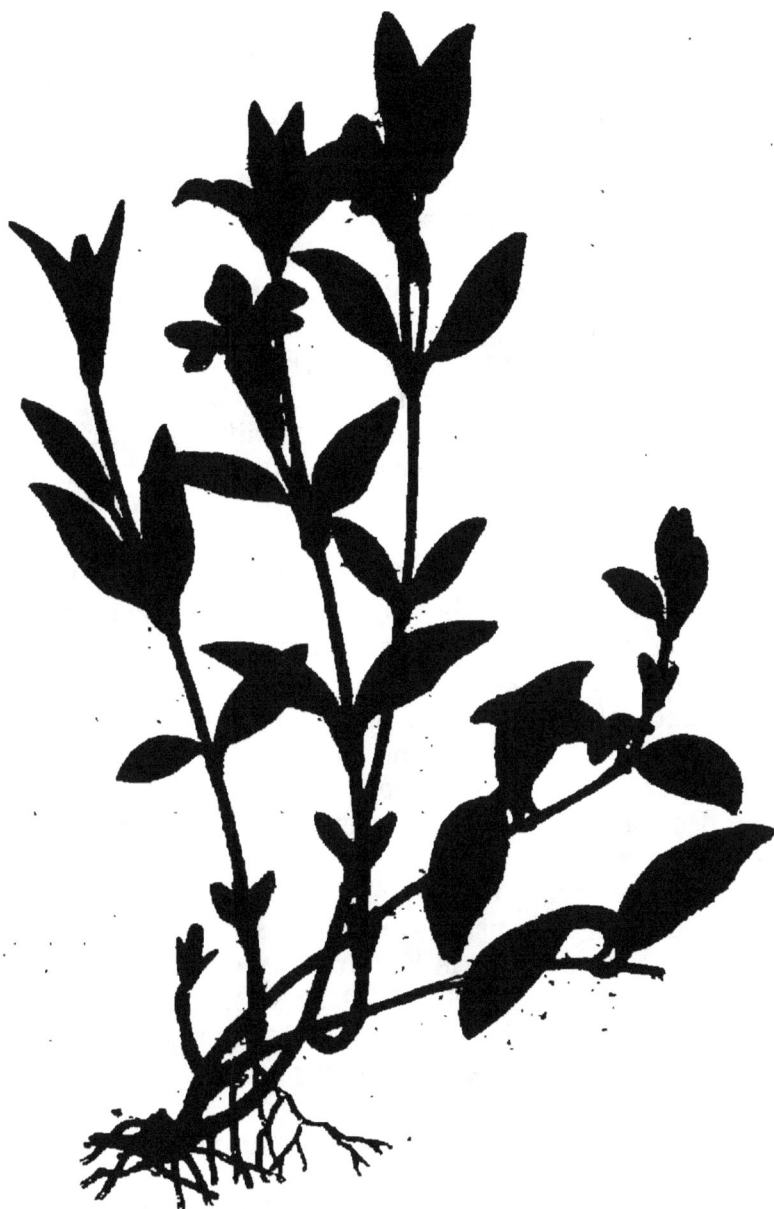

Pervenche (Petite).
Vinca minor.
— APOCYNÉES. —

PERVENCHE (PETITE).

Violette des sorciers, Violette de serpents.

La Petite Pervenche, avec ses fleurs bleu-pâle si chères à Jean-Jacques Rousseau, forme le tapis des bois et des bosquets, dont elle revêt le sol de ses tiges grêles et couchées. Elle est sans odeur, mais sa saveur est d'abord amère, puis astringente.

Les feuilles de Pervenche sont recherchées à la campagne, par les partisans de la médecine populaire, qui lui attribuent des vertus dépuratives et antilaiteuses. Avec la Canne de Provence ou seule, la tisane de Pervenche passe pour être le meilleur remède capable de tarir le lait des nourrices. Elle se prend en infusion à la dose de 30 grammes de plante fraîche pour un demi-litre d'eau bouillante, ou de 15 grammes de plantes sèches.

La Pervenche est vulnéraire et entre comme telle dans certaines formules de thés vulnéraires; elle est aussi astringente et employée dans les crachements de sang. En gargarisme on la recommande contre l'esquinancie. Les douleurs de poitrine ont mis jadis en vogue « la bonne petite Pervenche » que Mme de Sévigné préconisait en écrivant à sa fille. A l'extérieur, on y a recours quelquefois pour le pansement des plaies, et pour la confection de cataplasmes dans le cas d'engorgement des seins.

La Petite Pervenche n'est-elle pas aussi la *Violette des sorciers*, en raison des usages mystérieux auxquels elle prêtait, à l'époque où la sorcellerie battait son plein?

La plante entière est utilisée dans la médecine homéopathique. On fait macérer séparément les racines réduites en poudre fine, et on ajoute la liqueur qui en provient à la teinture préparée avec les autres parties.

Pourquoi le *Vinca* porte-t-il ce nom? Pline nous l'apprend : « Or ainsi la nomment, parce qu'elle se traîne par terre et s'estend en manière d'une corde, et se lie et embrasse tout ce qu'elle trouve auprès de soy. » D'après Dioscoride, la Pervenche est salutaire contre la morsure des serpents et des autres bêtes venimeuses.

La Pervenche recherche les bois ombragés et les haies.

PEUPLIER NOIR.

Peuplier franc, Peuplier du pays, Bioulé (Gascogne).

Le *Peuplier d'Italie*, au port majestueux, n'est qu'une forme accidentelle, fixée par la nature, de notre *Peuplier noir*. C'est assez dire que les bourgeons en pourraient être recueillis aux lieu et place de ceux de ce dernier, tout aussi bien d'ailleurs que ceux du Peuplier, communément cultivé sous le nom de *Peuplier suisse* (Populus monilifera) et qui, malgré sa désignation, est originaire de l'Amérique du Nord.

Ces bourgeons récoltés frais sont odorants et résineux. Ils passent pour diurétiques et sudorifiques. Ils entrent dans la préparation de l'*Onguent populéum*, employé comme sédatif contre les hémorroïdes :

Bourgeons secs de Peupliers. . .	400 gr.
Feuilles fraîches de Pavot. . . .	250 gr.
— — Belladone . .	250 gr.
— — Jusquiame. .	250 gr.
— — Morelle noire.	250 gr.
Graisse de porc (axonge)	2 kil.

On pile les plantes et on les chauffe sur un feu doux avec l'axonge, jusqu'à ce que l'eau de végétation soit complètement évaporée. On ajoute les bourgeons de Peupliers et on fait digérer pendant vingt-quatre heures.

Le charbon de Peuplier, préparé avec soin et parfaitement pur, constitue le *Charbon de Belloc*, dont l'ingestion donne de bons résultats comme calmant dans les affections de l'estomac.

La résine, de nature particulière, qui revêt les bourgeons de Peuplier et recueillie par les abeilles fournit le *Propolis* avec lequel ces industrieux insectes bouchent l'ouverture de leurs ruches.

Les bourgeons de *Peuplier blanc* (Populus alba), *Tremble* (Populus Tremula), *Grisard* (Populus canescens) ne sauraient remplacer les précédents, car ils ne sont pas résineux.

Le Peuplier noir croît le long des cours d'eau et dans les bois humides.

Le long des cours d'eau. — Fleurit en mars et avril.

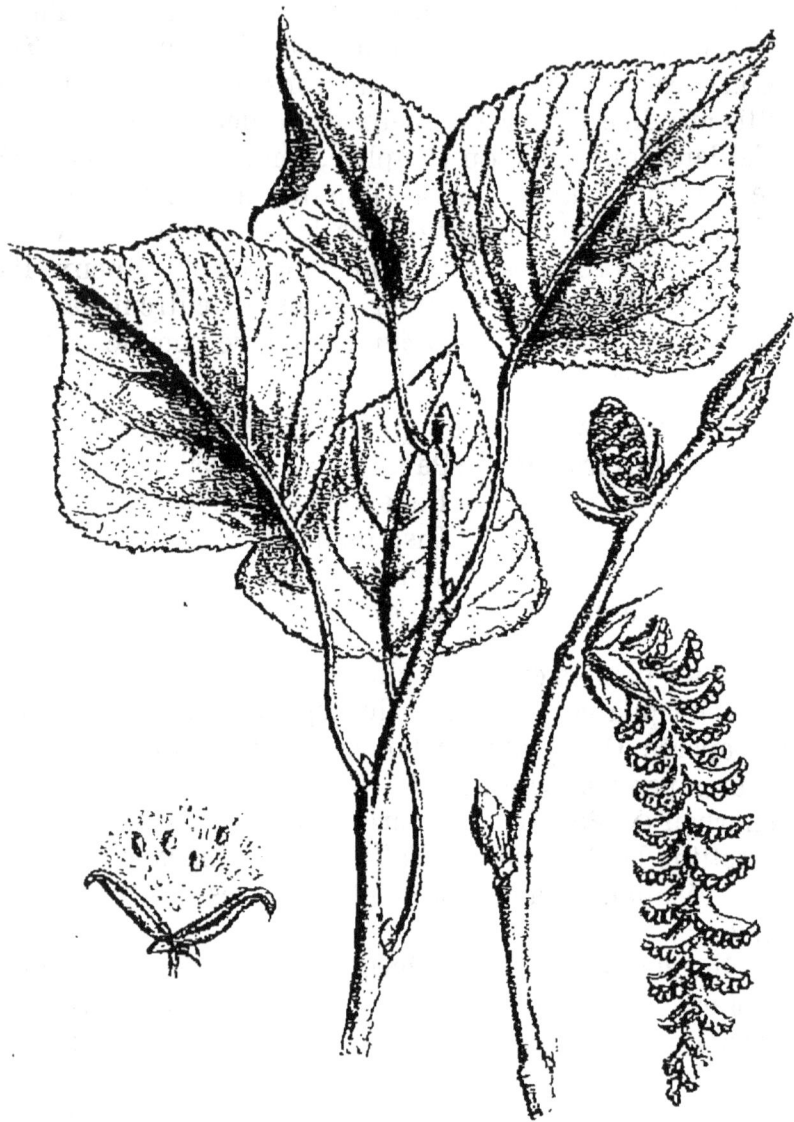

Peuplier noir.
Populus nigra.
— SALICINÉES. —

Régions montagneuses et cultivé. — Fleurit en mai et juin.
Fructifie en septembre et octobre.

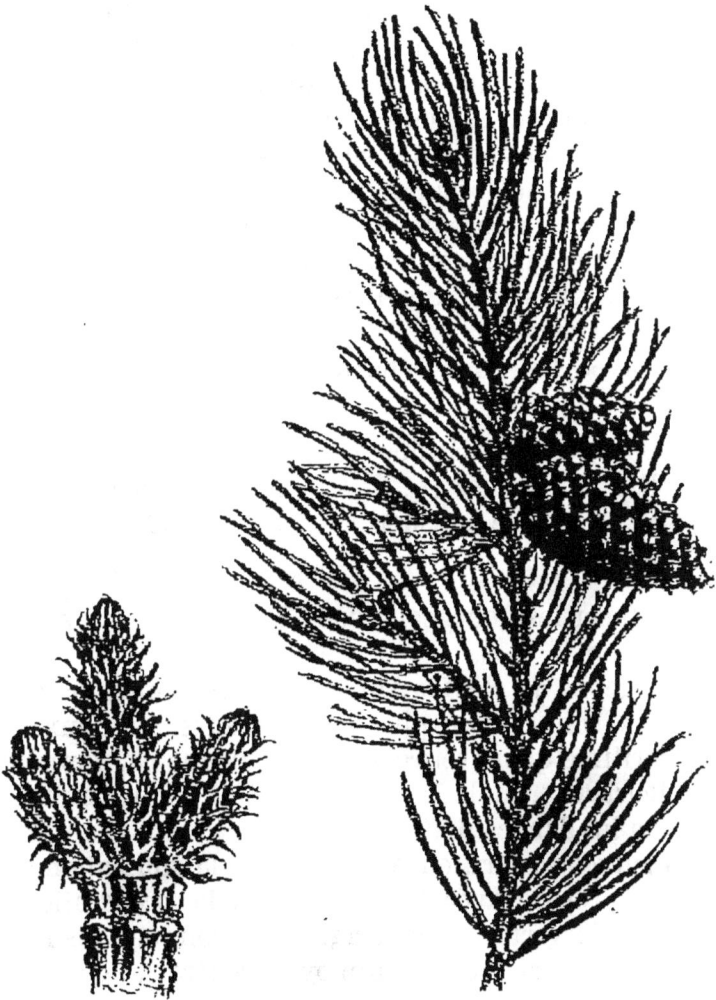

Pin sylvestre.
Pinus sylvestris.
— ABIÉTINÉES. —

PIN SYLVESTRE.

Pin du Nord, Pin de Riga.

La confusion règne d'ordinaire entre les Pins et les Sapins, et ce qu'on appelle bourgeon de Sapins provient du Pin sylvestre. Ces bourgeons sont doués de propriétés toniques et stimulantes, semblables à celle de la térébenthine, qu'ils doivent à la matière résineuse dont ils sont recouverts.

La tisane de bourgeons de Sapins est d'un usage journalier dans les rhumes, les bronchites, les affections de la gorge. On les emploie à la dose de 20 grammes pour un litre d'eau en faisant infuser pendant trois heures. Cette tisane est également usitée dans les affections rhumatismales, la cystite, la chlorose, le scorbut.

On fait avec les bourgeons de Sapins un sirop de goût agréable :

Bourgeons de Sapins.	60 gr.
Eau bouillante.	250 gr.
Sirop simple (de sucre). . . .	1.000 gr.
Alcool	15 gr.

Faites infuser les bourgeons dans l'eau, ajoutez l'alcool et mêlez au sirop.

Les bourgeons de *Pin maritime* peuvent remplacer les précédents ; ils sont encore plus gros et aussi résineux. C'est du Pin maritime qu'on retire la térébenthine communément dite de Bordeaux, et le goudron végétal, dont l'extraction se fait dans les landes de Gascogne.

Le Pin sylvestre sert, en Allemagne, à la fabrication d'une laine qui se prépare avec l'écorce. Dans la préparation, on retire une huile verte, à odeur agréable, connue sous le nom de *Baume de Pin* et qui est employée contre la goutte, les rhumatismes.

La sève du Pin sylvestre et des autres espèces de ce genre contient de la Conifériue, dont on retire la *Vanilline* artificielle.

Le Pin sylvestre, qui existe à l'état naturel dans la région montagneuse, est cultivé dans une grande partie de la France.

PISSENLIT.

Dent dé lien (Marseille), *Pissal-layt* (Gascogne).

Au premier rang des plantes populaires, il faut placer le Pissenlit. Ses fleurs jaunes, ses fruits plumeux qui s'envolent au moindre souffle, sa floraison précoce, en font une des premières plantes que l'enfant apprend à connaître.

Ses propriétés sont nettement caractérisées par son nom. Il est, en effet, diurétique, en même temps que stomachique et tonique, qualités qu'il doit à son amertume. Dans la médecine populaire, c'est un dépuratif et un apéritif qu'on utilise de la manière la plus agréable, aussi peu médicinale que possible. On mange le Pissenlit en salade, et haché en légume, avec la persuasion qu'on en tirera quelque profit.

Son suc était autrefois employé dans la préparation de divers sucs d'herbes, qui agissaient à la longue sur l'économie. Leur action était due principalement à la notable quantité de sels de potasse et de soude, qu'ils tenaient en dissolution.

Le Pissenlit est quelquefois prescrit sous forme de poudre ou d'extrait (1 à 4 grammes par jour) mêlé à du chocolat ou à du café.

A peu près oublié de nos jours, en dehors de ses applications alimentaires, le Pissenlit a joui d'une haute réputation. Le Grand Frédéric, souffrant d'une hydropisie de poitrine, se trouva bien de son usage prolongé. Antérieurement, le Pissenlit partageait les propriétés de la chicorée avec laquelle on le confondait : « Toutes les chicorées astreignent et réfrigèrent et aydent à l'estomach. Cuistes, elles serrent le ventre, si on les prend avec du vinaigre. Mais les sauvages sont meilleures à l'estomach. Mangées, elles addoucissent l'estomach délicat et brûlant... l'herbe et la racine frottée ayde à ceux qui sont férus des scorpions... le jus des chicorées meslé avec huyle et vinaigre, est meslé avec utilité es choses qui demandent estre réfrigérentes. »

Pline va jusqu'à dire que ceux qui se sont frottés le corps avec du Pissenlit et de l'huile obtiendront facilement ce qu'ils désirent.

Le Pissenlit croît partout en France.

Prairies, pelouses. — Fleurit d'avril en novembre.

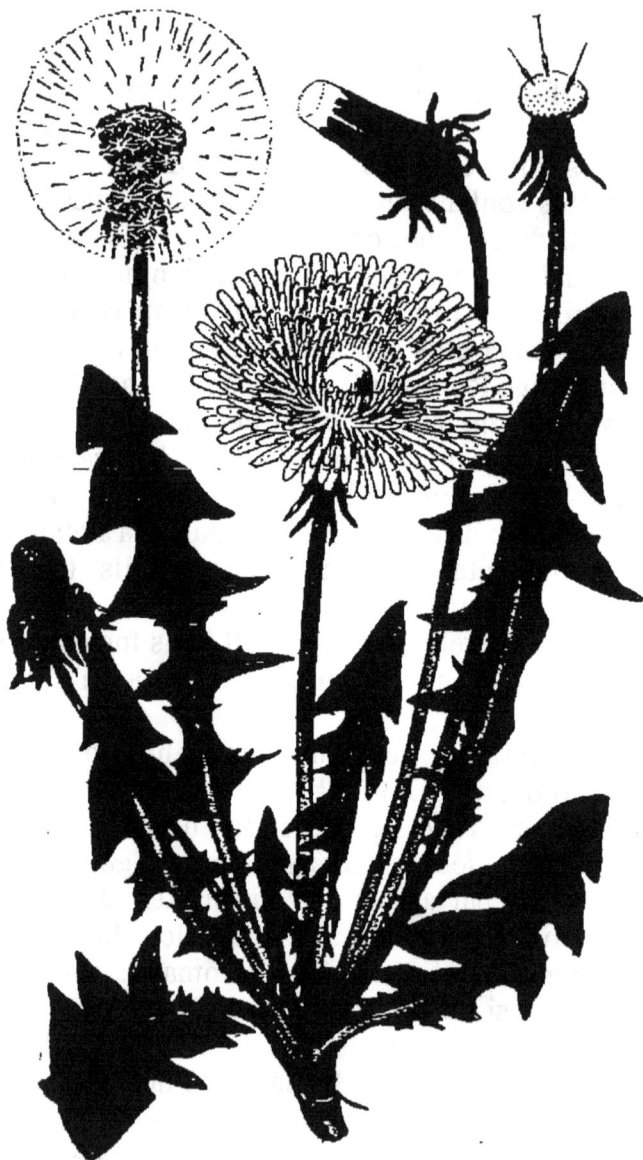

Pissenlit.
Taraxacum officinale.
— Composées. —

Champs, lieux cultivés. — Fleurit de mai en août.

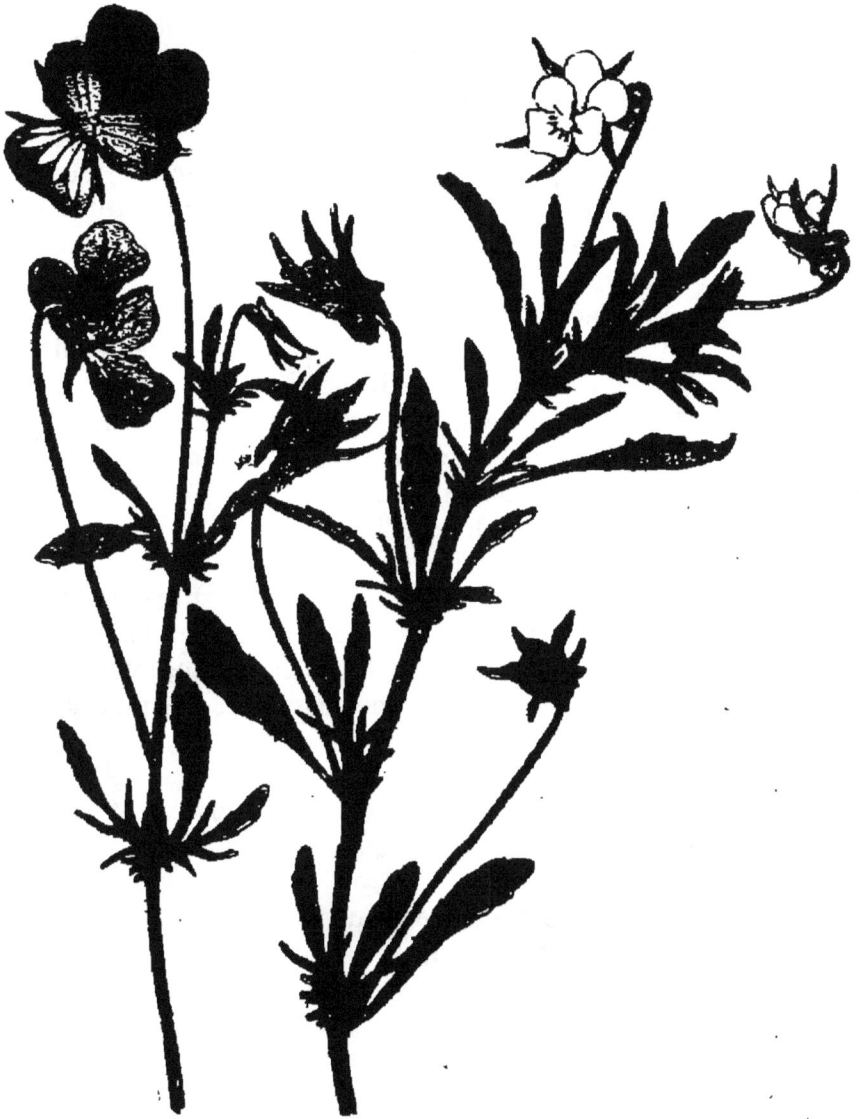

Pensée sauvage.
Viola tricolor.
— VIOLARIÉES. —

PENSÉE SAUVAGE.

Herbe de la Trinité.

La Pensée sauvage ne rappelle que de bien loin les superbes Pensées, que l'art du jardinier a su produire. Malgré cela, elle s'en rapproche tellement pour le botaniste, qu'on est tenté de la faire sortir de la même souche.

Quoi qu'il en soit, laissons les botanistes discuter, et prenons la Pensée sauvage telle que nous la livre la nature. Les gens de la campagne ont encore confiance en elle et usent de sa tisane qu'ils font par décoction (une poignée pour un litre d'eau). On en prend un litre soir et matin, soit deux litres par jour. C'est un dépuratif en usage dans les maladies de la peau. Son suc passe pour purgatif. La plante entière, écrasée, et employée sous forme de cataplasme avec du lait, fait tomber comme par enchantement les croûtes lactées. —

Ces propriétés dépuratives, faut-il y ajouter confiance? Ne s'établissent-elles qu'à la longue? On serait tenté de le croire. N'est-il pas recommandé d'en faire usage pendant au moins un mois de suite? Il est inutile, en cette occurrence, de se gorger chaque jour de deux litres de décoction chaude ou froide. Il vaut mieux recourir à l'infusion faite, avec 10 gr. par litre d'eau, dont on prend une tasse tous les matins. La poudre a été préconisée, à la dose de 4 grammes, en infusion dans du lait.

La racine de Pensée sauvage doit être proscrite, car elle est vomitive, comme celles d'ailleurs de toutes les plantes de la famille des Violariées.

Les médecins anciens ne semblent pas avoir connu la Pensée sauvage. Fuchs confesse qu'il ne connaît pas le nom qui lui a été donné avant lui : « Il est apert que c'est une espèce de violette sans fleur... le vulgaire l'appelle l'*herbe de la Trinité* à raison des trois couleurs qu'à la fleur. » La Pensée, dit-il aussi, « vient quelquefois d'elle mesme parmi les champs. On la plante toutes foys es jardins et y vient plus belle ».

La Pensée sauvage croît dans les champs, les lieux cultivés.

8

POLYPODE.

Polypode de Chêne, Réglisse bâtarde.

On trouve fréquemment dans les Saules creux, les têtards, une plante dont les feuilles, dites *frondes*, sont d'un beau vert, élégamment découpées, marquées en dessous de petits groupes bruns pulvérulents formés par les organes reproducteurs, les *spores*. Le rhizome d'où naissent ces frondes est horizontal, noir, écailleux, garni de racines nombreuses. Son odeur peu caractéristique rappelle celle de la Fougère; sa saveur d'abord sucrée, qui fait que les enfants le sucent en guise de Réglisse, devient amère et nauséeuse.

La thérapeutique reconnaît au Polypode des propriétés astringentes, qui deviennent purgatives à dose élevée. Mêlé à une infusion de casse et de miel, il fait partie de la médecine populaire, qui l'emploie aussi en décoction à laquelle on ajoute du lait et du sucre. C'est avec ce dernier mode d'emploi un purgatif pour les enfants; il était aussi réputé comme anti-catarrhal. On le prend à la dose de 30 à 60 grammes pour un litre d'eau. C'est un vermifuge usité en Savoie.

Malgré tout, en dépit des propriétés qu'il est susceptible de présenter, les usages du Polypode sont à peu près inconnus actuellement. Au siècle dernier encore, il jouissait d'une certaine vogue et on recommandait la récolte de son rhizome en conseillant de prendre de préférence celui « qu'on trouve entortillé au pied des chênes et aux endroits où la tige se fourche ». Geoffroy nous apprend que « le Polypode est très hépatique; il débouche le foye, emporte les obstructions des viscères et il entre communément dans les bouillons apéritifs ». Il guérissait la jaunisse, l'hydropisie, la fièvre quarte et la mélancholie. Dodoëns avait déjà écrit au xvie siècle que la décoction de la racine était un bon remède contre la goutte, dont se servaient les riverains du Rhin et de la Moselle. Les maladies de la peau, les embarras de la rate, etc., ne résistaient pas au bouillon fait avec du collet de mouton, du Polypode, de la Grande Eclaire, etc., dont on prenait une moitié le matin à jeun, l'autre sur les 5 heures du soir.

Le Polypode se trouve sur les vieux murs, les talus ombragés, dans le creux des vieux arbres, dans les puits, dans presque toute la France.

Vieux murs, creux des vieux arbres, puits. — Mars à août.

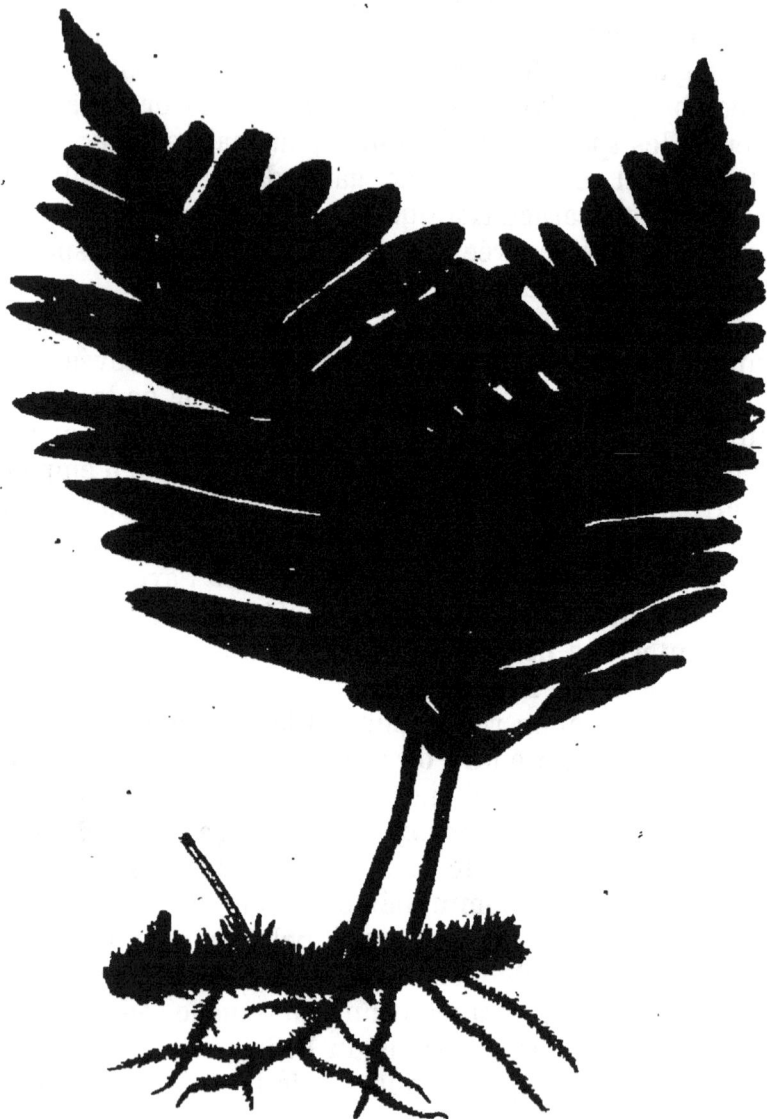

Polypode.
Polypodium vulgare.
— FOUGÈRES. —

Cultivé. — Fleurit de juin en septembre.

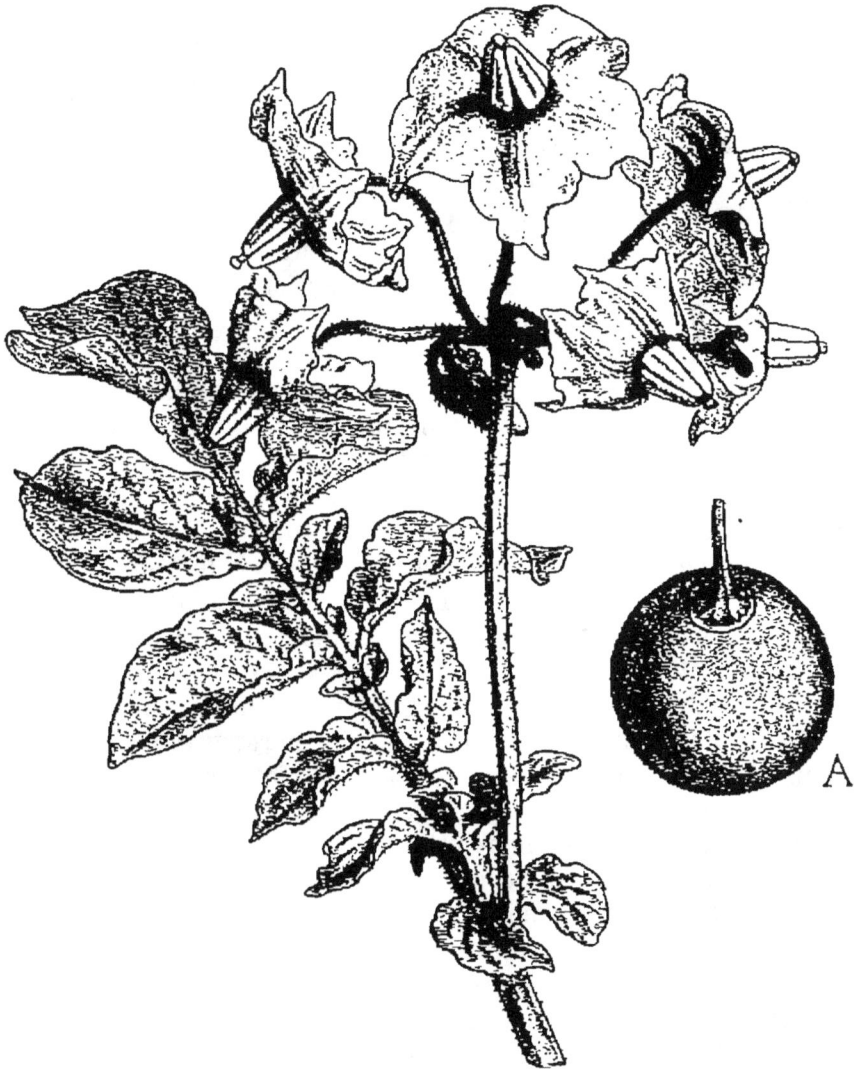

Pomme de terre.

Solanum tuberosum.

— SOLANÉES. —

POMME-DE-TERRE.

Parmentière, Patate.

S'il est un cadeau précieux, fait par le nouveau monde à l'ancien continent, c'est sans contredit la Pomme-de-terre. Trois siècles à peine nous séparent de son introduction en Europe, et nous avons peine à nous imaginer qu'un végétal d'une aussi haute utilité, n'ait pas été connu de tous temps. L'histoire de la Pomme-de-terre, récemment élucidée dans tous ses points, nous montre combien elle a eu de mal à triompher, combien de préjugés elle a eu à vaincre, avant de devenir d'un usage courant. Parmentier en a été chez nous le vulgarisateur.

Les usages économiques et industriels de la Pomme-de-terre sont trop connus, pour que nous ayons à en parler. Rappelons seulement que les tubercules trop jeunes et ceux qui ont émis des pousses, ceux qui présentent des parties vertes, doivent être rejetés de l'alimentation. En cet état, ils contiennent en effet un principe dangereux, la *Solanine*.

Les tiges feuillées et les fruits, avant leur maturité, passent pour narcotiques et calmants, contre la toux, l'angine de poitrine, les rhumatismes.

C'est du tubercule qu'on retire une matière amylacée, la *fécule* de pomme de terre qui, en thérapeutique, est d'un usage fréquent pour faire des cataplasmes, présentant l'avantage de ne pas avoir l'odeur désagréable de la farine de Lin, de ne pas rancir, mais ayant l'inconvénient de sécher assez vite. La Pomme-de-terre râpée est un remède populaire contre les brûlures peu profondes. La confection du cataplasme demande quelques précautions : délayer une bonne cuillerée de fécule dans un verre d'eau, faire cuire en remuant jusqu'à consistance suffisante pour qu'on puisse verser le mélange entre deux linges.

La Pomme-de-terre peut être consommée par les diabétiques, à la condition qu'ils en fassent un usage modéré; crue, elle agit comme antiscorbutique.

La Pomme-de-terre est au premier rang des plantes de grande culture.

Populage, voir p. II. N° 316. | Primevère, voir p. II. N° 318.
Prêle,   — p. II. N° 347. | Prunier,   — p. II. N° 349.

PULMONAIRE.

Herbe au lait de Notre-Dame, Herbe aux poumons,
Palmouno (Gascogne).

La Pulmonaire fournit encore un des meilleurs exemples pour montrer combien la médecine d'autrefois diffère de celle de nos jours. L'*Herbe aux poumons* n'a dû la plus grande partie de sa réputation qu'aux taches blanches dont ses feuilles sont souvent marquées et qui l'ont fait comparer à un poumon malade.

Les propriétés de la Pulmonaire sont on ne peut plus douteuses. Les feuilles sont émollientes quand elles sont fraîches, un tantinet astringentes après dessiccation. Leur emploi, en vertu de la doctrine des signatures, dans les affections des poumons, se faisait à la dose de 30 grammes en décoction dans un litre d'eau.

Le Dr Cazin a donné une singulière recette où entre la Pulmonaire : « Les campagnards composent avec la Pulmonaire, le Chou rouge, quelques oignons blancs, du mou de veau et une suffisante quantité de sucre candi, un bouillon que j'ai moi-même employé avec beaucoup de succès dans les affections de poitrine, surtout quand elles sont accompagnées d'un état fébrile, de difficultés d'expectorer. »

Le nom de Pulmonaire a été donné à un Lichen, le *Sticta pulmonacea* (voir Lichen).

*La vieille médecine ajoutait foi aux vertus de la Pulmo*naire, qui était considérée comme très adoucissante, vulnéraire et consolidante. On en faisait un sirop qui servait à sucrer les tisanes pectorales. Elle entrait dans la composition du Sirop de *Ros solis* composé, ainsi que dans le Sirop de Tortue de la pharmacopée parisienne. Nous avons vu plus haut quelle singulière recette le Dr Cazin recommandait. Que diriez-vous d'un looch, que vous seriez condamné à prendre, dans lequel entreraient du Blanc de baleine, de la Pulmonaire et de l'huile d'amandes douces ?

La Pulmonaire se rencontre dans les bois ombragés, sous plusieurs formes.

Bois ombragés et humides. — Fleurit en avril et mai.

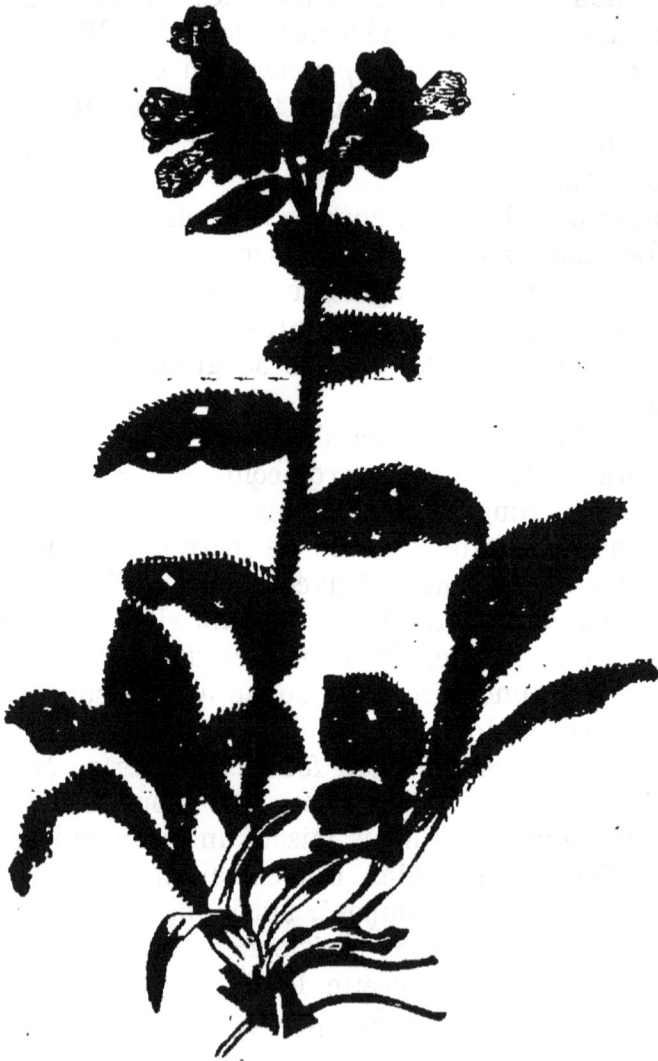

Pulmonaire.
Pulmonaria officinalis.
— BORAGINÉES. —

Cultivé. — Fleurit en juin et juillet.

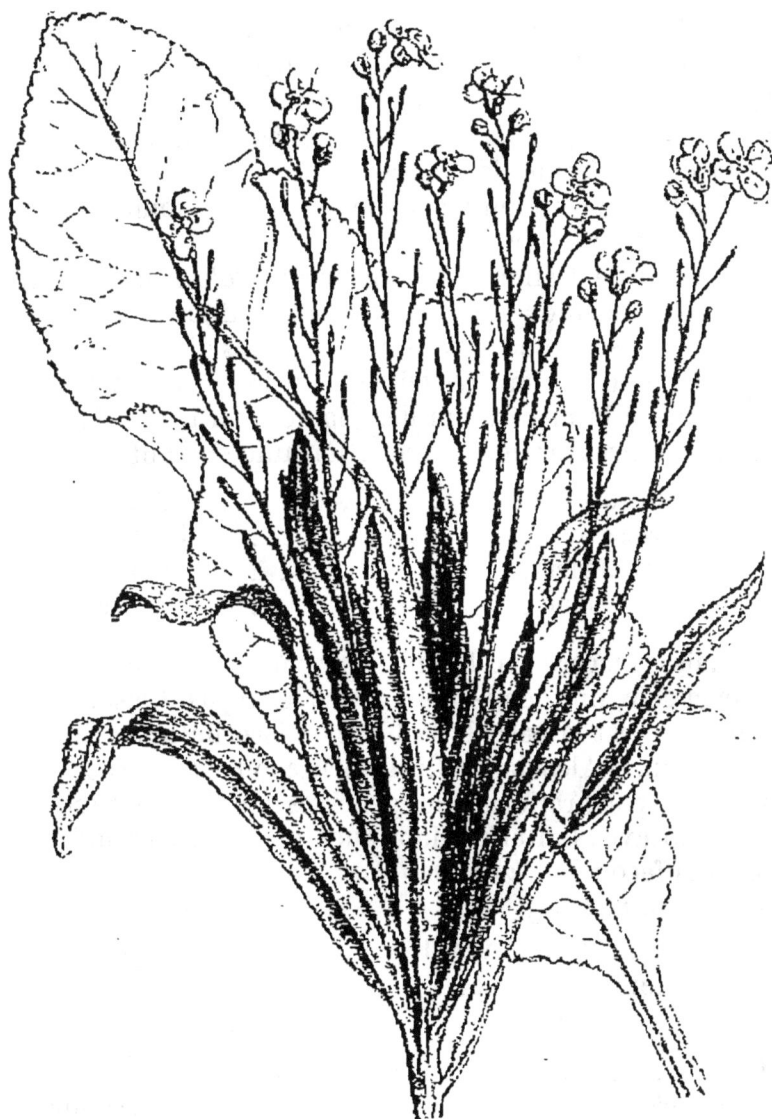

Raifort.

Cochlearia Armoracia.

— CRUCIFÈRES. —

RAIFORT.

Moutarde des allemands, Moutarde des capucins,
Cran de Bretagne.

Le Raifort n'occupe pas dans les jardins de la campagne, en dehors de l'Alsace, la place que méritent ses propriétés. N'est-il pas le premier de nos antiscorbutiques? C'est aussi un révulsif qui peut être employé dans les mêmes circonstances que la farine de Moutarde. Sous l'influence de l'eau, il s'établit une réaction analogue à celle qui donne naissance à l'essence de Moutarde noire.

La racine de Raifort, la seule partie qu'on emploie, entre dans la composition du Sirop antiscorbutique avec le Cochléaria, le Cresson, le Ményanthe, les zestes d'oranges amères, la Cannelle de Ceylan. L'excipient est le vin blanc généreux qui servira à la macération des plantes. On peut préparer un bon Vin antiscorbutique avec la formule suivante :

Raifort frais	60 gr.
Cresson	30 gr.
Cochléaria	30 gr.
Vin blanc	2 litres.

On laisse macérer huit jours. A prendre un verre à Bordeaux matin et soir, une demi-heure avant les repas. C'est encore le Raifort qui est la base de la bière antiscorbutique. On le retrouve dans l'Alcoolat de Cochléaria composé, efficace en gargarisme et pour raffermir les gencives dans les cas de scorbut.

On peut avec le Raifort fabriquer un dentifrice qui s'emploie à la façon de *l'Eau de Botot :*

Raifort frais	30 gr.
Graines de Fenouil	30 gr.
Menthe poivrée	15 gr.
Eau-de-vie	1 litre.

On laisse macérer pendant quinze jours.

L'emploi du Raifort dans l'alimentation pour accompagner le bœuf bouilli, les viandes froides et la charcuterie, est courant en Allemagne et en Alsace.

Le Raifort n'est connu en France que cultivé.

Redoul, voir partie II. N° 323.

RÉGLISSE.

Bois doux, Reygalisse, Régolisse.

Les gens de la campagne connaissent bien un buisson, qui se trouve dans presque tous les jardins, et en tirent de temps en temps quelques racines. Les enfants ne se font pas faute de le piller et même de passer par-dessus les haies pour aller à sa recherche. C'est que la Réglisse est de toute première utilité. La racine, seule partie de la plante employée, est un émollient populaire dans les inflammations légères des bronches et des intestins. L'infusion est dans ces conditions le meilleur mode d'emploi : 10 à 15 gr. pour un litre d'eau. La décoction donne une tisane amère et âcre, en raison d'un principe particulier, qui entre en dissolution à la température de l'ébullition. Il ne faut donc pas faire bouillir la racine de Réglisse.

La macération donne une boisson appelée *Coco*. La racine de Réglisse sert en sus à édulcorer bon nombre de tisanes.

La poudre entre dans la recette de la poudre diurétique dite *Poudre des voyageurs :*

Poudre de Réglisse et de
  Guimauve. . . . . . . 1 gr. de chaque. ⎞
Sel de nitre . . . . . . 0 gr. 20.   ⎟ pour
Camphre . . . . 0 gr. 05.   ⎬ une dose.
Sucre de lait. . . . . . 10 gr.   ⎟
Sucre. . . . . 10 gr.   ⎠

On mêle et on prend trois doses analogues, délayées dans de l'eau, dans le courant de la journée.

La *Poudre de Dower*, encore usitée comme calmante, a de la poudre de Réglisse dans sa composition. Le médecin vétérinaire l'emploie couramment comme calmant.

Le suc de Réglisse, autrement dit *Réglisse noire, extrait de Réglisse*, est préparé avec la racine de Réglisse, que l'on appelle souvent *bois de Réglisse, Réglisse en bois*. Il se présente dans le commerce sous forme de bâtons.

La plante connue sous le nom de *Fausse Réglisse* est l'Astragalus glycyphyllos (Légumineuses).

La Réglisse n'est pas indigène en France, où on la cultive.

Renouée, voir partie II. Nº 324.
Rhubarbe, — — II. Nº 325.

Cultivé. — Fleurit de juillet en septembre.

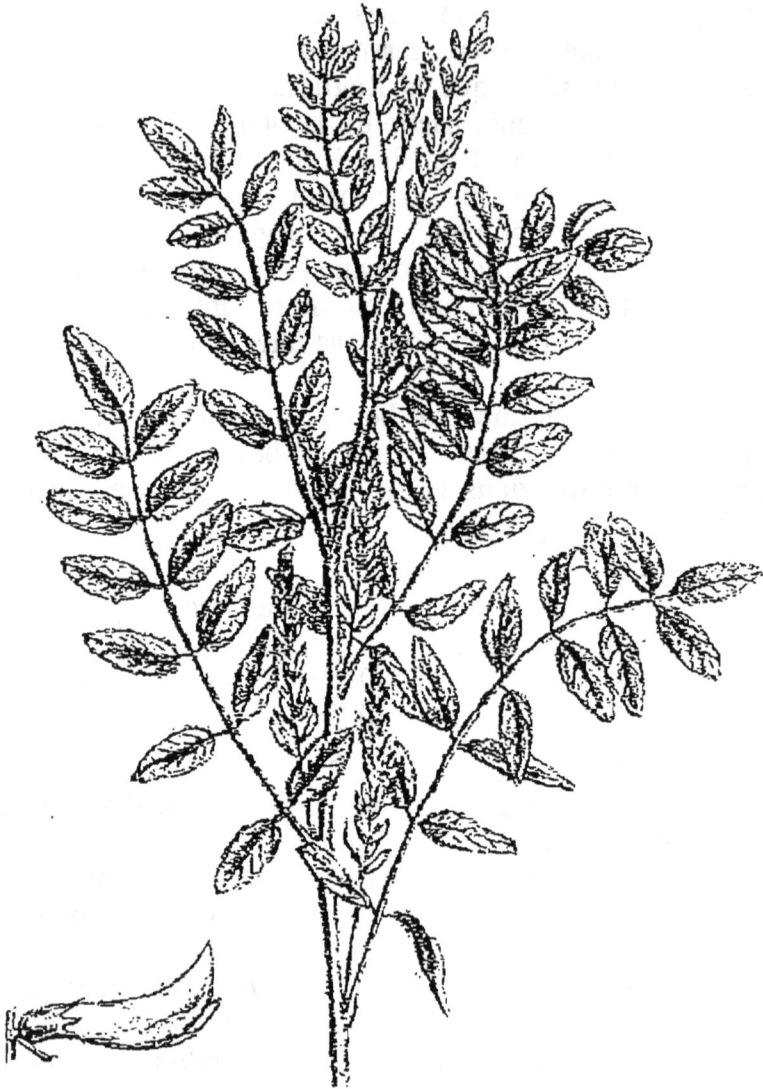

Réglisse.
Glycyrhiza glabra.
— Légumineuses. —

Cultivé. — Fleurit en juillet et août.

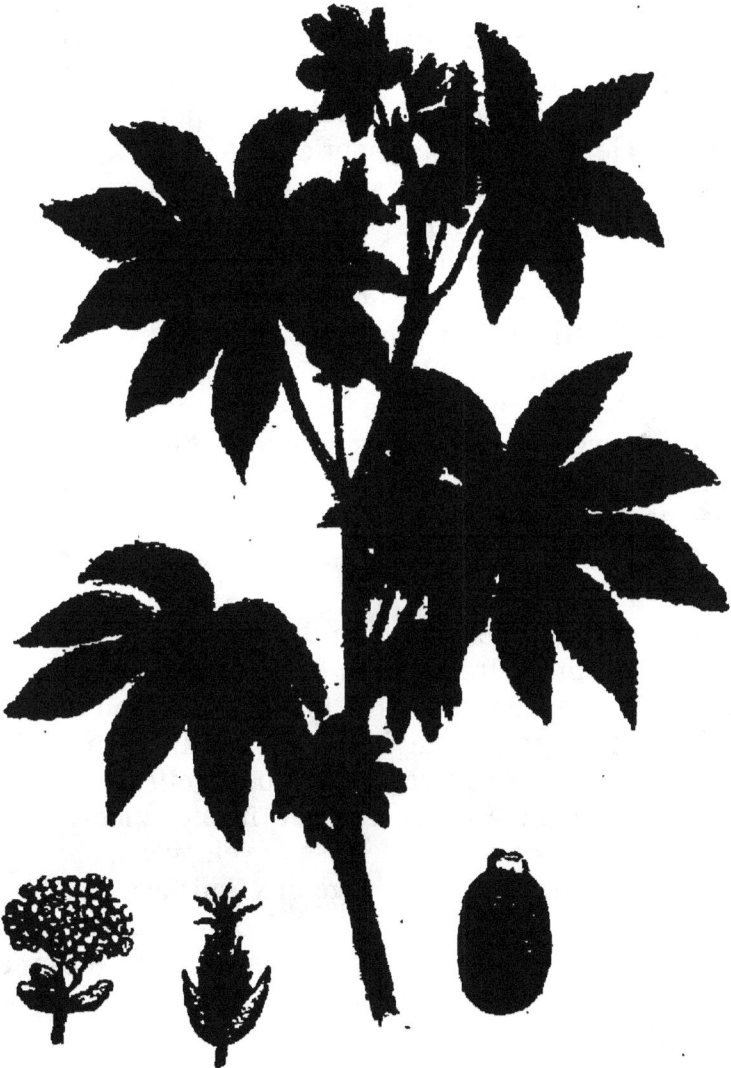

Ricin.
Ricinus communis
— EUPHORBIACÉES. —

RICIN.

Palma christi.

Le Ricin n'est pour nous qu'un intrus. Il s'est introduit de l'Inde, sa patrie. La beauté de son feuillage, la rapidité de sa végétation le recommandent suffisamment. Annuel dans nos pays, il est vivace dans les régions plus chaudes; ses fruits arrivent rarement à maturité dans nos contrées.

C'est à l'huile extraite de ses graines qu'il doit sa réputation médicale. Ces dernières sont éméto-cathartiques, même à la dose de cinq ou six. En plus grand nombre elles produisent de la superpurgation et peuvent occasionner des accidents. On a même prétendu que les graines de Ricin écrasées étaient irritantes, mises en contact avec la peau.

L'huile de Ricin, qui nous intéresse, est un purgatif auquel on s'accoutume, malgré la répugnance que provoque de prime abord l'absorption d'un corps huileux. Comment agit-elle? Elle purge moins que les graines, elle provoque plutôt de l'indigestion qu'une purgation. En tous cas, elle ne provoque pas de coliques ni aucun autre des inconvénients auxquels donnent fréquemment naissance bon nombre de purgatifs.

On prend l'huile de Ricin à la dose de 30 à 60 grammes et ses modes d'administration sont des plus variables. On a préconisé, comme véhicule, le café, le thé, le bouillon bien chaud, l'émulsion sous forme de lait de poule. Enfin nous l'avons vu accommoder avec du cassis, du jus de citron, de l'orange.

La graine fraîche est digérée sans inconvénient. Ses propriétés purgatives ne paraissent se développer qu'avec l'âge. L'huile est usitée pour l'éclairage aux Antilles; combinée au collodion, elle communique à celui-ci une élasticité qu'il n'avait pas auparavant. Elle entre dans la plupart des recettes cosmétiques et des compositions qui passent pour empêcher la chute des cheveux.

Un plant de Ricin dans une chambre est un préservatif assuré contre les moustiques.

Le Ricin est cultivé comme plante ornementale.

RUE.

Rudo (Marseille et Gascogne), *Rugo* (Gascogne).

Pourquoi la Rue est-elle si commune dans les jardins, alors que son emploi se fait presque toujours dans un but criminel? Pline en défendait l'usage aux femmes de son temps. Et pourtant, cette odeur forte, pénétrante, nullement agréable, les dames romaines la recherchaient alors qu'elles abhorraient celle du citron. Serait-ce cette odeur qui aurait fait attribuer à la Rue des vertus qu'elle ne possède pas? On raconte que le fameux *antidote de Mithridate,* trouvé par Pompée, était composé de vingt feuilles de Rue, pilées avec des noix sèches, un peu de sel et deux figues.

Un vieux conte assure qu'une belette, qui voudrait combattre un serpent, n'aurait qu'à manger de la Rue auparavant. Avoir de la Rue dans son jardin est encore, dans le sud-ouest, garantie de bonheur.

Pour nous, la Rue est un emménagogue puissant et un stimulant énergique qui ne devrait être employé pour l'usage interne que sur l'ordonnance du médecin. A dose élevée, elle peut amener la mort. C'est aussi un antihémorragique qui, en certains cas, devra être préféré au Seigle ergoté. L'épilepsie y a cherché un remède, aussi bien que la danse de Saint-Gui et l'hystérie. Ses vertus anthelminthiques ont été célébrées. Enfin sa poudre passait pour détruire les verrues.

Le fameux vinaigre antiseptique, dit *Vinaigre des quatre voleurs,* comprenait de la Rue. Vous pouvez le préparer comme suit :

Absinthe, Petite Absinthe, Romarin, Sauge, Menthe, Rue, Lavande.	60 gr. de chaque.
Acore, Cannelle, Girofle, Muscade, Ail.	8 gr. de chaque.
Camphre	15 gr.
Vinaigre radical	60 gr.
Vinaigre fort.	4 kil.

On fait macérer quinze jours. Le Vinaigre des quatre voleurs passait pour un préservatif assuré des maladies contagieuses.

Plante dangereuse. La Rue croît dans les lieux arides du midi de la France.

Lieux arides du Midi. — Fleurit en juin et juillet.

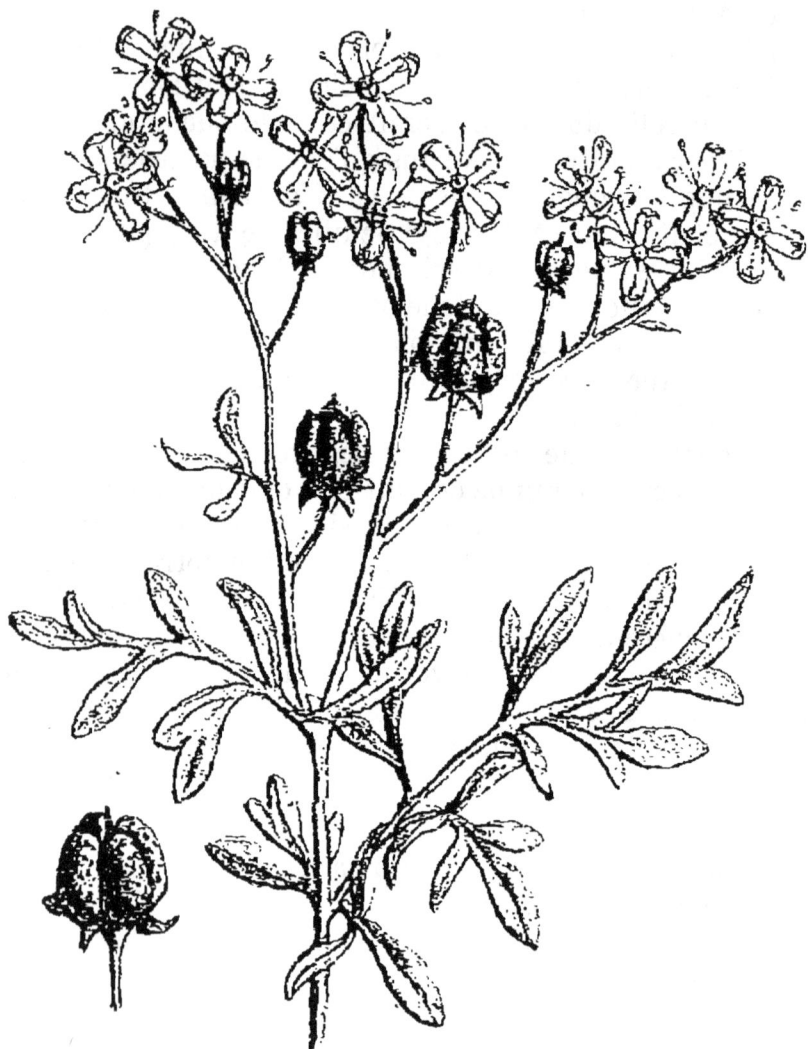

Rue.
Ruta graveolens.
— Rutacées. —

Haies, bord des champs. — Fleurit de mai en juillet; fructifie en août et septembre.

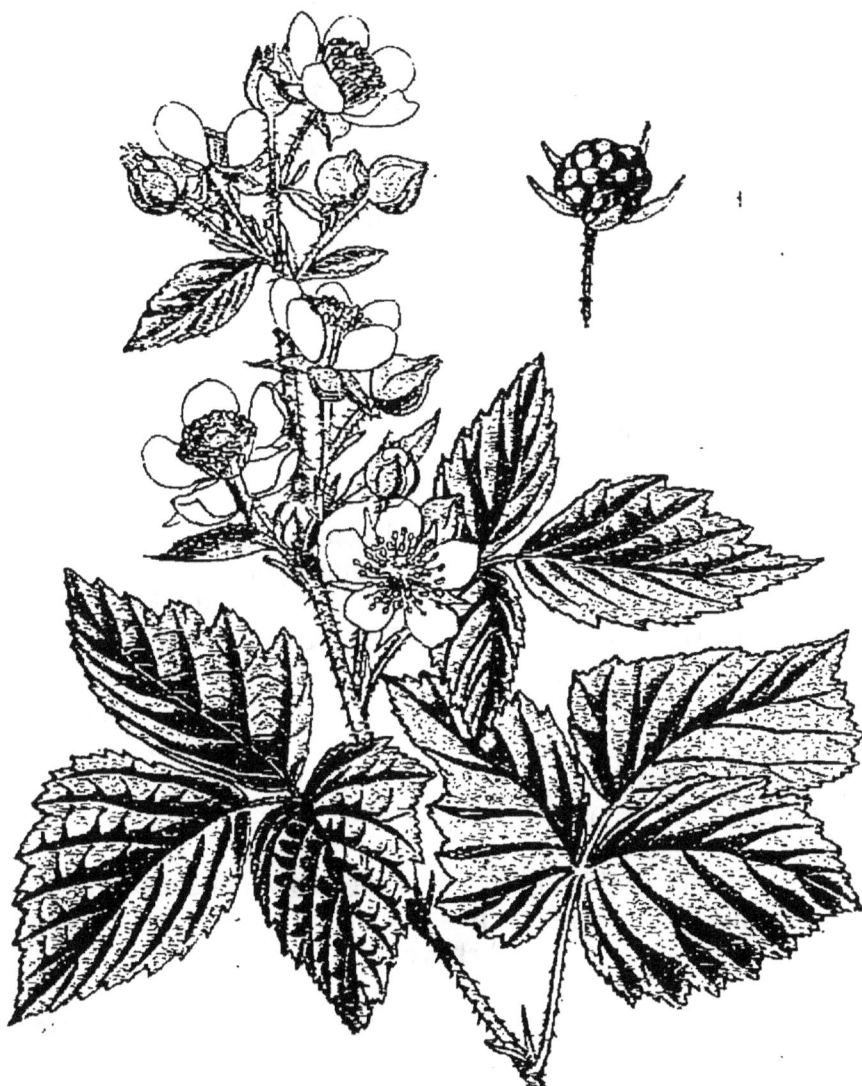

Ronce.
Rubus caesius.
— Rosacées. —

RONCE.

Pelavin (Marseille), *Arroumi, Roumias* (Marseille), *Amouros*
(Gascogne), *Roumégos* (Gascogne).

On ne nous en voudra pas de ne pas donner le signalement
des Ronces. Nous serions le bien venu si nous indiquions le
moyen d'en débarrasser les haies, les bois et les champs, ou
tout au moins de les faire pousser sans épines. Celles qui
croissent au bord des chemins, dans les moissons, sont peu
redoutables; elles répondent au nom de *Rubus caesius*. Il
n'en est pas de même de celles des haies et des fourrés,
armées d'épines meurtrières. Linné les appelait *Rubus fruti-
cosus,* et les botanistes de nos jours les ont baptisées de quantité
de noms spécifiques souvent barbares.

Les enfants mangent les fruits des Ronces auxquels ils
donnent le nom de *mûres;* on a conseillé de les recueillir
pour en faire une liqueur vineuse et de l'alcool. On en fait
aussi des confitures.

Les feuilles qui, seules, ont de l'importance pour nous,
brillent au premier rang des astringents, que tout le monde
connaît et recherche, pour l'usage interne ou externe. Il n'est
pas de mal de gorge qui ne fasse appel à la tisane de Ronces
(15 à 20 grammes pour un litre d'eau en décoction). Il est à
remarquer que c'est un contre-sens d'employer la feuille de
Ronce en tisane que l'on boit, tandis qu'on devrait se borner
logiquement à en faire usage comme gargarisme. En tout cas,
le mal n'est pas grand. L'addition de miel rosat ne peut que
rehausser les propriétés de la Ronce et on agira sagement
en la pratiquant.

Le médecin Galien se servait de la racine pour les calculs,
des feuilles pour les blessures, des fleurs et des fruits pour
le crachement de sang. Bœrhave « assure que les racines de
Ronces tirées de terre en février ou en mars et cuites avec le
miel, font un excellent remède apéritif et propre contre
l'hydropisie ».

Les fruits passaient pour peu sains et on empêchait, en
Angleterre, les enfants d'en manger, parce qu'on croyait qu'ils
engendraient la galle et la teigne. Les médecins grecs leur
attribuaient l'inconvénient de donner des maux de tête.

Les Ronces croissent partout, dans toute la France.

ROSE.

Rouzié (Gascogne), *Rozo* (Gascogne).

La Rose est bien certainement la reine des fleurs; on l'a dit et redit et on ne se lasse pas de le répéter. D'aucuns lui trouvent un défaut, celui d'avoir des épines. C'est vrai, mais, pouvons-nous leur répondre, il existe des roses sans épines. Malheureusement elles ont perdu du côté de la fleur, de son coloris, de son parfum, l'avantage qu'elles ont acquis.

C'est de la *Rose cent-feuilles* que sont issues les plus belles variétés que l'on cultive de nos jours. Le type sert à préparer l'eau de Roses qui se fait par distillation, l'essence de Roses et l'huile rosat. L'eau de Roses entre dans la plupart des collyres. L'essence est un parfum de haut bord et d'un prix toujours élevé.

L'essence de roses est extraite en Turquie, en Bulgarie, de la *Rose cent-feuilles,* ainsi que de la *Rose de Damas* qui est encore plus odorante et plus suave. Dans l'Inde, en Perse, à Tunis, on en fait également, ainsi que dans le midi de la France, où existent des cultures instituées dans ce but; à Grasse, à Cannes, à Nice. L'essence de roses est souvent falsifiée avec l'essence de *Géranium rosat* d'Algérie, celle de *Schœnanthus,* etc.

L'eau de roses est préparée en grand dans le midi de la France. Il est loin le temps où les pharmaciens faisaient eux-mêmes leur récolte de fleurs et leur eau distillée de Roses!

Une autre rose, dite *Rose-rouge,* par opposition à la précédente qui est la *Rose pâle,* porte encore le nom de *Rose de Provins.* Apportée, dit la légende, à Provins, par les Comtes de Champagne au retour des croisades, la Rose de Provins s'est répandue dans toute l'Europe où elle existe à l'état demi-sauvage sous de nombreuses formes. Ses fleurs, qu'on remplace souvent dans le commerce par celles d'un *Rosier de Bengale* cultivé en Provence, sont employées dans la préparation de la *Conserve de Roses* et du *Miel rosat,* médicament astringent qui entre dans la plupart des collutoires et des gargarismes. Elles doivent leurs propriétés astringentes au tanin qu'elles renferment.

La Rose cent-feuilles est cultivée sous de nombreuses formes; le type est assez rare.

Cultivé. – Fleurit de juin en juillet.

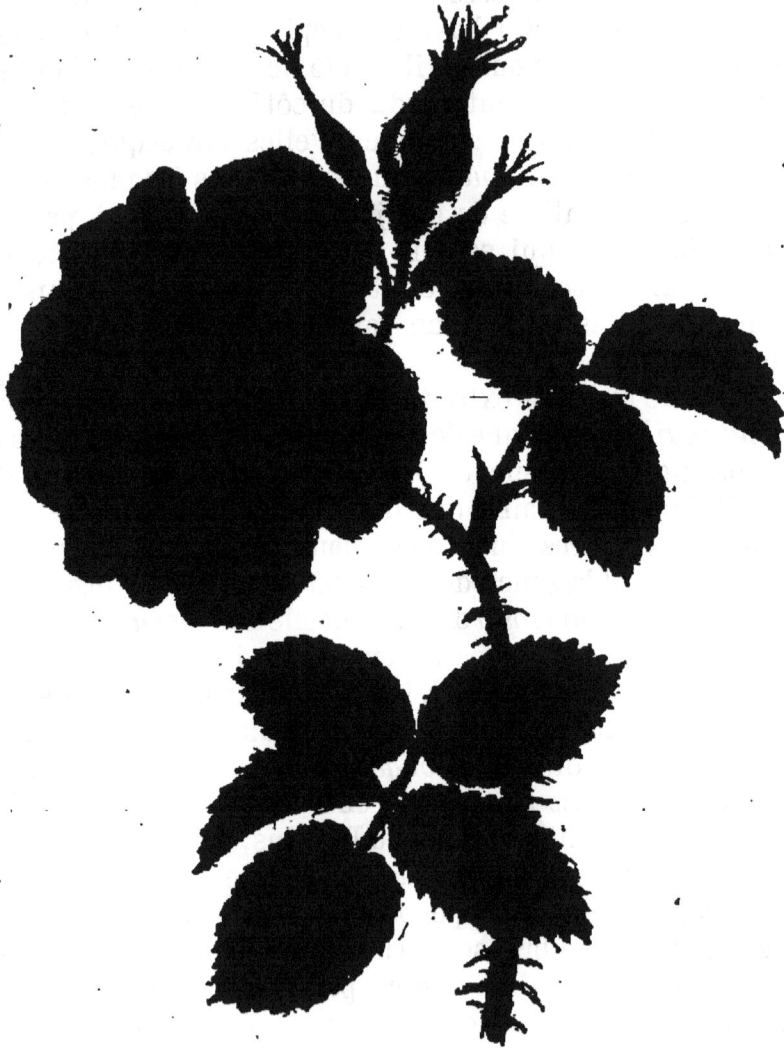

Rose.
Rosa centifolia.
— ROSACÉES. —

Lieux pierreux et arides du Midi. – Fleurit toute l'année.

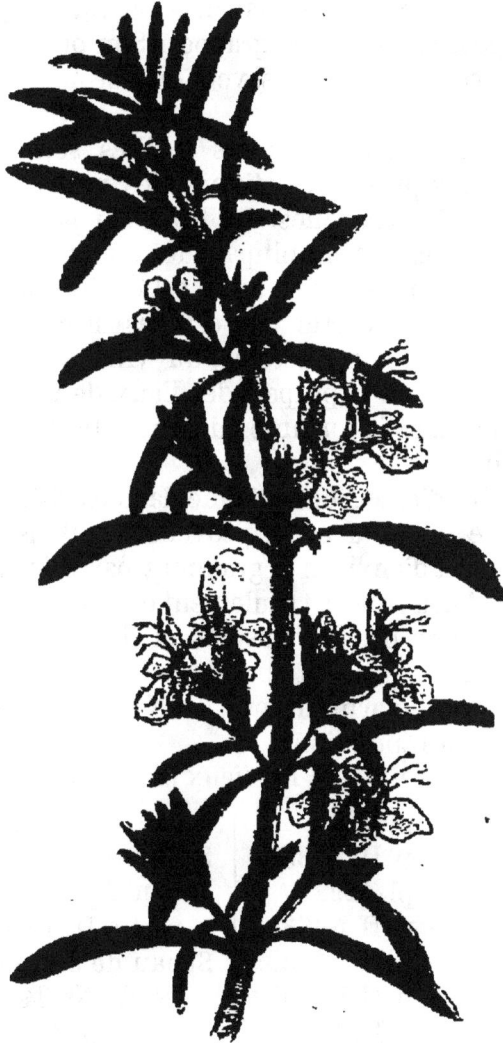

Romarin.
Rosmarinus officinalis.
— Labiées. —

ROMARIN.

Roumaniou (Marseille), *Roûmam* (Gascogne).

Le Romarin a sa place marquée au jardin avec la Lavande. Il forme un petit arbuste qui garde ses feuilles, d'un vert grisâtre; ses fleurs sont blanches ou lilacées, tachetées de violet, disposées en petites grappes. Son odeur pénétrante et forte plaît cependant; sa saveur est aromatique, chaude et âcre.

Les sommités fleuries et les feuilles sont employées en tisane, que ses propriétés stimulantes rendent efficace dans les catarrhes des bronches. Le Romarin partage cette communauté d'action avec la plupart des labiées dont nous avons déjà parlé. La dose pour infusion est de 10 grammes pour un litre d'eau. Il fait partie des espèces aromatiques, du Thé suisse, de l'alcoolat vulnéraire, du vinaigre aromatique, du vin aromatique, de la plupart des Eaux de Cologne, etc. Son essence entre dans la formule du Baume tranquille, du Baume Opodeldoch.

La quantité d'essence, contenue dans les différentes parties de la plante, varie avec sa provenance. Dans le midi de la France, elle est d'environ 3 grammes par kilo, tandis qu'aux environs de Paris, elle est seulement de 1 gr. 50. Elle provoque chez les animaux des convulsions et des accès d'épilepsie.

Une tradition, qui s'est maintenue, veut que ce soit à l'abondance du Romarin, autour de Narbonne, que le miel de ce pays doit sa réputation.

Le Romarin croît dans les lieux pierreux et arides du Midi.

SÉNEÇON.

Séneçon des oiseaux, Sanissou (Gascogne).

Un vieux dictionnaire, fait par un académicien, dit du Séneçon : « Plante médicinale qui sert dans les lavements et dont on nourrit les lapins. » Il faudrait ajouter à cela que le Séneçon est surtout connu pour la part qu'il prend à la nourriture des petits oiseaux. Nous n'en aurions probablement point parlé, s'il n'était revenu sur l'eau, en ces derniers temps, après avoir été profondément oublié.

Il est sans odeur, sa saveur est à peu près nulle, aussi rien en lui n'autorisait à reconnaître les propriétés qu'on lui a attribuées. Il est émollient et résolutif, bon à faire des cataplasmes, des lavements, des lotions en guise de farine ou de graine de lin. Cuit dans du lait ou frit avec du beurre frais, on l'applique sur les articulations gonflées et endolories par la goutte, sur les seins engorgés, sur les hémorroïdes.

A l'intérieur, son suc passait pour anthelminthique, mais on ne l'emploie plus dans ce but. Tout récemment on a préconisé le Séneçon comme emménagogue.

D'autres Séneçons indigènes sont entrés, plus ou moins, dans la médecine populaire. L'*Herbe à Jacob* (Senecio Jacobaea), abondant dans les prairies, a été recommandé comme vulnéraire, apéritif et résolutif. Le suc du *Senecio Cineraria*, plante souvent cultivée pour la blancheur argentée de son feuillage, passe pour guérir la cataracte.

Tragus, au xvie siècle, n'approuvait pas l'usage du Séneçon à l'intérieur. D'autres médecins au contraire assuraient que « son suc mêlé avec la bierre ou sa décoction mêlée avec le miel ou le raisin de Corinthe, purge assez doucement par haut, et que ce remède est utile dans la jaunisse, les intempéries du foye, les fleurs blanches et même dans le vomissement et le crachement de sang. » Boerhave recommandait le suc en gargarisme et dans les inflammations de la gorge.

En Angleterre, le suc était usité par les maréchaux qui le donnaient aux chevaux, comme remède contre les vers.

Le Séneçon croît partout, surtout dans les jardins et les cultures.

Jardins, champs. — Fleurit toute l'année.

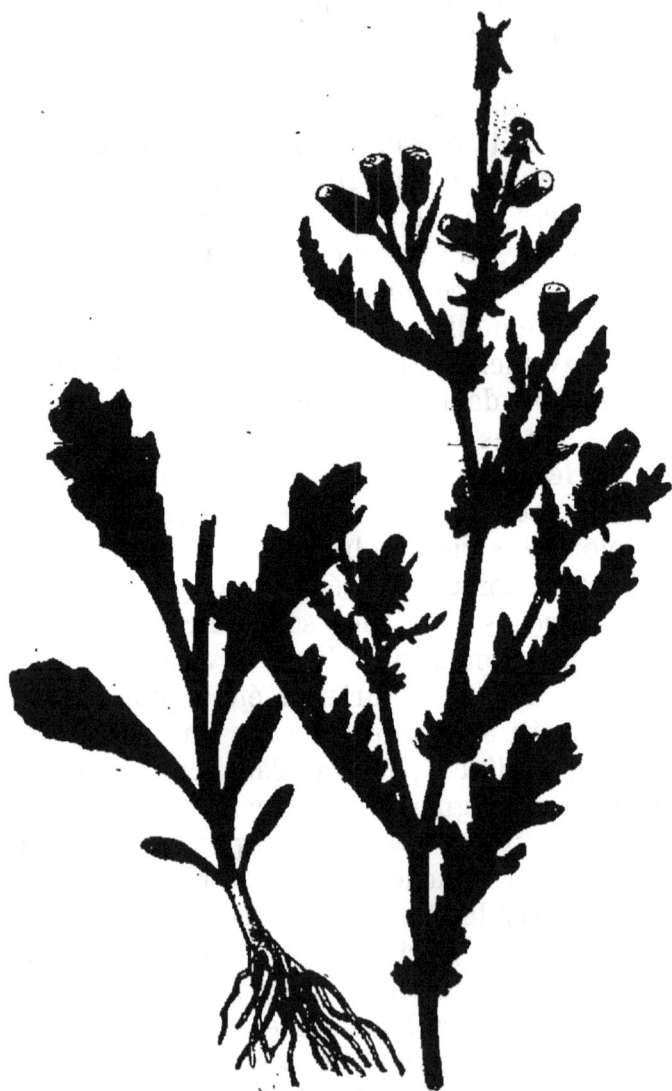

Séneçon.

Senecio vulgaris.

— COMPOSÉES. —

Bords des chemins, berges des rivières, talus des chemins de fer.
Fleurit de juillet en septembre.

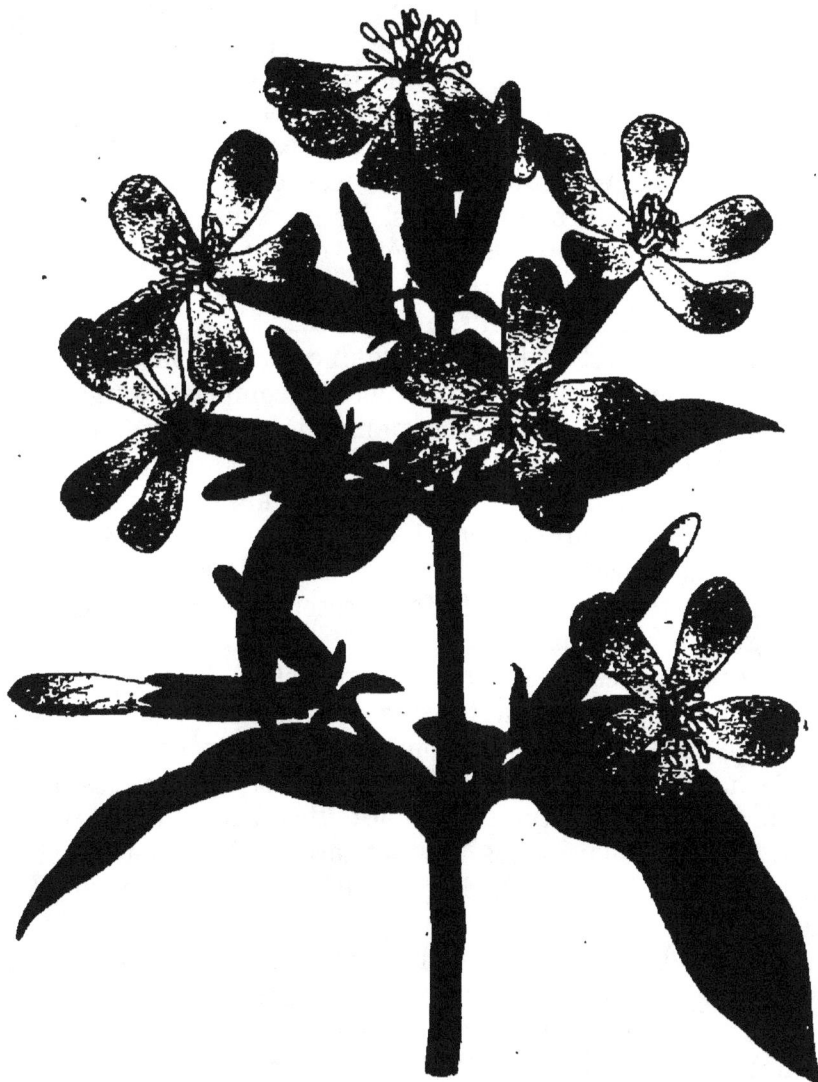

Saponaire.
Saponaria officinalis.
— CARYOPHYLLÉES. —

SAPONAIRE.

Herbe à foulon, Savonnière, Sabouniéro (Marseille), *Erbo dé Sabou* (Gascogne), *Sabounéto* (Gascogne).

La Saponaire s'est attachée depuis longtemps à l'homme ; elle le suit au jardin où ses longues racines tenaces s'implantent en s'étendant en tous sens. Les haies des villages la recèlent presque toujours. Elle orne de ses bouquets de fleurs rosées, en forme d'Œillets, les lieux vagues, les prairies humides, le bord des rivières et abonde le long des voies ferrées. On en cultive fréquemment une variété pour la beauté de ses fleurs qui sont doubles.

La Saponaire est restée l'objet d'une certaine faveur dans la classe populaire. La plante entière, y compris les racines, est journellement employée comme dépurative, dans les engorgements viscéraux, à la dose de 60 grammes pour un litre d'eau en décoction. On la considère aussi comme antirhumatismale, vermifuge et à haute dose comme un émétocathartique, efficace dans le traitement de la goutte et de la syphilis. Le suc en était autrefois prescrit ; on en prenait de 150 à 200 grammes par jour.

La Saponaire est redevable de son action à la *Saponine*, qui est toxique à assez faible dose. C'est cette même substance qui fait employer la saponine pour les usages de l'économie domestique. On s'en sert pour laver les lainages, au lieu de savon, ce qui explique, avant toute autre raison, la présence de la Saponaire dans tous les jardins de la campagne. L'introduction en Europe du bois de Panama lui a causé quelque tort.

Autrefois, la Saponaire passait pour aider « à ceux qui ont le foye mal disposé, à la toux et à ceux qui ne peuvent respirer, s'ilz ne tiennent la teste droicte, prinse avec miel à la mesure d'une cuillière. Elle faist bon ventre. Elle mesme prinse avec du Panay et de la racine de Cappres rompt les pierres et les iecte par l'urine... elle provoque à esternuer, et broyée avec miel et distillée dans le nez, elle purge par la bouche. » Enfin, autre propriété merveilleuse, elle guérissait, au dire de Pline, ceux qui avaient l'haleine courte.

La Saponaire croît dans toute la France.

SAUGE.

Thé de France, Saouri (Marseille), *Saoubio* (Gascogne).

La Sauge est un petit arbrisseau, que l'on rencontre encore dans beaucoup de jardins avec la Lavande, le Romarin, la Menthe. Elle fait partie des plantes aromatiques que les gens de la campagne ont honorées de leur confiance.

Les médecins anciens ont attribué à la Sauge de nombreuses propriétés curatives. L'École de Salerne a surenchéri et n'a pas hésité à dire : » Pourquoi meurt-il l'homme qui a de la Sauge dans son jardin? « A quoi il a été répondu : « Les jardins ne fournissent pas de remèdes à la mort. » Quelle était la cause de ces mirifiques vertus et de cette innocuité complète? C'est que des crapauds se tenaient toujours au pied de cette plante et en tiraient tout le venin. Sauge vient d'ailleurs de *Salvare* qui veut dire sauver.

A notre époque, on admet encore que les feuilles et les sommités fleuries de Sauge sont toniques, stimulantes, digestives et, comme telles, excellentes en infusion à la dose de 10 gr. pour 1000. Nous connaissons un esprit élevé, sur qui la superstition et les légendes n'ont pas de prise, qui croît à la Sauge et prend chaque jour sa tasse de tisane. La saveur de la Sauge est piquante et l'odeur aromatique et agréable.

Infusée dans du vin rouge, la Sauge donne un bon vin aromatique dont on usera avec succès pour nettoyer les plaies infectieuses; elle entre dans la composition des espèces aromatiques, du thé suisse, de l'alcoolat vulnéraire, etc. Les feuilles sèches, macérées dans l'eau-de-vie pendant quinze jours, servent à préparer une liqueur cordiale qui ragaillardit et réchauffe, à la dose d'une cuillerée à café dans une tasse d'infusion de tilleul. Cela vaut bien l'Eau de Mélisse des Carmes. La Sauge est encore fréquemment employée dans la médecine vétérinaire.

La fleur, dit Fuchs, est « crochue comme le bec d'un aigle ». La plante « noircit les cheveux » : dans les piqûres faites par certains poissons marins, elle guérit, « mais elle estonne et engourdit le lieu blessé ». Voilà des aspects sous lesquels nous ne connaissions pas la Sauge.

La Sauge croît sur les coteaux secs du midi de la France.

Coteaux secs du Midi. — Fleurit de mai en juillet.

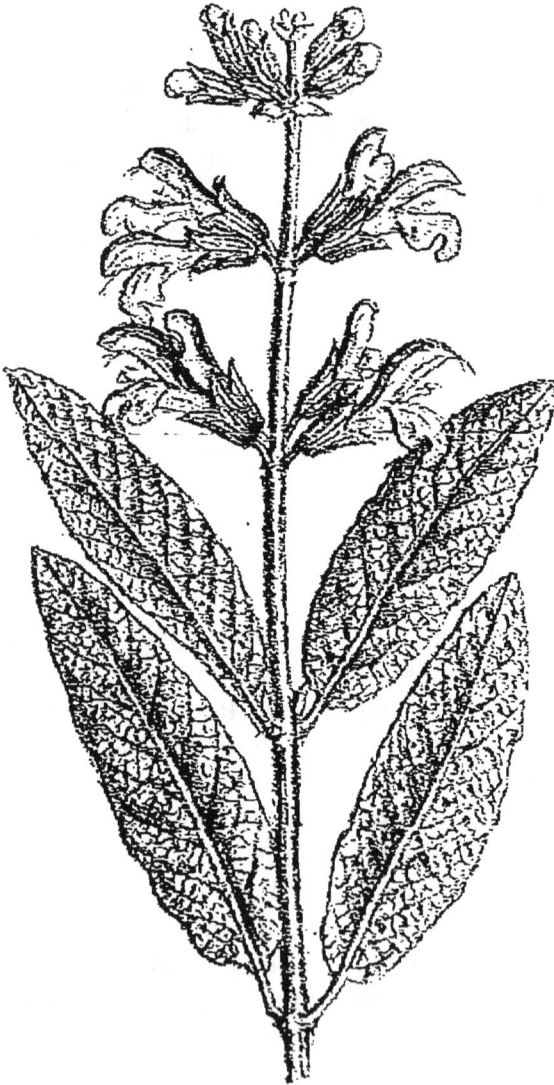

Sauge.
Salvia officinalis.
— Labiées. —

Moissons, fossés. — Fleurit de juin en août.

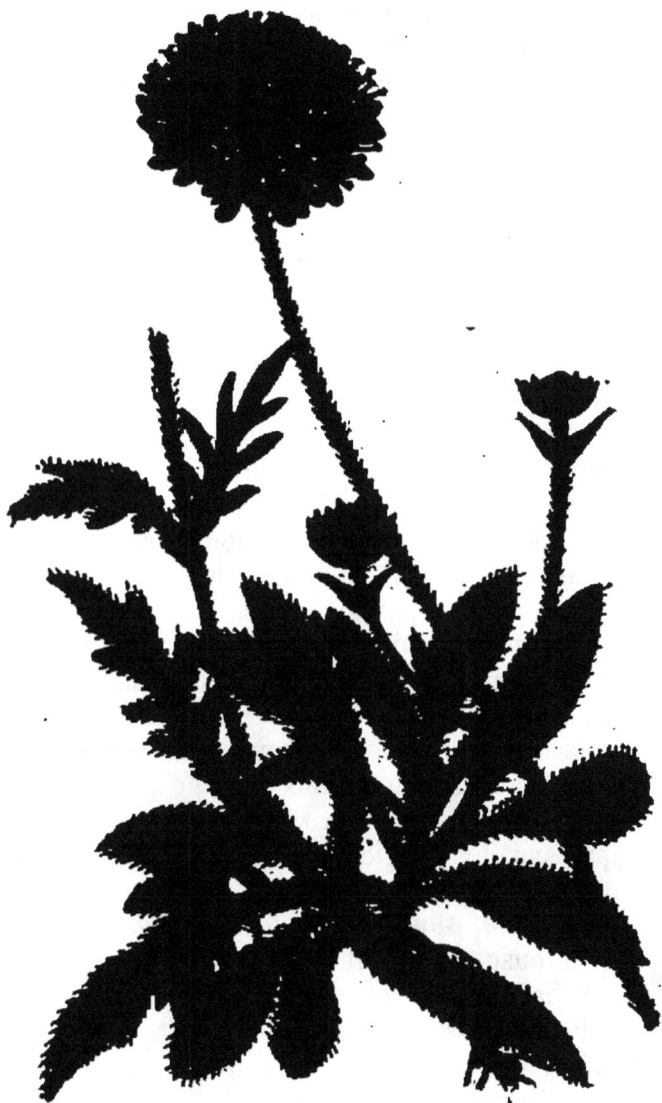

Scabieuse.
Knautia arvensis.
— DIPSACÉES. —

SCABIEUSE.

Bossée, Langue de vache.

La Scabieuse lève sa tête violette au milieu des moissons;
elle se mêle au rouge éclatant des Coquelicots, à l'azur des
Bluets, au pourpre violacé des Nielles. Ses fleurs, en tête
arrondie, ne sont plus guère usitées ; cependant le populaire
n'a pas encore abdiqué toute croyance en elles. L'infusion
de fleurs ou de feuilles à la dose de 30 à 60 grammes
pour un litre d'eau, le suc de feuilles seul ou combiné à
d'autres plantes, sont encore quelquefois préconisés comme
dépuratifs, sudorifiques contre les maladies de la peau. Le
nom de Scabieuse ne rappelle-t-il pas d'ailleurs celui de la
gale, en latin *Scabies*? De là à guérir la pneumonie, la pleu-
résie, la phtisie, etc., il n'y avait qu'un pas.

Une autre espèce de Scabieuse, qui, elle, appartient au
genre *Scabiosa,* tandis que la Scabieuse des champs est un
Knautia, a joui aussi de propriétés analogues. On se bornait
à l'usage des feuilles qui passent même pour vénéneuses,
sans que le fait soit bien prouvé. C'est la *Succise* ou *Mors du
diable* (Scabiosa Succisa), ainsi appelée de ce que sa racine
est échancrée dans son milieu, ce qui lui communique une
apparence de morsure. Ce serait aussi un emménagogue que
Chomel recommandait à la dose d'une demi-poignée de
feuilles ou de racines sèches, qu'on faisait bouillir dans un
litre d'eau et réduire à une chopine; on en prenait un grand
verre matin et soir. Son rhizome est, paraît-il, employé
comme appât par les taupiers. Les deux Scabieuses sont
amères et astringentes dans tous leurs organes.

Geoffroy, en 1750, nous apprend que les feuilles et les
fleurs de Scabieuse servaient à fabriquer l'eau distillée de
Scabieuse. On faisait suer avec un gros de Thériaque et un
gros de Laudanum dissous dans six onces d'eau de Scabieuse.
Ce bon Geoffroy oublie de nous dire que la Thériaque et le
Laudanum contiennent tous deux de l'Opium. La décoction
était un remède contre les dartres, qu'il fallait bassiner pendant un mois. Un onguent fait avec le suc de Scabieuse guérissait le charbon.

La Scabieuse croît dans les moissons et les fossés; la Succise dans les prairies et les bois.

SAFRAN.

On se fera une juste idée du Safran en pensant aux *Crocus*. Mais ici les feuilles paraissent avant les fleurs, tandis que, dans les *Crocus*, elles naissent en même temps. Pour les usages de la médecine on s'adresse aux *stigmates*. (Voir la figure à gauche sur notre planche.) La quantité de fleurs qu'il faut dépouiller de ces organes, pour livrer au commerce le produit dont la thérapeutique a besoin, explique le prix toujours élevé du Safran. Les fleurs sont épanouies pendant un ou deux jours; c'est à ce moment qu'on fait la cueillette. Les stigmates sont placés sur un tamis de crin, au-dessus d'un réchaud chauffé avec de la braise. Il se fait une perte de poids considérable qui n'est pas moindre des quatre cinquièmes. Cent grammes de Safran sont fournis par 500 grammes de stigmates frais provenant eux-mêmes de 8.000 fleurs environ; ce qui exigerait 80.000 fleurs pour le kilogramme. Il n'est donc pas étonnant qu'on ait cherché à l'adultérer de tant de façons.

C'est le Gâtinais qui a depuis longtemps en France la spécialité de la culture du Safran. Le produit d'Angoulême est moins estimé.

Le Safran est de couleur orangé-vif ou foncé; son odeur est forte et agréable, très tenace; sa saveur amère. C'est un emménagogue populaire (1 à 2 grammes pour un litre d'eau-de-vie), quoique ses propriétés ne soient pas très marquées. Ses qualités excitantes, stimulantes et même narcotiques sont réelles et l'ont fait employer contre l'asthme, la coqueluche, l'hystérie. Dans toutes ces affections on peut l'employer en infusion (8 à 10 filaments pour une tasse à thé). Le Safran entre dans la composition du *Laudanum de Sydenham*, de la *Thériaque*, du *Sirop de dentition de Delabarre*, etc. Comme condiment, il fait partie de la bouillabaisse, du Kari, etc.

Le pouvoir colorant du Safran est considérable; un milligramme peut communiquer une teinte jaune à 700 grammes d'eau.

Le Safran, d'origine probablement orientale, n'est que cultivé chez nous.

Souchet, voir partie II. Nº 347.

Cultivé. — Fleurit de septembre en novembre.

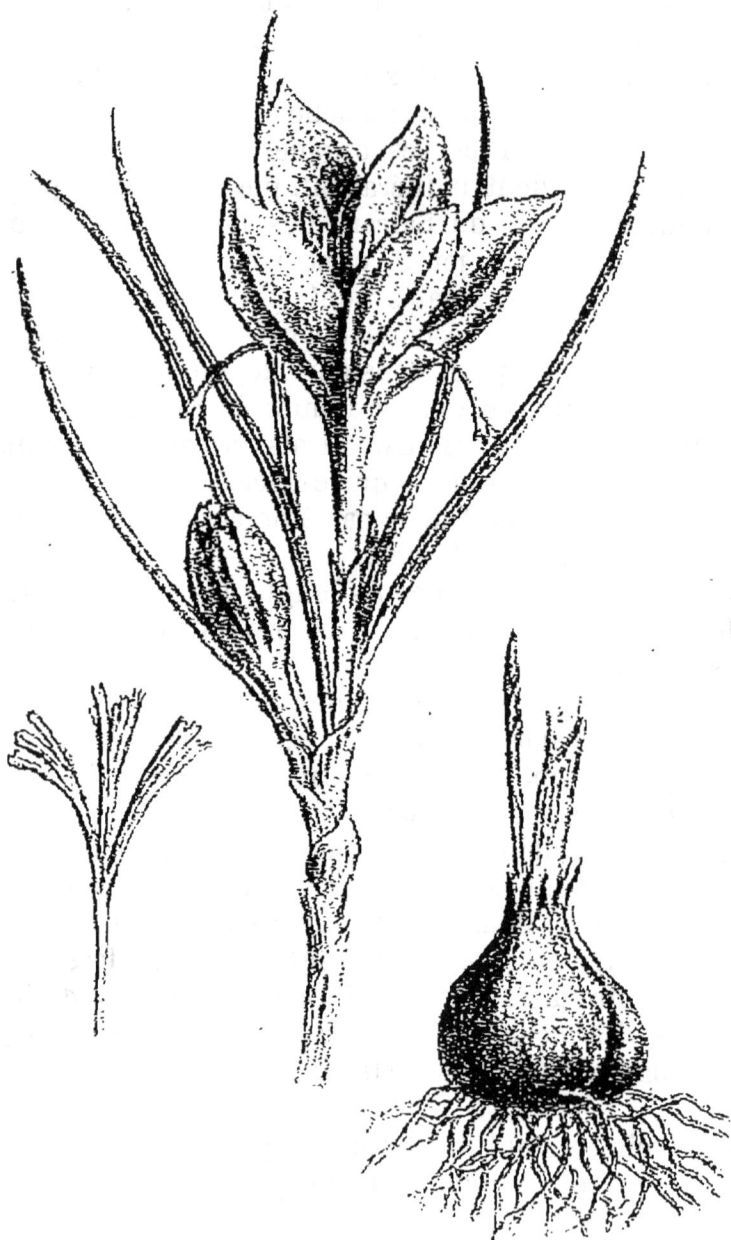

Safran.

Crocus sativus.

— IRIDÉES. —

Pelouses, coteaux secs. — Fleurit de juin en septembre.

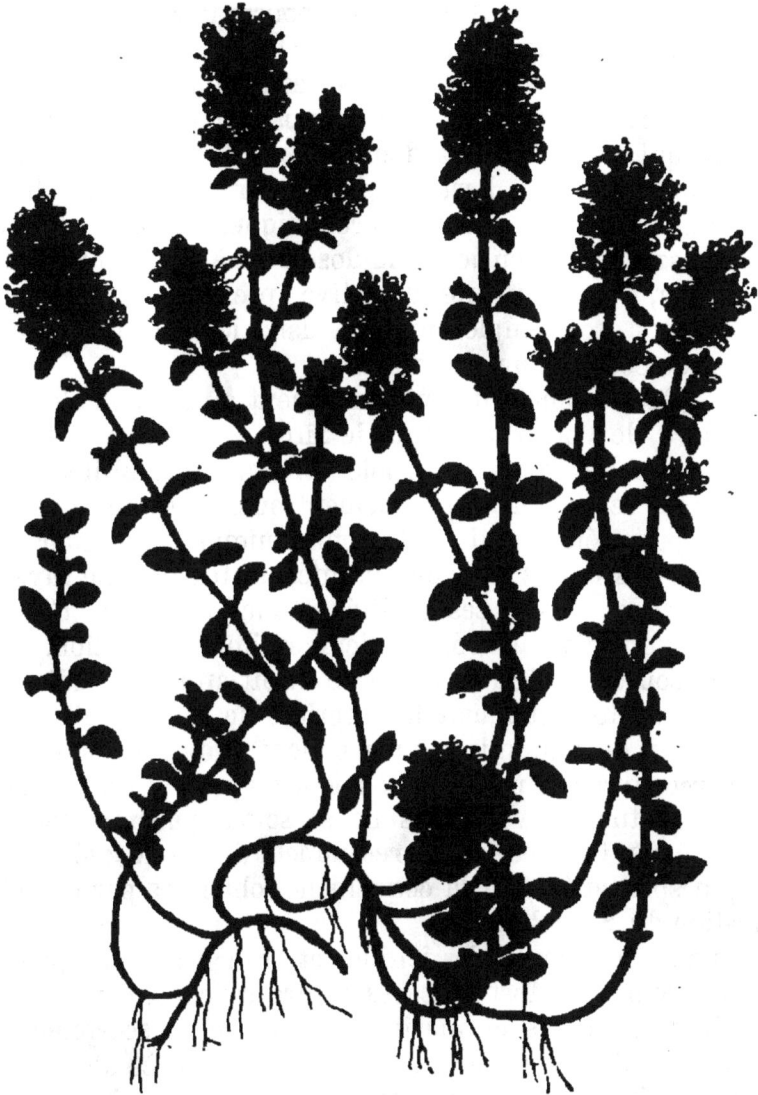

Serpolet.
Thymus serpyllum.
— LABIÉES. —

SERPOLET.

Thym sauvage, Sarpoulet (Marseille), *Serpoulet* (Gascogne).

Inutile de cultiver le Serpolet ; on pourra faire sa provision
sur les friches, au bord des routes, sur les coteaux ensoleillés,
qu'il agrémente de ses longues touffes appliquées sur le sol.
De ses fleurs purpurines, il orne nos campagnes ; de son
parfum, qui s'exhale aux ardeurs du soleil, il les embaume.

Ses applications à l'art de guérir sont, à peu de chose
près, celles des autres labiées aromatiques. L'infusion faite
avec ses sommités fleuries, à la dose de 5 à 15 grammes par
litre d'eau, est stimulante, digestive après les repas, expectorante, et a son emploi marqué dans les cas de rhumes
bénins, de coqueluche, de catarrhe.

Les espèces aromatiques en renferment, ainsi que l'alcoolat
vulnéraire, le vin aromatique, le Sirop de Désessart. Il ne
faut pas oublier que le Serpolet, malgré l'humilité de sa
végétation, se rehausse grandement aux yeux du gourmet
par les propriétés qu'il a de communiquer à la chair des
lièvres et des lapins qui l'ont brouté, un fumet, une saveur
toute spéciale. C'est à ces qualités que les *lièvres de Champagne* doivent d'avoir conservé leur antique réputation.

Mais écoutez un peu ce qu'on en disait au temps jadis. Le
grand Linné lui attribuait la propriété de dissiper l'ivresse
et les maux de tête qui en proviennent. Roy affirmait qu'il
faisait recouvrer la parole aux apoplectiques. Il est fâcheux
que ses vertus merveilleuses ne se soient pas maintenues
jusqu'à nous. On a parlé plus récemment de cas de guérisons,
presque spontanées, de la coqueluche, obtenues par l'administration du Serpolet.

Plus anciennement « les feuilles et branches du Serpollet,
cuites en vin, sont fort efficaces contre serpens, contre sco-
lopendres terrestres et marines, et contre les scorpions. Il
les fait fuir de son odeur, si on le brusle auprès d'eux... et
par ce le mèsle on en la viande des moissonneurs, à ce que si
par adventure, quand ils sont las, le sommeil les surprend,
ils puissent seurement reposer, contre les bestes venimeuses,
qui, en temps de moisson, hont coutume de poindre et blesser
de leur venin. »

Le Serpolet est abondant dans toute la France.

SOUCI DES JARDINS.

Fleur de tous les mois, Soussi (Gascogne).

Nul n'ignore le Souci, cette plante aux fleurs jaune-orangé qui pare le plus humble des jardins. Son odeur est aromatique, désagréable et pénétrante, sa saveur âcre et amère. De ses propriétés on n'en a retenu qu'un petit nombre : il se contente maintenant d'être stimulant, emménagogue, antispasmodique, fébrifuge, ce qui est déjà joli. Comme tel, on l'emploie dans la jaunisse, les affections scrofuleuses, l'hystérie, etc.

Les feuilles pilées servaient jadis en applications sur les tumeurs scrofuleuses et sur les verrues. Les boutons floraux conservés dans le vinaigre passent pour pouvoir remplacer les câpres.

Le fleurs de Souci se prennent en infusion à la dose de 30 à 60 grammes par litre d'eau. Celles du *Souci des champs*, un peu plus petit dans toutes ses parties, sont réputées cordiales et sudorifiques. Toutes deux ont servi à falsifier le Safran, ainsi qu'à donner au beurre une coloration spéciale.

Quelle est l'étymologie du mot Souci? Le bon Léonard Fuchs va nous la donner : « L'herbe que les latins appellent Caltha ou Calendula est nommée en François Soulsie, de ce mot *Solsequium*, qui est à dire, suyvant le soleil : parce que sa fleur s'ouvre au soleil levant et se ferme au soleil couchant. » Le mot *Calendula* peut se traduire, par fleur de tous les mois, « parce qu'en toutes les calendes, c'est-à-dire au premier jour du mois elle semble rejetter ». Déjà au xvi⁰ siècle, on le cultivait partout et « à peine trouve-t-on un jardin auquel elle ne vienne en abondance ».

Le Souci était, chez nos pères, malgré son odeur désagréable et sa saveur âcre, utilisé en salades et comme condiment pour les sauces. Le suc guérissait les maux de dents; « quand on a la grande douleur de dents, on trouvera que c'est très présent et singulier remède. » Enfin, signalons une recette d'autrefois pour teindre les cheveux : « La fleur aussi est fort bonne pour faire venir les cheveux jaunes. »

Le Souci est partout cultivé et se ressème tout seul.

Staphysaigre, voir partie II. N⁰ 348.
Stoechas,   —   —   II. N⁰ 349.

Cultivé. — Fleurit de juin en août.

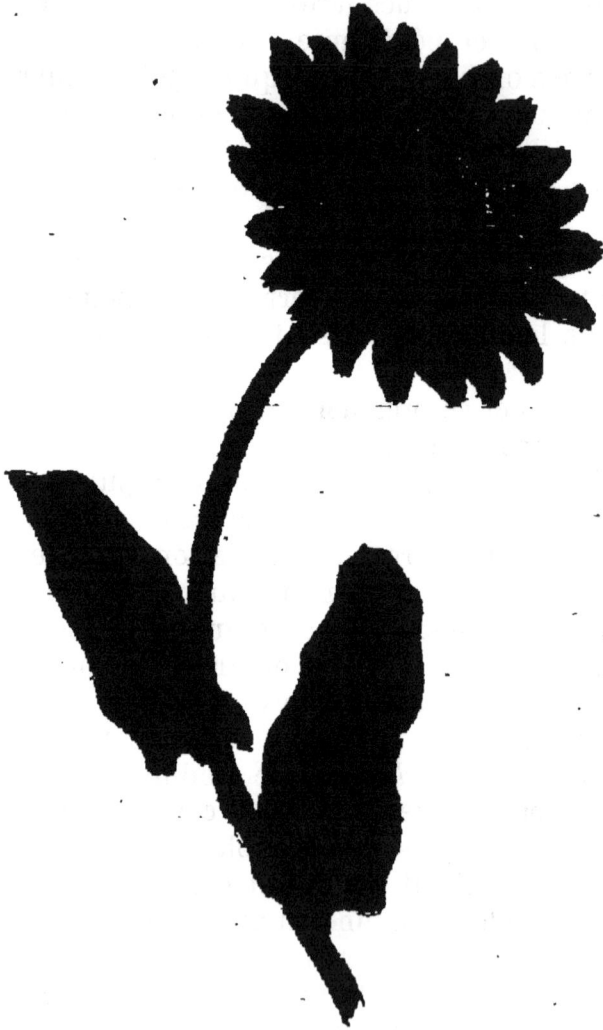

Souci des jardins.
Calendula officinalis.
— COMPOSÉES. —

Décombres, lieux incultes et cultivé. — Fleurit en juillet et août.

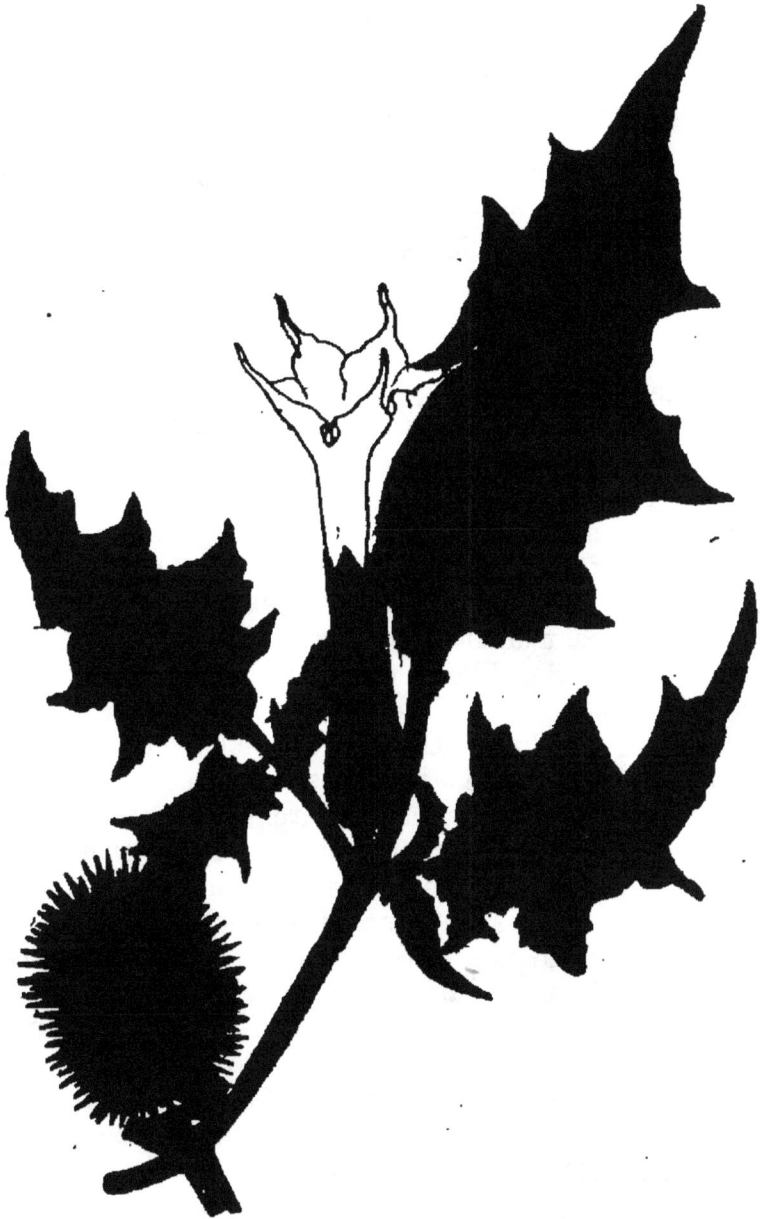

Stramoine.
Datura Stramonium.
— Solanées. —

STRAMOINE.

Herbe à la taupe, Pomme épineuse, Herbe aux sorciers,
Endormie, Candélès (Gascogne).

La Stramoine apparaît, sans qu'on sache comment, dans les jardins, les lieux cultivés. Ses larges feuilles élégamment conformées, ses belles fleurs blanches en cornet, ses fruits chargés de piquants, la distinguent à première vue et ne permettent pas de la confondre. Il n'est pas jusqu'à son odeur vireuse, désagréable, qui ne lui serve de signalement.

Ses vertus sont narcotiques et calmantes. Ne les a-t-on pas cependant quelque peu exagérées, quand on a dit qu'il était imprudent de s'arrêter dans son voisinage. Sans aller jusque-là, il faut reconnaître que le *Datura* est vénéneux, que ses propriétés ont été connues de longue date et mises à contribution, d'où les noms qu'il porte dans le langage populaire.

A l'intérieur, la Stramoine est quelquefois employée, dans le traitement des maladies nerveuses de la face, la coqueluche, la gastralgie. Elle a été usitée avec résultat pour combattre la manie, les hallucinations; dans la rage et l'hystérie, elle n'a pas brillé. C'est surtout sous forme de cigarettes que la Stramoine agit, dans les accès d'asthme. Il est peu d'asthmatiques qui ne recourent à son emploi ou à celui des cigarettes de Belladone. On peut fumer sans inconvénient jusqu'à 2 grammes de feuilles, en ayant soin de s'arrêter dès qu'on ressent le moindre malaise.

L'empoisonnement par la Stramoine est combattu efficacement par l'opium et surtout par le café noir dont il faut faire prendre des doses considérables. Il est utile de commencer par faire vomir la personne intoxiquée.

Les propriétés toxiques de la Stramoine n'ont rien qui doive nous surprendre. Les diverses parties de cette plante renferment en effet de la *Daturine* qui est un mélange, à proportions variables, d'*Atropine*, principe de la Belladone, et d'*Hyoscyamine*, principe actif de la Jusquiame. Le Datura n'a pas d'action sur les herbivores; il paraît que les maquignons en donnent aux chevaux pour les engraisser.

Plante très dangereuse. Le Datura, originaire de l'Inde, croît maintenant dans toute la France.

Sumac, voir partie II. No 350.

SUREAU.

Sambiquié (Marseille), *Schagut* (Gascogne).

Les baies de Sureau tendent à disparaître et c'est vraiment dommage. Admettons, si vous le voulez, qu'elles étaient parfois bien envahissantes, mais leur masse vert-foncé, la profusion de fleurs odorantes dont elles se revêtaient, compensaient cet inconvénient. L'odeur des feuilles froissées est aussi désagréable que celle des fleurs est plaisante.

Nous nous adressons encore à la fleur de Sureau. Son infusion est vulnéraire et sudorifique à la dose de 5 grammes pour un litre d'eau. Elle entre dans la composition de thés purgatifs et des espèces sudorifiques. A l'extérieur sa décoction est usitée en lotions, collyres, injections (20 à 50 grammes pour 1.000). Avec les feuilles, on peut confectionner des cataplasmes qu'on applique sur les brûlures et les hémorroïdes. Bouillies dans le lait, elles sont regardées comme purgatives.

Toutes les parties du Sureau sont susceptibles, et à juste titre, d'être utilisées comme émeto-cathartiques; leur l'action peut aller jusqu'à provoquer de la cholérine. Aussi ne faut-il s'en servir qu'avec ménagement. Les bourgeons sont vomitifs. La seconde écorce de la racine est purgative et a été préconisée contre l'hydropisie. On en fait une macération dans le vin de Malaga (60 grammes pour 200 grammes de vin) dont il ne faut pas prendre plus de 30 grammes par jour. A cette dose, l'effet purgatif est presque toujours accompagné de vomissements. Le suc de la racine était employé, mêlé au lait ou à la bière, et agissait, en sus, comme diurétique au bout de quelques jours.

Les baies de Sureau servaient à préparer le *Rob de Sureau* qui a eu jadis une grande vogue comme sudorifique et purgatif. Mais leur principal usage a été pour colorer les vins. En Angleterre on en retire encore par fermentation une liqueur alcoolisée.

La moelle de Sureau est d'un emploi journalier dans les laboratoires de micrographie pour faire les coupes microscopiques.

Le Sureau croît dans toutes les parties de la France.

Tamarix, voir partie II. N° 351.

Bois, haies. — Fleurit en juin-juillet. — Fructifie en septembre.

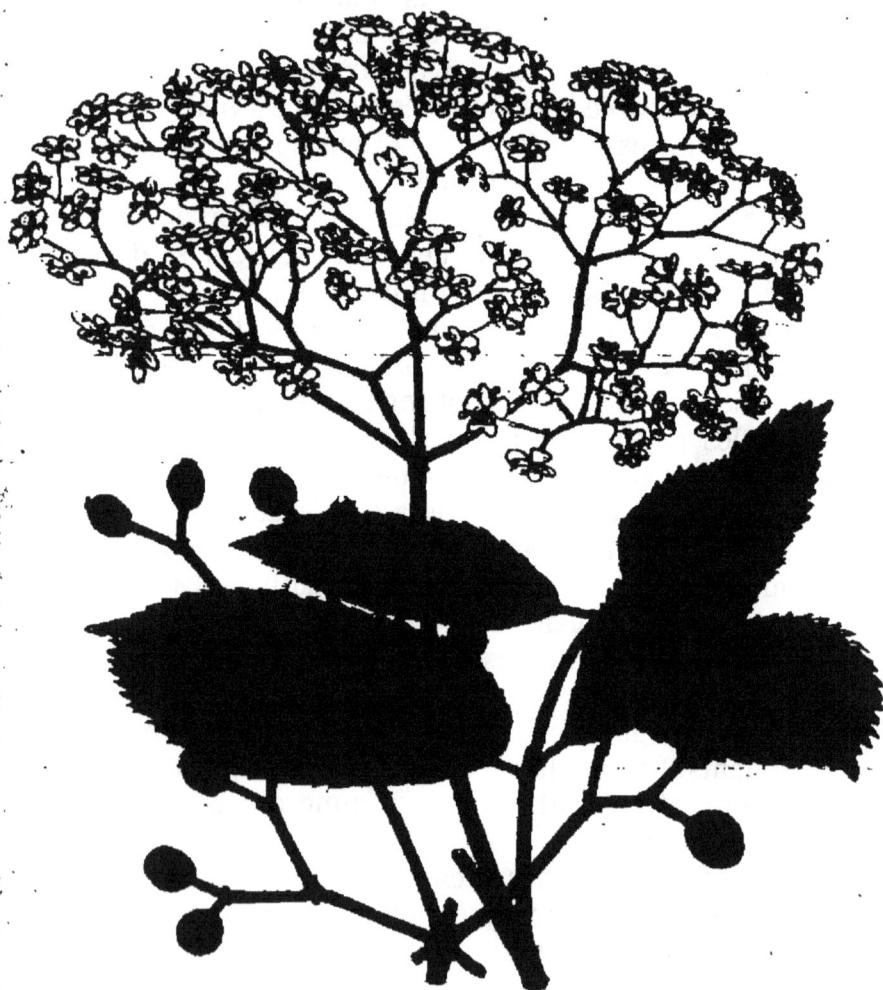

Sureau.
Sambucus nigra.
— CAPRIFOLIACÉES. —

Cultivé. — Fleurit en juillet et août.

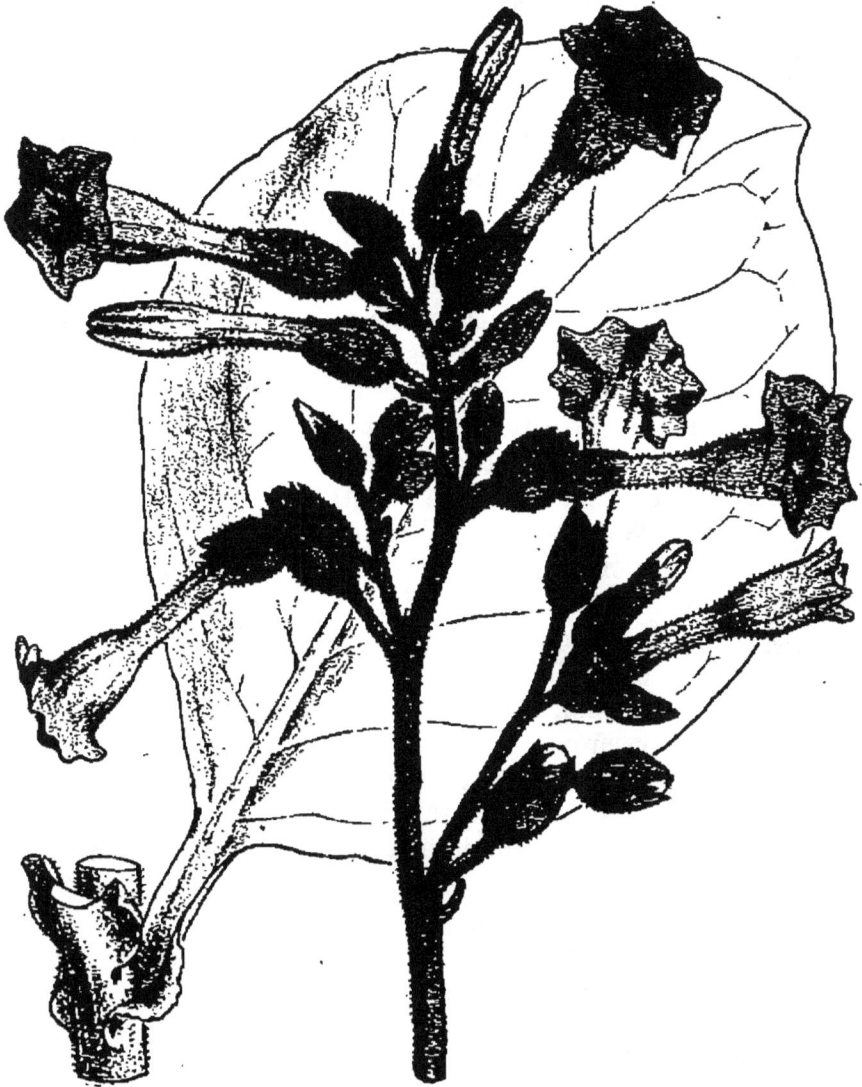

Tabac.
Nicotiana Tabacum.
— Solanées. —

TABAC.

Herbe à tous maux, Nicotiane, Herbe à la reine, Pétun.

En l'an 1560, le Portugal cultivait les premiers pieds de Tabac ; plus tard cette plante parvint en Italie et en Angleterre, et c'est Jean Nicot qui en envoya des graines en France, à Catherine de Médicis.

Le Tabac, défendu d'abord par l'Église, est presque devenu une matière de première nécessité, dont la consommation procure des revenus considérables aux gouvernements qui ont établi un impôt sur sa consommation. Inutile donc d'insister, si ce n'est sur ce point que le Tabac renferme toujours de la *Nicotine* en quantité d'ailleurs variable : il est pourvu d'un arome spécial dans chaque région. Rappelons aussi, avec les hygiénistes, qu'une pipe *culottée*, c'est-à-dire saturée, doit être impitoyablement rejetée. Le cigare lui-même ne doit être fumé qu'aux deux tiers.

Le Tabac emprunte à la Nicotine ses propriétés narcotiques, qui sont inférieures à celles de la Stramoine et de la Belladone, tout en étant beaucoup plus irritantes. Il ne faut donc user du Tabac, en thérapeutique, qu'avec prudence, et son emploi est d'ailleurs très rare.

On prescrit le tabac en lavements, pour réduire les hernies (4 grammes des feuilles sèches pour 250 grammes d'eau bouillante.) L'infusion est un remède populaire pour la destruction de la vermine. L'aspiration de la fumée de Tabac produit un effet remarquable sur les vomissements incoercibles des femmes enceintes La digestion est souvent facilitée par le Tabac ; après le repas, on pourra donc fumer sans inconvénient, à la condition de ne pas commettre d'abus, et de n'être pas atteint d'affections cardiaques.

Le Tabac, étant un poison, peut amener chez les fumeurs des accidents connus sous le nom de *Nicotinisme chronique*, qui se manifestent surtout quand on use du cigare ou de la cigarette. Le Tabac agit aussi sur la vision, et certains cas d'amaurose n'ont pas d'autre cause. — Que faut-il en conclure ? Ne faites pas comme moi et comme beaucoup d'autres, et ne fumez pas.

Plante très dangereuse à l'intérieur. Le Tabac est en France l'objet de grandes cultures monopolisées par l'État.

TANAISIE.

Barbotine, Herbe aux vers, Erbo dés bérs (Gascogne).

La Tanaisie est une fort belle plante au feuillage sombre, très élégamment découpé, aux larges et compacts bouquets de fleurs du plus beau jaune brillant. L'odeur en est vive et pénétrante, la saveur aromatique et amère.

Cette belle Composée doit être retirée du nombre des plantes dont les propriétés médicales sont peu marquées. La Tanaisie est, en effet, douée de propriétés actives, dues à son essence, et qui peuvent amener de la paralysie, de la péritonite ou même la mort. L'usage prolongé en doit donc être proscrit.

A la campagne on la regarde comme tonique et fébrifuge ; l'hystérie, la chlorée, l'épilepsie y ont recours, mais sans résultat bien manifeste. Elle est vermifuge, à n'en pas douter, et ses semences peuvent remplacer le *Semen-contra*.

Pour les besoins de la médecine, on se sert de l'infusion des sommités fleuries à la dose de 4 à 15 grammes pour un litre d'eau. Le cataplasme des feuilles, appliqué sur le bas-ventre, passait pour vermifuge, et Geoffroy rapporte qu'un malade, ainsi traité, rendit trente-deux vers intestinaux. On prétend que les feuilles, mises entre les matelas, chassent infailliblement les punaises et les puces.

L'essence, qui jouit des propriétés abortives de l'essence d'Absinthe et de celle de Rue, est toxique et ses effets sont mortels à la dose de 4 à 6 grammes. Préconisée contre la rage, comme vaccination, *elle produit, en injection intraveineuse,* des phénomènes très curieux, auxquels on a donné le nom de *rage tanacétique,* qui rappellent ceux de la rage et du tétanos.

La Tanaisie fait partie des espèces anthelminthiques, avec l'Absinthe, la Camomille romaine et le Semen-contra. Autrefois, son suc était usité contre les engelures. On accommodait avec les feuilles des gâteaux qu'on mangeait au temps de Pâques, car « ils fortifient l'estomac et dissipent les vents que les aliments de carême engendrent ». Enfin la plante entrait dans le fameux *Orviétan*.

La Tanaisie croît au bord des rivières, des chemins, le long des voies ferrées.

Thé, voir partie II. N° 352.

Fossés, bords des chemins et des rivières. — Fleurit de juillet en septembre.

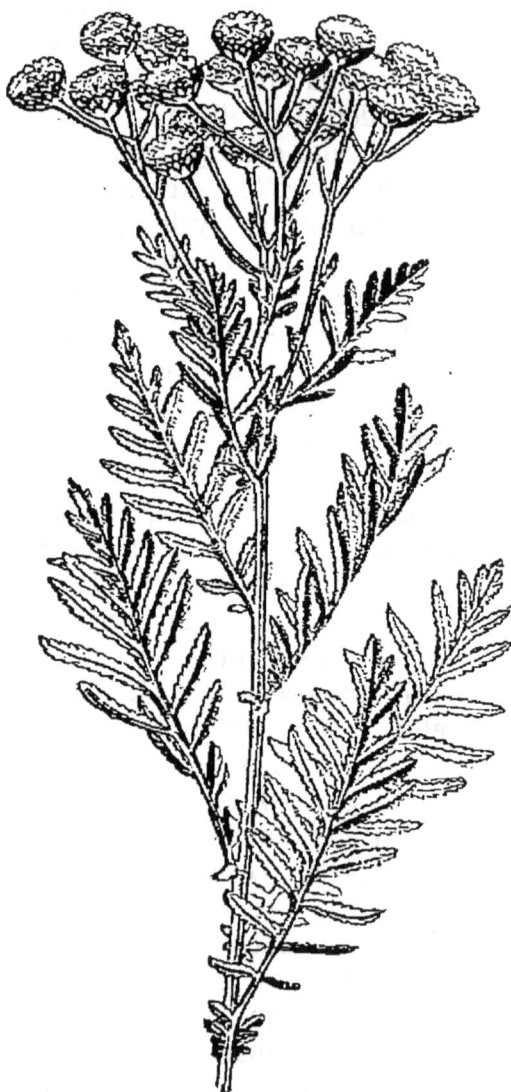

Tanaisie.

Tanacetum vulgare.

— COMPOSÉES. —

Bois secs, sablonneux. — Fleurit en mai et juin.

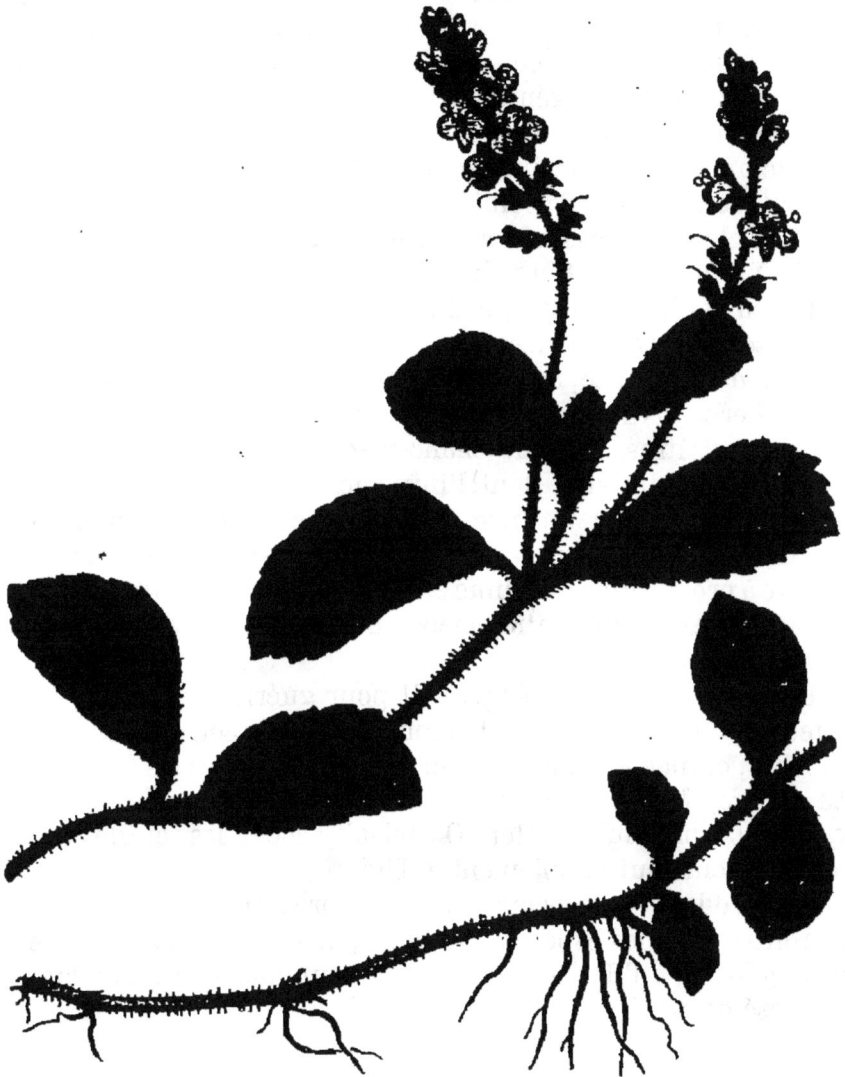

Thé d'Europe.
Veronica officinalis.
— Scrofularinées. —

THÉ D'EUROPE.

Véronique mâle, Herbe aux ladres.

On connaît assez le Thé de Chine, pour que l'expression Thé d'Europe puisse paraître étrange ; nos pères ne voyaient pas si loin et, à l'époque où le Thé se payait presque au poids de l'or, il fallait s'ingénier à le remplacer ou tout au moins à découvrir quelque simple qui en approchât. Le Grémil a longtemps eu une certaine vogue, mais la Véronique officinale a tout détruit, à tel point qu'un petit livre, de la fin du xviie siècle, est consacré tout entier aux merveilleuses vertus de la Véronique ou Herbe à Thé.

On en est bien revenu, depuis que le prix du Thé de Chine a baissé. Malgré cela, les gens de la campagne, en certaines parties de la France, ont encore confiance dans leur *Thé* : une petite herbe vivace, couchée sur le sol, à petites feuilles duveteuses, grisâtres, à fleurs blanc-rosé. C'est un stomachique émollient et digestif, dont l'infusion se prend à la dose de 20 grammes pour un litre d'eau. La saveur en est désagréable et amère, aussi pourrait-on, peut-être avec succès, mettre à profit cette amertume et employer cette plante comme tonique et excitante, antidyspepsique. L'essai est facile à faire et sans danger.

La Véronique, autrefois passait pour guérir les calculs, les affections de la peau, les hémorragies, le scorbut, les flatuosités, et même pour remédier à la stérilité chez les femmes. La phtisie, le catarrhe pulmonaire, les bronchites ne pouvaient non plus lui résister. On faisait sécher les feuilles qui remplaçaient tout simplement le Thé.

Aujourd'hui, la Véronique, à peu près oubliée, a trouvé un refuge dans les espèces béchiques, où elle tient compagnie au Capillaire, à l'Hysope, etc., et dans un mélange pour Thé, composé de :

Véronique. . . . .⎫
Lierre terrestre. . . . .⎬ 50 grammes de chaque.
Feuilles de Scabieuse, Tussilage .⎭
— Mélisse, Sauge. . . . 10 grammes de chaque.

A prendre en infusion comme le Thé de Chine.
La Véronique se plaît dans les bois secs, sablonneux.

THYM.

Farigoulo (Marseille), *Erbéto* (Gascogne), *Erbos finos* (Gascogne), *Ménudos* (Gascogne).

On ne saurait se passer de Thym au jardin, la cuisine l'exige impérieusement. Il est l'accompagnement obligé des sauces, auxquelles il communique un fumet des plus agréables. En thérapeutique, le Thym est de moindre importance, mais on peut en tirer le même parti que des autres Labiées.

Il entre dans la composition du Thé suisse, des espèces aromatiques, etc. Son essence jouit de propriétés actives, grâce au *Thymol* dont elle renferme moitié de son volume. Elle fait partie du Baume tranquille, du Baume Opodeldoch. Le Thymol, d'un usage journalier, rend les mêmes services que le Phénol dont il n'a pas l'odeur, mais son pouvoir antiseptique est moindre. Dans le tableau des antiseptiques, il se trouve au 30° rang, tandis que le Phénol occupe le 29e. Il est aussi bien moins toxique.

Fuchs a cherché l'étymologie du Thym et il nous dit, dans son langage pittoresque : « Les grecz l'ont nommé Thymus par ce qu'il fait esmouvoir. Aucuns trouvent meilleure ceste étymologie que Thymes ait esté dit comme, Thyæmos, c'est-à-dire poussant le sang. » Le Thym, dit-il encore, « fleurit tard, environ le solstice, quand les mouches à miel le cueillent et commencent à faire le miel ». Ses propriétés n'étaient pas à dédaigner si nous nous en rapportons aux Anciens : « Donnez à ceux qui sont travaillez du mal de joinctures, boire à jeun, quatre dragmes de Thym sec et pulvérisé fort menu avec un cyathe d'Oximel, car il évacue la chaleur et les autres humeurs et le sang meurtri et putréfié qui a en soy une acuité ». Il est bon également pour la douleur « du ralle et des cuisses ».

Au siècle dernier encore, on employait dans la sciatique un cataplasme dont nous reproduisons la formule : « Prenez des feuilles de Thym, de Laurier, Romarin, de chacun une demi-poignée... faites bouillir avec parties égales de vin et d'eau... ajoutez-y ensuite de la farine de Fèves et du son, de chacun 3 onces; du miel, 4 onces. »

Le Thym croît dans les lieux secs du midi de la France; il est partout cultivé.

Lieux secs du Midi et cultivé. — Fleurit en mai et juin.

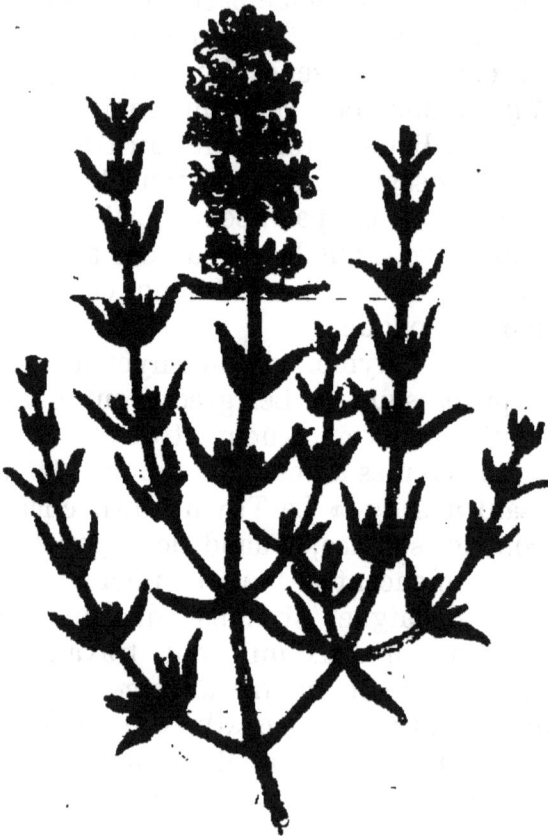

Thym.
Thymus vulgaris.
— LABIÉES. —

Bois, promenades, avenues. — Fleurit en juillet. — Fructifie
en octobre.

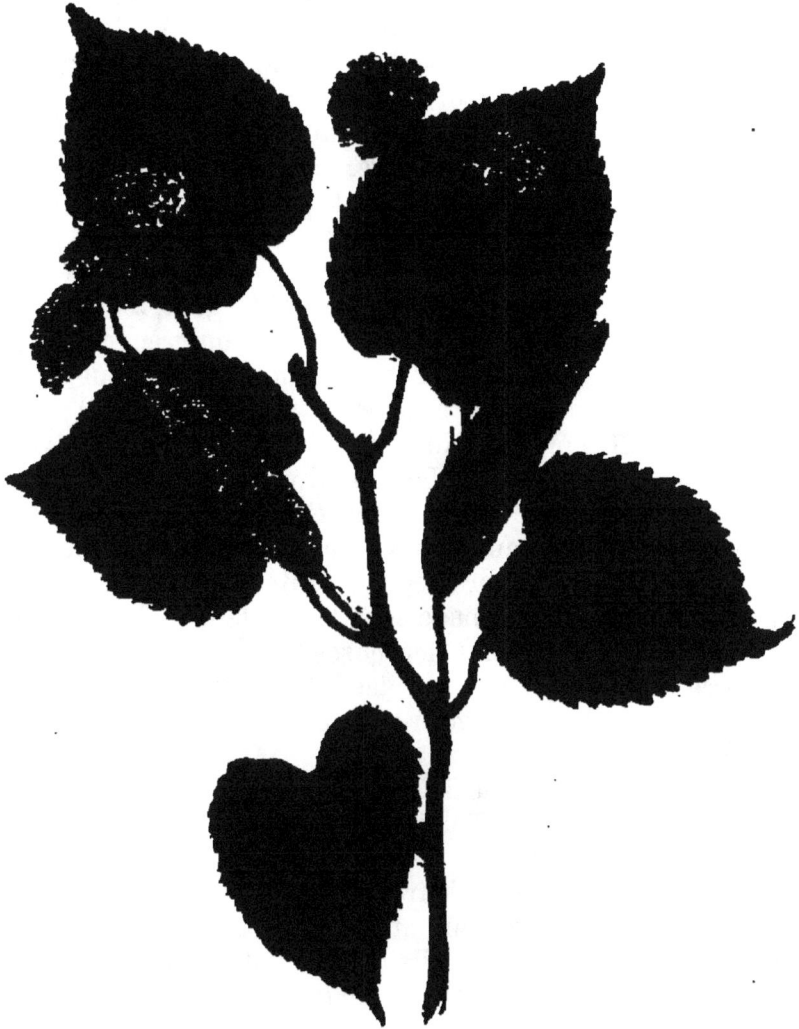

Tilleul.
Tilia parvifolia.
— TILIACÉES. —

TILLEUL.

Tiu (Marseille).

Sully, qui fut un grand homme à une époque où l'espèce
n'était pas rare, avait ordonné de planter des Tilleuls dans
toutes les communes de France; et des Tilleuls, dits de Sully,
existent encore, avec trois siècles sur leur tête branchue.
L'usage de planter le Tilleul en avenue s'est perpétué et il
est peu d'arbres qui se comportent aussi bien. Il est utile à
deux fins; il orne de son feuillage, il donne ses fleurs que
les gens de la campagne ne laissent pas perdre, au risque
même d'endommager les arbres.

Est-il une boisson plus agréable que l'infusion de Tilleul?
Elle vaut largement le Thé et à l'odorat et au goût. D'ailleurs,
le Tilleul, depuis quelques années, jouit d'une grande vogue
aussi bien à Paris qu'à la campagne. Une pincée pour une
tasse à thé fournit une excellente infusion qu'on peut
absorber sans être malade. Nous vous la recommandons vivement et vous y reviendrez. Le Tilleul passe pour antispasmodique et sudorifique; il est moins excitant que le Thé. On
employait autrefois l'eau distillée de Tilleul. Les bains de
fleurs de Tilleul sont encore réputés contre les névroses. N'a-
t-on pas dit que la promenade sous les Tilleuls agissait efficacement sur les personnes nerveuses?

L'écorce de Tilleul renferme des fibres textiles, qui servent à fabriquer des cordages recherchés comme câbles pour
les puits de mine.

La conserve de fleurs de Tilleul était employée au siècle
dernier dans l'épilepsie. C'était aussi un antiépileptique que
l'eau « tirée par incision du tronc de l'arbre vers le collet de
la racine ». L'hydropisie était traitée par la décoction du bois
des jeunes branches de deux ans. Son écorce mêlée à l'eau
de Plantain donnait un excellent liniment contre les brûlures. Les fruits pilés avec du vinaigre et introduits dans
les narines arrêtaient les hémorragies les plus rebelles.

Le Tilleul croît dans les bois montueux; il est fréquemment cultivé.

TUSSILAGE.

Pas d'âne, Plisson, Pé dé pouli (Gascogne).

Les premiers beaux jours font éclore les fleurs du Tussilage, partout où le sol est tant soit peu humide. Ces fleurs jaunes sont les bienvenues, elles annoncent le renouveau. Le botaniste débutant est quelque peu intrigué à leur aspect; il cherche en vain des feuilles qui ne paraîtront que plus tard, ce qui a valu à cette plante le nom de *Filius ante patrem* (le fils avant le père).

Le Tussilage ou le *Pas d'âne*, par ressemblance avec la forme de ses larges feuilles, est une des plantes les plus populaires qui existent. Les fleurs, ou plutôt les capitules, car ce sont des réunions de fleurs nombreuses comme dans toutes les composées, sont très recherchées comme émollientes, béchiques, contre la toux d'où le nom de *Tussilage*. On en fait une infusion avec 20 à 30 grammes pour un litre d'eau. Elles entrent dans la composition des fleurs pectorales ou espèces béchiques avec la Violette, le Pied-de-chat, la Mauve, la Guimauve, le Coquelicot et le Bouillon blanc.

Les feuilles fraîches peuvent être employées pour faire des cataplasmes. Desséchées, on a conseillé de les fumer mêlées au tabac. Les racines elles-mêmes seraient émollientes et Hippocrate déjà en faisait usage.

Les propriétés antiscrofuleuses du Tussilage doivent-elles être prises au sérieux? Les uns affirment leur réalité, d'autres les nient du tout au tout.

Il est étonnant que les médecins anciens n'aient pas connu les fleurs du Tussilage. Dioscoride, Galien, Pline, tout en admettant et en signalant ses bons offices contre la toux, ne parlent que des feuilles ou des racines. D'après Dioscoride, les feuilles sèches « bruslées guérissent ceux qui sont vexez de sèche toux et de difficulté d'alaine, quand par un entonnoir ilz en reçoivent la fumée, la bouche ouverte ». Pline ajoute : « En chasques prinses, il faut gouster du vin cuict. »

Le Tussilage est commun dans toute la France.

Lieux humides et ensoleillés des terrains argileux. — Fleurit en mars et avril.

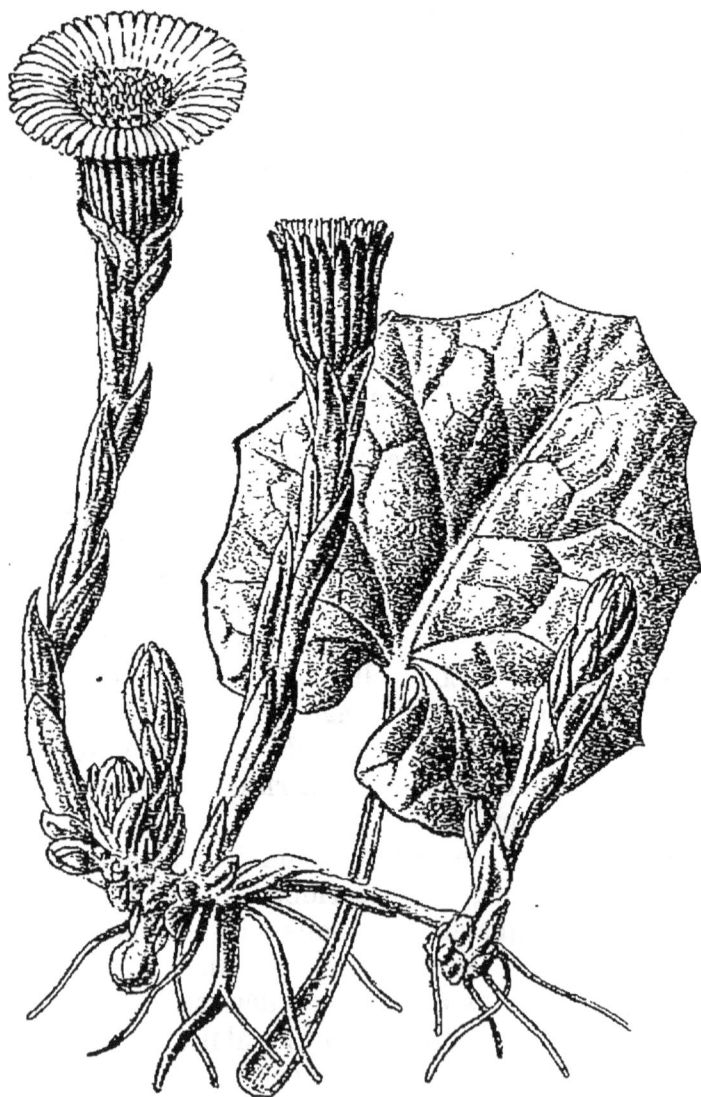

Tussilage.
Tussilago Farfara.
— Composées. —

Prairies humides, bord des eaux. — Fleurit de juin en août.

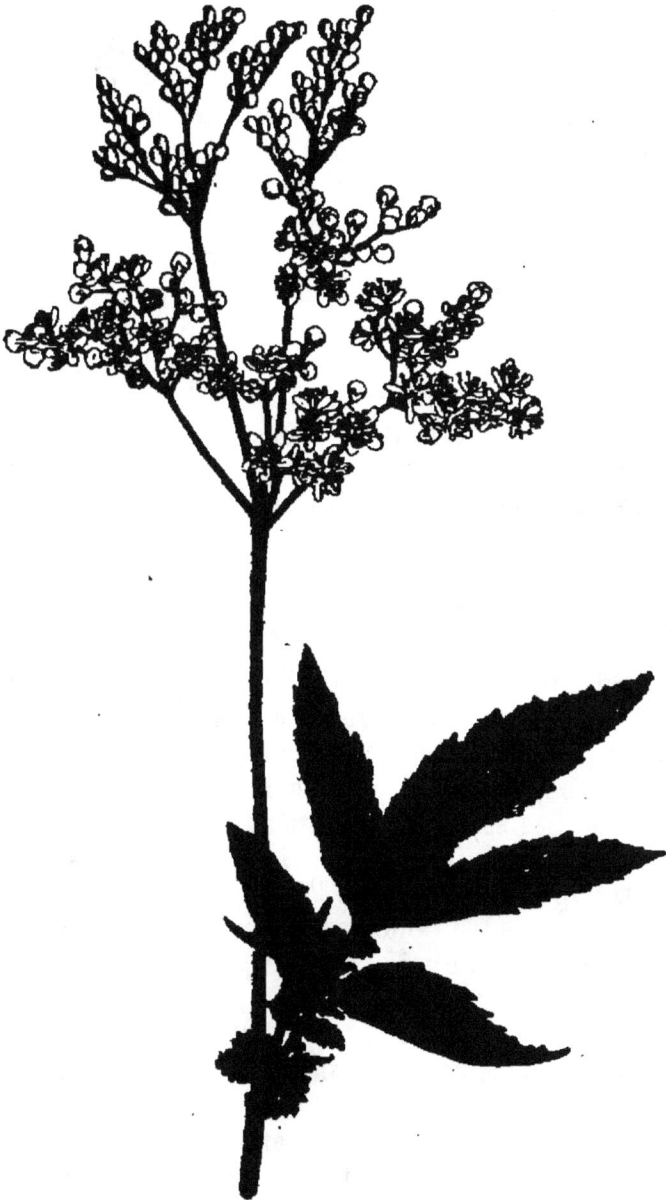

Ulmaire.
Spiraea Ulmaria.
— Rosacées. —

ULMAIRE.

Ornière, Reine des prés, Erbo d'abeillos (Gascogne).

L'élégance et la beauté de cette plante lui ont valu l'un des noms qu'elle porte. Il en est peu, en effet, d'aussi gracieuses dans les prairies et, si les jardins ne l'ont pas admise, ils ont adopté des espèces voisines, qui ont avec elle beaucoup de rapports. Le mot *Ulmaire* rappelle la forme des feuilles, qui ne sont pas sans analogie avec celles de l'Orme.

Toutes les parties de la plante peuvent être utilisées, racines, feuilles et fleurs. Ces dernières ont une odeur douce et pénétrante, qu'elles conservent par la dessiccation. Elles sont diurétiques et agissent avec succès, dans les cas d'hydropisie et d'œdèmes des extrémités. Tessier de Lyon l'a affirmé après le curé Obriot, de la Haute-Marne, qui en faisait grand cas vers 1810 et nous-même l'avons personnellement expérimenté. Les feuilles sont douées d'une légère astringence et peuvent rendre quelques services dans la diarrhée.

La tisane de Reine des prés est fort agréable au goût et se prépare, avec 10 grammes pour un litre d'eau, en infusion et en décoction.

La Reine des prés doit ses propriétés à l'*Hydrure de Salicyle* contenu dans son essence. C'est de l'Hydrure de Salicyle qu'on a extrait d'abord l'*Acide salicylique* dont l'emploi s'est généralisé en thérapeutique et dans l'industrie, soit par lui-même, soit par ses sels et ses dérivés. Ce même acide existe aussi — c'est de là d'ailleurs que vient son nom — dans la *Salicine*, principe amer retiré de l'écorce des Saules.

La Reine des prés n'a donc pas perdu toute la faveur dont elle jouissait autrefois, quoique ses usages aient été fortement restreints. Nous ne connaissons plus l'eau distillée de ses fleurs qui entrait dans les potions cordiales et diaphorétiques; le vin bouilli avec les racines qui guérissait la dysenterie et les blessures internes; l'extrait qui était réputé sudorifique. Les feuilles pilées servaient en cataplasmes. Les feuilles étaient employées pour parfumer la bière et l'hydromel, auxquels elles communiquaient une saveur et une odeur, qui les faisaient ressembler au vin de Malvoisie.

L'Ulmaire croît dans toute la France, dans les prairies humides.

UVA URSI.

Busserolle, Raisin d'ours.

L'Uva Ursi n'est pas une banalité comme tant d'autres plantes, c'est-à-dire qu'on ne le trouve pas partout. Ses feuilles épaisses, chagrinées, rappellent avec un peu de bonne volonté celles du Buis, d'où le nom de *Busserolle;* ses fruits rouges, en petites grappes, lui ont valu, en égard aux lieux élevés où il croît, l'appellation de *Raisin d'ours.*

On emploie en médecine les feuilles, les baies et l'écorce. Les premières sont sans odeur, un peu amères et astringentes. C'est donc un médicament astringent et tonique, renfermant du tanin en quantité notable.

L'*Arbutine* qui s'y rencontre, se dédouble en *Hydroquinone,* ce qui explique l'action de l'Uva Ursi dans la cystite, la rétention et l'incontinence d'urine.

On a administré l'Uva Ursi en infusion, à la dose d'un litre par jour (30 grammes environ de feuilles pour un litre d'eau). Il ne faut pas s'étonner si les urines sont vertes, cela tient à la présence de l'Hydroquinone produite.

On attribuait à l'Uva Ursi la propriété de dissoudre les calculs et les pierres. Au commencement du siècle, il passait pour guérir la phtisie et on lui avait reconnu des vertus obstétricales. Ses fruits sont recherchés par les oiseaux; les feuilles sont employées dans la tannerie. Dans le nord de l'Europe, où il est abondant, l'Uva Ursi sert à la teinture en noir ou en gris, suivant qu'on l'associe au sulfate de fer ou à l'alun. On récolte sur ses racines une cochenille spéciale qui produit une très belle couleur rouge.

Dans le commerce, les feuilles d'Uva Ursi sont assez souvent remplacées par celles d'une espèce d'*Airelle* (Vaccinium Vitis-idæa) à fruits rouges, et par celles du Buis. Les premières se reconnaissent à leur coloration vert-brunâtre, à leur structure moins coriace, leurs bords repliés en dessous et habituellement pourvus de dents, leur surface non chagrinée. Celles du Buis sont jaunâtres par la dessiccation, avec une nervure médiane ou côte plus épaisse, plus minces et non chagrinées.

L'Uva Ursi habite les lieux ombragés des montagnes d'où il descend jusqu'en Bourgogne.

Lieux ombragés des montagnes. — Fleurit en mai et juin. Fructifie en août.

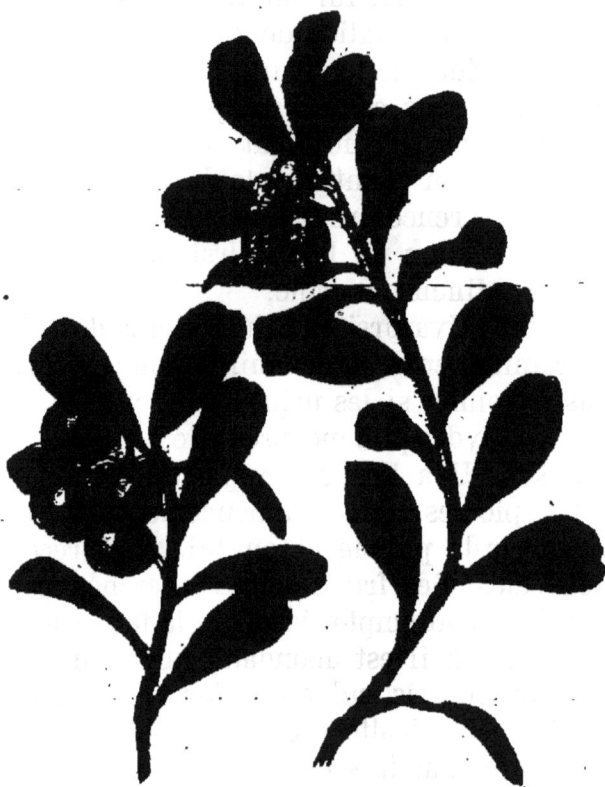

Uva Ursi.
Arctostaphylos Uva Ursi.
— ERICACÉES. —

Lieux humides, bords des eaux. — Fleurit en juillet et août

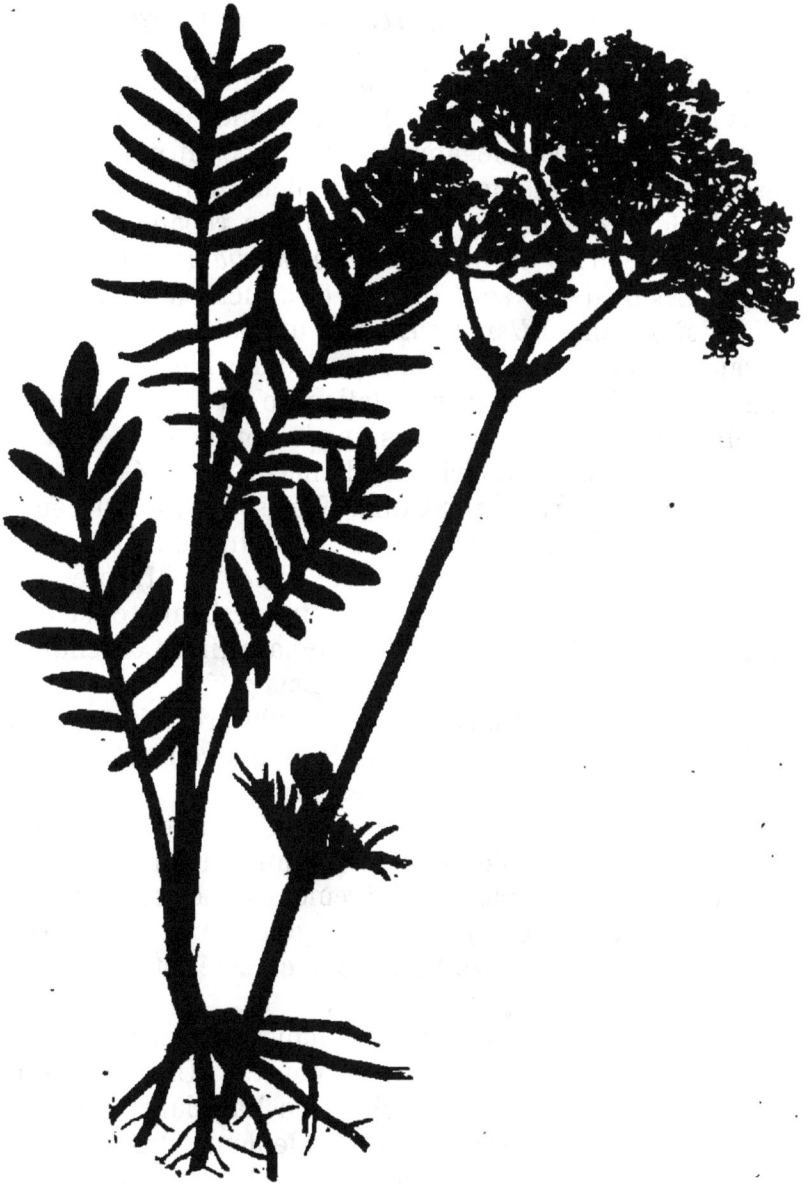

Valériane.
Valeriana officinalis.
— VALÉRIANÉES. —

VALÉRIANE.

Herbe aux chats, Herbe de Saint-Georges.

Au bord des eaux, dans les haies humides, aussi bien que dans les bois secs, se plaît la Valériane, grande et belle plante au feuillage élégamment découpé, aux larges inflorescences blanc-rosé douées d'une odeur douce, aux racines abondantes aromatiques. Le parfum que répand cette racine est tout spécial; il est dû à l'*Acide valérianique* qu'elle renferme. Les chats en sont friands et aiment à se rouler sur elle, d'où le nom d'*Herbe aux chats* qui lui a été donné.

Dans la médecine populaire, la Valériane jouit encore maintenant d'une haute réputation; c'est l'antinerveux par excellence et il ne semble pas que la confiance en elle tende à décroître. Dans l'hystérie elle donne de bons résultats, mais dans l'épilepsie proprement dite, elle est tout aussi peu efficace que la plupart des autres antidotes, qui ont été successivement préconisés. Tissot, devancier de M. Joseph Prudhomme, a dit que si l'épilepsie lui résistait, c'est qu'elle était incurable. Le botaniste Columna affirme cependant en avoir été radicalement et à tout jamais guéri.

A dose élevée, la Valériane, sans agir précisément comme toxique, provoque des vertiges, de la migraine et des étourdissements, mais de peu de durée.

La tisane de Valériane se fait à froid, par macération, à la dose de 60 grammes de racine pour un litre d'eau. Elle est douceâtre comme la racine, légèrement amère et aromatique. L'urine des personnes, qui font usage de la Valériane ou de ses préparations, présente l'odeur caractéristique des racines.

Les autres espèces de Valériane jouissent des mêmes propriétés, mais en général moins prononcées. On devra autant que possible se servir de racines de Valériane, recueillies dans les lieux secs, qui sont généralement plus odorantes. La plante elle-même est recherchée des animaux, qui la mangent volontiers et qu'elle purge, dit-on.

La Valériane est très commune en France, depuis la plaine jusqu'à des altitudes assez considérables.

Verge d'Or, voir partie II. N° 356.

VERVEINE OFFICINALE.

Herbe sacrée, Erbo dé la Bourbèn (Marseille).

Son nom d'Herbe à la sorcière dit assez en quelle haute estime la Verveine a été tenue autrefois. Nous l'avons encore vue employer par les somnambules. Peut-être cette plante les rend-elle extralucides? Verveine ne rappelle-t-il pas également l'emploi qu'on en faisait dans la composition des filtres *(Veneris vena)*?

L'eau lustrale des Druides renfermait de la Verveine; on s'en servait aussi pour nettoyer les autels avant les sacrifices. En un mot, il est peu de plantes qui aient réuni autant de vertus que la Verveine, il en est peu d'aussi oubliées. La Verveine est amère, légèrement tonique et astringente. Les feuilles en cataplasmes ou bouillies avec du vinaigre, contre les douleurs rhumatismales, les points de côté, la migraine, sont encore quelquefois employées. En Savoie, elle passe encore pour arrêter les crachements de sang.

Les grecz, dit Fuchs, « l'ont nommée Péristéréon, parce que les pigeons, que les grecz nomment Peristeræ, prennent plaisir à cette herbe. Et ha esté nommée Hiérabotane et sacra herba, c'est-à-dire herbe sacrée, pour ce que anciennement à Romme, elle servait à émunder les maisons, et d'icelle estoyent ceints tous les domestiques. » C'était aussi la plante appelée *Sagminalis,* parce qu'on attachait une grande vénération à celle qui était arrachée sur la plate-forme du capitole « entre les quarreaux aux herbes, estant les dicts quarreaux appelés *Sagmina* ».

Voulez-vous connaitre ses propriétés médicales d'autrefois? Il faut alors choisir, car elle en a beaucoup. Elle guérissait le feu saint Antoine, refermait les vieilles plaies, servait de préservatif contre les serpents; « on dict que si on arrouse une salle de l'eau, où la Vervaine aura trempé, ceux qui assisteront au bancquet s'en trouveront tous réjouis. » C'était un moyen de rompre la glace.

La Verveine pousse au bord des chemins dans toute France.

Bords des chemins. — Fleurit de juin en octobre.

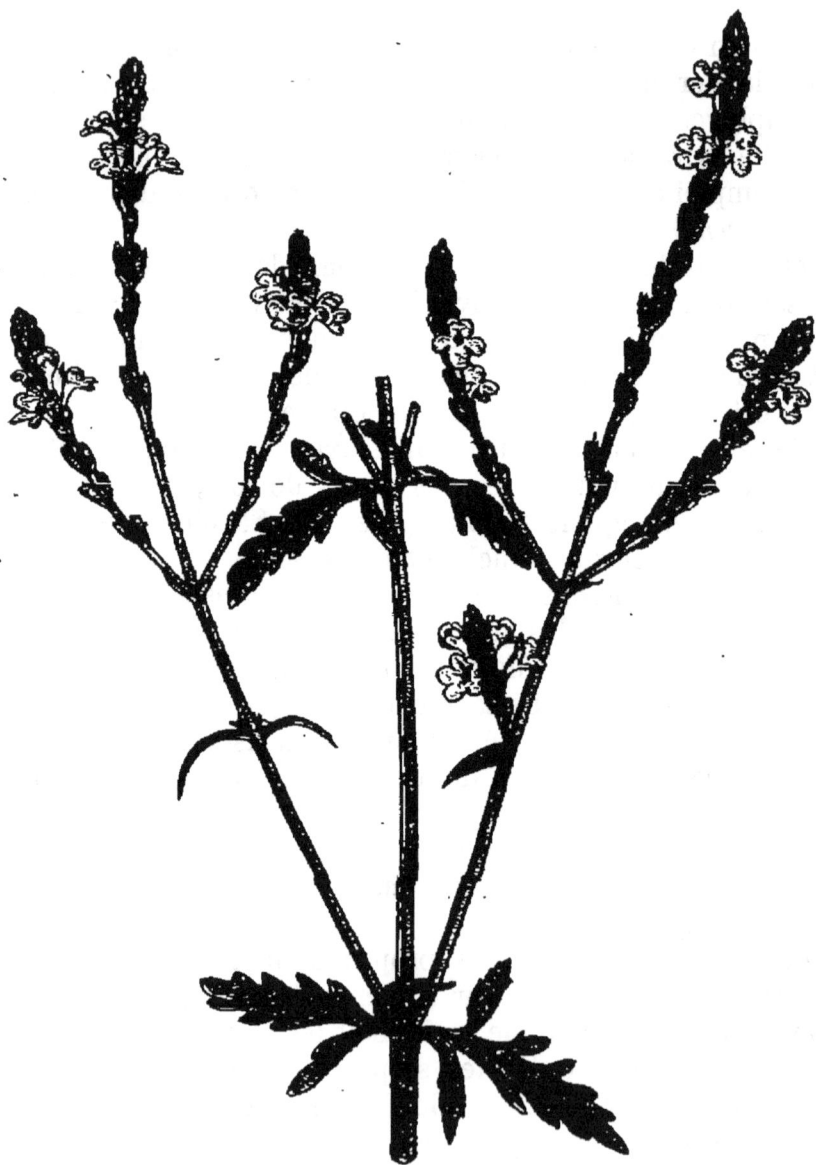

Verveine officinale.
Verbena officinalis.
— Verbénacées. —

Bois ombragés, haies, jardins. — Fleurit en mars et avril.

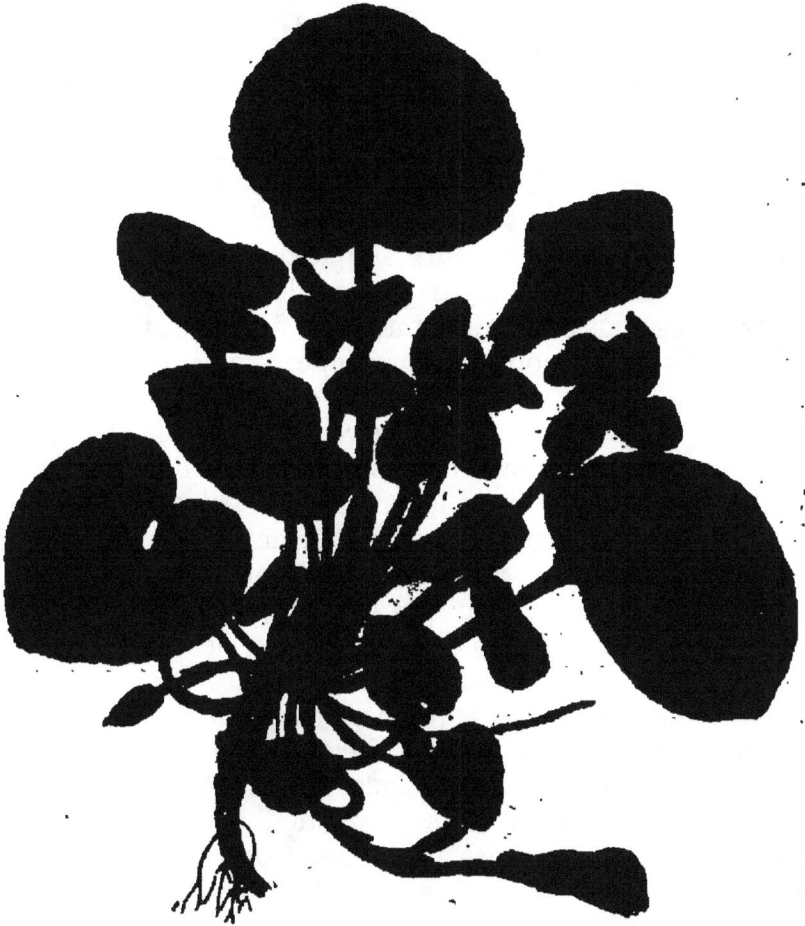

Violette.

Viola odorata.

— VIOLARIÉES. —

VIOLETTE.

Violette de mars, Viouletto (Marseille), *Biouléto* (Gascogne).

Vous ne souffririez certainement pas qu'on vous présentât la Violette. Vous la connaissez assez pour en remontrer aux pharmaciens et aux herboristes qui vendent assez souvent, sous ce nom, les fleurs qui ne sont pas celles de la Violette odorante, mais d'une Pensée qui provient du midi de la France. Guibourt, qui s'est jadis occupé spécialement de cette plante au point de vue pharmaceutique, préférait à toute autre variété la Violette à fleurs doubles. Donc si vous pouvez le faire, suivez l'avis de Guibourt, sinon tenez-vous en à la Violette à fleurs simples, qui nous paraît tout aussi bonne, mais n'essayez pas les fleurs des violettes inodores. Elles vous donneraient une infusion fade et nauséeuse.

La Violette est émolliente, béchique, sudorifique, à la dose de 4 à 10 grammes de fleurs par litre en infusion. Les bronchites légères, les fièvres éruptives au début, la réclament, soit par elle-même, soit par les fleurs pectorales dans la composition desquelles elle entre. Les thérapeutistes modernes, qui ne croient à rien, prétendent que son infusion n'agit que par l'eau chaude qu'on ingurgite. Ils auraient de la peine à le faire croire au bon peuple chez qui la confiance est vivace et durable et, ma foi ! il a bien raison.

Les feuilles sont émollientes, les racines énergiquement vomitives, à la manière de l'Ipéca, et même purgatives, en décoction (12 grammes pour un litre d'eau).

Nous n'insisterons pas sur l'odeur de la Violette, sur la culture qu'on en fait pour la production de la fleur. Nous rappellerons que l'essence de Violette des parfumeurs est une préparation à base d'Iris et qu'on peut obtenir artificiellement; que le sirop de Violette, peu usité en médecine est d'un usage courant comme réactif coloré dans les laboratoires de chimie. A Hyères, du temps de Lamark et de Mirbel, on faisait des gâteaux de fleurs de Violettes. Valaient-ils mieux que les beignets d'Acacias, ou même que les collations de Jonquilles que faisaient les héros de Fénelon?

La Violette croît dans les bois ombragés, les haies et est cultivée dans tous les jardins.

Vipérine, voir partie II. N° 360.

DEUXIÈME PARTIE.

Propriétés et emploi en médecine populaire de 216 plantes.

143. — **Absinthe maritime**, *Artemisia maritima*. (Composées.) — Toute la plante jouit de propriétés vermifuges qui permettent de l'employer comme succédané du *Semen contra*; en décoction de 4 grammes par litre d'eau. Marais salants du littoral; fleurit en septembre-octobre.

143 *bis*. — **Absinthe (Petite)**, *Artemisia pontica*. (Composées.) — Vulg. : *Absinthe pontique, Absinthe romaine*. — Vermifuge, rarement employé; est cultivée en grand, dans certaines parties de la France, pour la fabrication de l'absinthe; s'emploie aux mêmes doses que l'Absinthe maritime; cette espèce a un feuillage fin et gris et fleurit en juillet-août.

146. — **Adonis**, *Adonis vernalis*. (Renonculacées.) — Plante à fleurs jaunes, très élégante, qui a été préconisée en 1879 comme régulateur du cœur, à la façon de la Digitale et comme diurétique. On emploie l'infusion de 20 grammes, tiges et feuilles, pour un litre d'eau. Dangereuse à haute dose. Très rare en France et très localisée; fleurit au mois d'avril.

147. — **Agaric blanc**, *Polyporus officinalis*. (Champignons.) — Il forme des masses blanches de la grosseur du poing, à saveur d'abord presque douce, puis âcre et très amère. Purgatif drastique très violent qu'on a considéré comme un remède contre les sueurs nocturnes des phtisiques et contre la goutte; on le donne à la dose de 25 centigrammes. Il croît dans les hautes montagnes sur les troncs des Mélèzes.

148. — **Agripaume**, *Leonorus Cardiaca*. (Labiées.) — Vulg. : *Herbe aux tonneliers, Cardiaire*. — Plante tonique et excitante en infusion (20 grammes pour un litre d'eau) de moins en moins employée; elle était autrefois usitée contre la cardialgie des enfants. Elle croît aux bords des chemins, dans les haies, les décombres et fleurit en juin-août.

149. — **Ail**, *Allium sativum*. (Liliacées.) — Vulg. : *Al, Aillet* (Gascogne), *Aié* (Marseille). — Plante condimentaire très usitée surtout dans le Midi; on l'a préconisée contre la rage;

elle passe pour vermifuge dans la médecine populaire. Elle fait partie du Vinaigre des quatre voleurs (voir Rue, pl. 121). L'Ail, d'origine asiatique, est cultivé et fleurit en juillet.

150. — **Ailante**, *Ailantus glandulosa*. (Simarubées.) — Vulg. : *Vernis du Japon*. — L'écorce en a été recommandée comme vermifuge (1 gramme de poudre par jour), anti-diarrhéique, antidysentérique (50 gr. pour 950 grammes d'eau). L'Ailante est **dangereux** à haute dose; originaire de la Chine, il est cultivé chez nous comme arbre d'avenue et fleurit en juillet.

151. — **Ajonc**, *Ulex europaeus*. (Légumineuses.) — Vulg. : *Ajounc* (Gascogne), *Gaclousso* (id.), *Argeiros* (Marseille). — Arbuste épineux, employé comme diurétique; il contient un principe toxique, l'*Ulexine*, qui agit sur le cœur en provoquant de la paralysie, en même temps que la respiration se trouve gênée. L'Ajonc habite les landes sablonneuses d'une partie de la France et fleurit en mai.

152. — **Alchémille**, *Alchimilla vulgaris*. (Rosacées.) — Vulg. : *Pied de lion, Manteau des dames*. — Astringent léger; l'infusion (60 grammes pour un litre d'eau) passe pour guérir les contusions. L'Alchémille croît surtout dans la région montagneuse et fleurit en juillet.

153. — **Alléluia**, *Oxalis Acetosella*. (Oxalidées.) — Vulg. : *Surelle, Pain de coucou*. — S'employait en décoction (60 grammes pour un litre d'eau) surtout à l'état frais, comme rafraîchissant et antiscorbutique. On en retirait autrefois de grandes quantités de sel d'Oseille, qui en constitue le principe acide d'où cette plante tire sa saveur aigrelette. L'*Alléluia* croît dans les bois ombragés et fleurit en avril-mai.

154. — **Alliaire**, *Alliaria officinalis*. (Crucifères.) — Vulg. : *Herbe aux Aulx, Herbo deis Aïé* (Marseille). — Crucifère remarquable par son odeur d'ail; antiscorbutique peu usité; graines révulsives comme celles de la Moutarde. Elle croît dans les lieux frais et ombragés et fleurit en mars-avril.

155. — **Aloès**, *Aloe soccotrina*. (Liliacées.) — L'Aloès des pharmaciens est le suc desséché extrait des feuilles de la plante. C'est un stomachique et un purgatif populaire qui agit aussi comme tonique et apéritif. On le donne à la dose de 0,50 à 1 gramme comme purgatif. Sa saveur est extrêmement amère. Les espèces du genre *Aloe* sont toutes d'origine exotique et ne sont en France que cultivées.

156. — **Amadou,** *Polyporus fomentarius.* (Champignons.) — L'amadou est fourni par la substance de ce champignon que l'on coupe en tranches et qu'on bat ensuite au maillet. Il est usité pour arrêter les hémorragies, surtout celles provenant de piqûres de sangsue; imbibé de créosote, on l'introduit dans les dents malades. Le *Polyporus fomentarius* croît sur les peupliers, les tilleuls, les chênes, etc.

157. — **Aneth,** *Anethum graveolens.* (Ombellifères.) — Vulg. : *Fenouil puant, Escarlato* (Gasc.).—Les fruits (graines) sont carminatifs, stimulants (4 à 8 grammes pour un litre d'eau). Plante originaire de l'Europe méridionale, rarement cultivée.

158. — **Arénaria,** *Spergularia rubra.* (Caryophyllées.) — Vulg. : *Sabline rouge.* — Petite plante couchée sur le sol, à fleurs rouges, qu'on a préconisée contre la gravelle et le catarrhe de la vessie. L'Arénaria se prend en décoction de 40 grammes pour un quart de litre d'eau; elle fait disparaître rapidement l'odeur ammoniacale des urines. Cette plante croît dans les champs sablonneux et fleurit de mai à septembre.

159. — **Aristoloche,** *Aristolochia longa* et *rotunda.* (Aristolochiées.) — Vulg. : *Herbo de la godo* (Gasc.). — Les souches de ces deux plantes, ainsi que de l'*Aristolochia Clematitis* L., sont quelquefois employées comme emménagogues et antigoutteuses (10 grammes en infusion pour un litre d'eau). Ces plantes croissent dans les haies, surtout du midi de la France : elles fleurissent d'avril à juin.

160. — **Artichaut,** *Cynara Scolymus.* (Composées.) — Vulg. : *Artichaou* (Gasc.). — Outre ses qualités alimentaires, l'Artichaut jouit de propriétés amères, qui en ont fait un fébrifuge jouissant encore de quelque vogue, en tisane par décoction. On a recommandé la macération des feuilles dans le vin blanc. Originaire de l'Europe méridionale, il fleurit en juillet-août.

161. — **Asperge,** *Asparagus officinalis.* (Asparaginées.) — Vulg. : *Spergi* (Marseille). — Les jeunes pousses sont alimentaires et communiquent à l'urine une odeur spéciale. Les racines entrent dans la composition du sirop des cinq racines et sont diurétiques. L'Asperge est un aliment léger et apéritif. Objet d'une culture très perfectionnée, elle fleurit en juin-juillet.

162. — **Aspérule odorante**, *Asperula odorata*. (Rubiacées.) — Vulg. : *Reine des bois, Petit Muguet, Muguet à linge.* — Passe pour diurétique. Ses feuilles deviennent odorantes en séchant, grâce à la *Coumarine* qu'elles renferment. Les jeunes pousses, macérées dans du vin blanc, donnent le *Maitrank* d'Alsace et d'Allemagne. L'Aspérule fleurit en mai dans les bois ombragés.

163. — **Aurone**, *Artemisia Abrotanum*. (Composées.) — Vulg. : *Citronelle, Garde-robe.* — L'infusion d'Aurone (15 à 30 grammes pour un litre d'eau) est stimulante, sudorifique; elle est vermifuge. Le nom de *Citronelle*, que porte cette plante, lui vient de son odeur qui rappelle un peu celle du citron. L'Aurone n'est en France que cultivée et fleurit en août-septembre.

164. — **Ballote**, *Ballota fœtida*. (Labiées.) — Vulg. : *Marrube noir, Maroufo* (Gasc.). — Mêmes propriétés que le Marrube blanc (voir page et pl. 82). La Ballote croît le long des chemins, dans les haies, dans les rues des villages, où elle montre ses fleurs purpurines, de juin à août.

165. — **Balsamite**, *Tanacetum Balsamita*. (Composées.) — Vulg. : *Menthe coq, Menthe chat, Baume, Ménto-de-jardi* (Gasc.), *Baoùmé* (id.). — L'infusion des feuilles est stimulante et antispasmodique (15 grammes pour un litre d'eau). La Balsamite croît dans le midi de la France et fleurit en juillet-août.

166. — **Basilic**, *Ocymum Basilicum*. (Labiées.) — Vulg. : *Oranger de savetier, Bazeli* (Gasc.), *Balico* (Marseille). — Les propriétés du Basilic sont les mêmes que celles de la plupart des Labiées. L'infusion est stimulante et excitante (10 grammes pour un litre d'eau). Le Basilic, originaire de l'Inde, est cultivé fréquemment et fleurit en juillet.

167. — **Beccabunga**, *Veronica Beccabunga*. (Scrofularinées.) — Vulg. : *Cressonnée, Creisséloù fol.* (Gasc.). — A joui d'une grande vogue comme antiscorbutique, sous la forme de suc; on mangeait la plante comme salade. Le Beccabunga croît le long des cours d'eau et fleurit de mai à septembre.

168. — **Berce**, *Heracleum Sphondylium*. (Ombellifères.) — Vulg. : *Brancursine*. - Grande Ombellifère à port d'Angélique, dont la racine en décoction a été employée contre la gale, et écrasée en topique contre les durillons. Par fermentation des tiges, on prépare en Russie une boisson alcoolique.

La Bercé, encore usitée dans la médication homéopathique et dont les propriétés paraissent réelles, croît dans les prairies où elle fleurit de juin à octobre.

169. — Berle, *Sium angustifolium*. (Ombellifères.) — Vulg. : *Cresson sauvage*. — Propriétés de l'Ache (voir page et pl. 2), peut-être légèrement narcotiques; le suc des feuilles est, dit-on, diurétique. La Berle croît le long des cours d'eau; elle fleurit en juillet-août. La *Grande Berle (Sium latifolium)* passe pour dangereuse.

170. — Bistorte, *Polygonum Bistorta*. (Polygonées.) — La Bistorte doit son nom à la forme de ses racines, qui sont deux fois contournées sur elles-mêmes. Ces dernières sont astringentes, antidiarrhéiques, à la dose de un litre de décoction à 20 grammes pour un litre d'eau. Elle est usitée en médecine vétérinaire, sous forme de poudre, contre la diarrhée des chevaux. La Bistorte croît dans les prairies, surtout de la région montagneuse, et fleurit de mai à juillet.

171. — Botrys, *Chenopodium Botrys*. (Chénopodiacées.) — Vulg. : *Pinsent, Herbo del bouc* (Gasc.).— L'odeur pénétrante de cette plante l'a fait employer contre l'hystérie, l'asthme, la phtisie, sous forme d'infusion, à la dose d'une pincée pour un litre d'eau. Le Botrys croît dans le midi de la France où il fleurit en juillet-août.

172. — Bouleau, *Betula alba*. (Bétulacées.) — La sève est antirhumatismale, antidartreuse, dans le nord de l'Europe; les feuilles en infusion (30 grammes pour un litre d'eau) passent pour antigoutteuses; l'écorce en décoction (30 à 60 grammes pour un litre) est astringente et amère; distillée, elle donne une huile aromatique qui sert à la fabrication du cuir de Russie. Le Bouleau fleurit en avril-mai.

173. — Bourse à pasteur, *Capsella Bursa-pastoris*. (Crucifères.) — Vulg. : *Boursette, Carnié dei Pastré* (Marseille), *Herbo dòou couar* (id.). — La décoction de cette plante (30 grammes pour un litre d'eau) passait pour astringente et emménagogue; les graines pour activer la salivation. La Bourse à pasteur croît partout et fleurit à peu près toute l'année.

174. — Bruyère, *Erica cinerea*. (Éricacées.) — Vulg. : *Brana* (Gasc.), *Brando* (id.), *Brugo* (id.). — Décoction diurétique (30 grammes pour un litre d'eau) vantée contre l'albuminerie, et sudorifique, astringente. La Bruyère croît

dans les parties siliceuses de la France et fleurit en juin.

175. — Bugle, *Ajuga reptans.* (Labiées.) — Vulg. : *Herbe de Saint Laurent, Petite Consoude, Erbo de Sando Margardio* (Marseille). — Astringent léger, sans odeur, dont l'usage a été abandonné. « Avec le Bugle et la Sanicle, on fait aux chirurgiens la nique », disait l'École de Salerne. Le Bugle est commun partout; il fleurit de mai à juin.

176. — Buglosse, *Anchusa italica.* (Boraginées.) — Vulg. : *Langue de bœuf, Lango dé béou* (Gasc.), *Bourragi-fé* (Marseille). — Les fleurs s'emploient exactement comme celles de la Bourrache. La Buglosse croît le long des chemins, dans les champs calcaires; elle fleurit de mai à juillet.

177. — Bugrane, *Ononis campestris* et *procurrens.* (Légumineuses.) — Vulg. : *Arrête-bœuf, Tendon, Tanco-béou* (Gasc.), *Astanco* et *Arèsto-béou* (id.), *Agalousso* et *Agavoun* (Marseille). — La décoction de la racine (30 grammes pour un litre d'eau) a été usitée comme diurétique dans l'hydropisie. La Bugrane croît dans les champs, les prés secs, au bord des chemins et fleurit en juin.

178. — Buis, *Buxus sempervirens.* (Buxacées.) — Vulg. : *Bouych* (Gasc.), *Bouis* (Marseille). — Le Buis est un amer dont les feuilles sont purgatives à faible dose, et l'écorce légèrement fébrifuge. Le Buis a servi à frauder dans la fabrication de la bière. Son bois, à grain serré, est très recherché pour la gravure sur bois et les *articles de Saint-Claude.* Il croît sur les coteaux calcaires secs et fleurit au printemps.

179. — Cabaret, *Asarum europæum.* (Aristolochiées.) — Vulg. : *Asaret, Oreille d'homme.* — Eméto-cathartique énergique qui peut remplacer l'Ipéca. On prend 1 à 2 grammes de poudre de feuilles et de racines comme vomitif ou bien une infusion avec quelques feuilles de la plante. C'est de plus un sternutatoire violent. Le Cabaret croît dans les bois ombragés et fleurit en avril.

180. — Cade, *Juniperus Oxycedrus.* (Conifères.) — Arbrisseau du midi de la France qui fournissait, par distillation du bois des vieux troncs, l'*Huile de Cade* employée avec succès dans le traitement de l'eczéma et du psoriasis.

181. — Café, *Coffea arabica.* (Rubiacées). — Le Café vert en infusion a été vanté comme antigoutteux. Torréfié, c'est un stimulant et un excitant. On l'emploie avec succès et à haute dose pour combattre les empoisonnements. Préparé

avec du lait, il ne présente aucun des inconvénients qu'on lui prête. Le Caféier est originaire de la Haute-Abyssinie; il est actuellement cultivé dans toutes les contrées tropicales.

182. — **Calament**, *Calamintha sylvatica*. (Labiées.) — Vulg. : *Calament de montagne, Marruqueto* (Marseille.)— Au Calament s'applique exactement ce qui a été dit de la Mélisse (voir page et pl. 84). Son odeur rappelle plutôt celle de la Menthe. Il croît dans les bois secs et fleurit en juillet-août.

183. — **Camomille d'Allemagne**, *Matricaria Chamomilla*. (Composées.) — Vulg. : *Camoumillo* (Gasc.). — Propriétés de la Camomille romaine (voir page et pl. 28), mais beaucoup moins marquées au point de vue de l'odeur et de la saveur. Elle croît dans les champs cultivés et fleurit en mai-juillet.

184. — **Camphrier**, *Camphora officinarum*. (Laurinées.) — Le camphre, produit du Camphrier, est très employé dans la médecine populaire; il a été surtout propagé par Raspail. L'eau sédative, dans laquelle il entre, est usitée contre la migraine; l'huile camphrée, la pommade camphrée sont des calmants; l'alcool camphré est le grand remède des contusions et des entorses. Ses propriétés antimicrobiennes sont loin d'être aussi réelles qu'on l'a cru. Le Camphrier est un grand arbre de la Chine et du Japon, qu'on exploite surtout à Formose. Le camphre est obtenu de façon assez primitive, par volatilisation directe, sous l'influence de la vapeur d'eau.

185. — **Camphrée de Montpellier**, *Camphorosma monspeliaca*. (Chénopodiacées.) — Plante à odeur de camphre plus ou moins marquée, parfois nulle, dont l'infusion (10 grammes par litre d'eau), passait autrefois pour diurétique et sudorifique. La Camphrée, actuellement oubliée, croît dans la région littorale du midi de la France, où elle fleurit en août-septembre.

186. — **Câprier**, *Capparis spinosa*. (Capparidées.)— Vulg. : *Taparié* et *Tapénié* (Marseille). — L'écorce de racine passait pour diurétique dans l'hydropisie et la goutte, employée en infusion (30 grammes pour un litre d'eau). Les boutons floraux, confits au vinaigre, donnent le condiment appelé *câpres*. Le Câprier, de la région méditerranéenne, est un arbrisseau remarquable par l'élégance de ses fleurs qui paraissent en juin-juillet.

187. — **Capucine**, *Tropæolum majus et minus*. (Géra-

niacées.) — Vulg. : *Grande et petite Capucine, Cresson d'Inde.* — Les Capucines jouissent de propriétés antiscorbutiques et stimulantes marquées, voire même diurétiques. Les boutons floraux et les fruits au vinaigre remplacent les câpres; les fleurs servent à orner et à rehausser les salades. Originaires du Pérou, les Capucines fleurissent chez nous de juin à septembre.

188. — **Carde,** *Beta vulgaris.* (Chénopodiacées.) — Vulg. : *Betterave, Bette, Poirée, Joutte, Blédo et Bléto* (Gasc.), *Erbéto* (Marseille). — Les feuilles servent au pansement des vésicatoires. Nous n'avons pas à insister sur les emplois industriels de la Betterave, ni sur l'utilisation culinaire des feuilles de Carde. La Carde, probablement issue de la Betterave sauvage, est cultivée en grand et fleurit en août–septembre.

189. — **Carline,** *Carlina acaulis.* (Composées.) — Vulg. : *Chardousse, Chaméléon, Baromètre.* — La racine de Carline est usitée comme stimulante, stomachique, amère et fébrifuge; on l'emploie en décoction (30 grammes pour un litre d'eau). Les réceptacles se mangent comme les fonds d'artichaut. La Carline croît sur les coteaux calcaires, sauf dans l'ouest et le nord; elle fleurit en juillet-août.

190. — **Carraghaën,** *Chondrus crispus.* (Algues.) — Vulg. : *Mousse d'Islande.* — On peut en faire une tisane émolliente (5 grammes pour un litre d'eau), des cataplasmes. On l'utilise pour préparer une gelée végétale qui sert à la confection de mets sucrés. Il sert parfois comme nourriture, dans les périodes de disette, chez les populations côtières du nord de l'Europe et de l'Amérique qui le récoltent dans la mer.

191. — **Carthame,** *Carthamus tinctorius.* (Composées.) — Vulg. : *Safran bâtard, Graines de perroquet.* — Les semences sont purgatives; les fleurs fournissaient une matière colorante rouge très usitée autrefois, qui, mêlée au talc, constituait le rouge végétal. Le Carthame, originaire d'Orient, est peu cultivé maintenant en France; il fleurit en juillet-août.

192. — **Cassis,** *Ribes nigrum.* (Saxifragées.) — Le fruit sert à la préparation d'une liqueur très agréable, bien connue sous le nom de *Cassis.* Nous ne donnons pas ici de recette, car il y en a à l'infini. Les feuilles en infusion sont toniques, diurétiques, astringentes (30 grammes pour un litre d'eau).

10*

Le Cassis est l'objet de grandes cultures, principalement en Bourgogne.

193. — **Cataire**, *Nepeta Cataria*. (Labiées.) — Vulg. : *Herbe aux chats, Menthe de chat*. — Plante à odeur aromatique, très recherchée des chats; elle est antispasmodique et emménagogue en infusion (20 grammes par litre d'eau) et, de plus, comme presque toutes les Labiées, elle jouit de propriétés excitantes, toniques et stomachiques. Le Cataire aime le bord des chemins, les haies et fleurit en juin-août.

194. — **Cerisier**, *Cerasus vulgaris*. (Rosacées.) — Vulg. : *Guigné, Guindoul* (Gasc.). — La tisane de queues-de-cerises est diurétique (30 grammes pour un litre d'eau). Avec les cerises on fait un sirop rafraîchissant; une variété a fourni le *Marasquin de Zara*. Les fruits d'une espèce voisine, le *Mérisier*, servent à la fabrication du Kirsch qui doit à leur amande son parfum spécial. Le Cerisier est cultivé et fleurit en avril.

195. — **Cétérach**, *Ceterach officinarum*. (Fougères.) — Vulg. : *Doradille*. — Cette plante paraît jouir des propriétés expectorantes et béchiques du Capillaire et peut s'employer aux mêmes doses. Elle est astringente et a été préconisée également comme diurétique et lithontriptique. Le Cétérach habite les vieux murs et les rochers et fructifie de mai en octobre.

196. — **Chanvre**, *Cannabis sativa*. (Urticées.) — Vulg. : *Chènevis, Carbé et Carbi* (Gasc.), *Canébé* (Marseille). — Le Chanvre a une odeur forte qui provoque des vertiges et de l'ivresse. Une variété, dite *Chanvre indien*, fournit le *Haschich*, dont l'usage est courant en Asie. Au point de vue industriel, le Chanvre est un végétal de la plus haute importance; il sert à la fabrication des toiles à voile, des cordes, des câbles, etc. Les graines fournissent l'huile de chènevis et sont recherchées pour la nourriture des oiseaux. Originaire de l'Asie tempérée, il n'est que cultivé en Europe.

197. — **Chardon-bénit**, *Cnicus benedictus*. (Composées.) — Vulg. : *Bouen Cardoun* (Marseille.) — Amer, dont les propriétés toniques se rapprochent de celles de la Petite Centaurée (voir page et pl. 34); on prend les feuilles et les sommités fleuries en infusion (300 grammes pour un litre d'eau). Le Chardon-bénit croît dans les champs du Midi et fleurit en juin-juillet.

198. — **Chardon-Marie**, *Silybum Marianum*. (Composées.)
— Vulg. : *Chardon de Notre-Dame*. — Inusité aujourd'hui
après avoir joui d'une grande réputation comme tonique et
sudorifique. On peut manger les *réceptacles* (voir n° 189).
Le Chardon-Marie habite les lieux incultes du Midi où il
fleurit en juillet-août.

199. — **Châtaignier**, *Castanea vulgaris*. (Cupulifères.) —
Vulg. : *Castagné* (Gasc.), *Castagnié* (Marseille). — La Châ-
taigne et le Marron (ne pas confondre avec le Marron d'Inde)
sont des aliments peu réparateurs, qui ne peuvent profiter
qu'autant qu'ils sont consommés en grande quantité (au
moins 5 kilogrammes par homme et par jour). Le Châtaignier
est précieux pour son bois et pour son écorce qui sert à la
tannerie. La médecine de nos jours le délaisse. Il croît dans
les régions siliceuses et fleurit en juin-juillet.

200. — **Chénopode Bon-Henri**, *Chenopodium Bonus-Hen-
ricus*. (Chénopodiacées.) — Vulg. : *Toute Bonne, Épinard
sauvage*. — Laxatif émollient dont les feuilles sont encore
consommées comme succédanées des épinards. Il croît dans
les rues de village, le long des chemins et fleurit de juin à
septembre.

201. — **Citronnier**, *Citrus Limonium*. (Aurantiacées.) —
Vulg. : *Limon, Limounié* (Nice). — Le jus du citron sert à
faire des boissons rafraîchissantes, des limonades, c'est un
puissant antiscorbutique. Le zeste fait partie de l'*Eau de
Mélisse des Carmes* et l'essence entre dans l'Eau de Cologne.
Nous n'insistons pas sur les usages culinaires du citron. Le
Citronnier, originaire de l'Inde, est cultivé dans la région
méditerranéenne où il fleurit et fructifie presque toute
l'année.

202. — **Clématite**, *Clematis Vitalba*. (Renonculacées.) —
Vulg. : *Viorne, Herbe aux gueux*. — Révulsif énergique à l'extérieur, purgatif drastique et toxique à l'intérieur. La plante
perd ses propriétés par la dessiccation ; elle est usitée dans la
médication homéopathique, ainsi que le *Clematis recta*. —
Plante dangereuse qui croît dans les haies et fleurit en juin-
juillet.

203. — **Cochléaria**, *Cochlearia officinalis*. (Crucifères.) —
Vulg. : *Herbe aux cuillères, Cranson*. — Les feuilles sont
un antiscorbutique puissant dont on fait un suc ; elles entrent
dans le Sirop antiscorbutique, le Vin antiscorbutique, etc.

Le Cochléaria croît sur le littoral de l'Océan et de la Manche; il fleurit eù mai-juillet.

204. — **Cognassier**, *Cydonia vulgaris*. (Rosacées.) — Vulg. : *Coudougne* (Gasc.). — Le fruit très parfumé sert à préparer un sirop et une gelée, très agréables au goût, qui passent pour astringents; cuit et mangé chaud, c'est un antidyspeptique réputé. Les semences agissent comme émollientes, par le mucilage abondant qu'elles produisent. Le Cognassier est cultivé partout et fleurit en mai.

205. — **Colza**, *Brassica Napus oleifera*. (Crucifères.) — Le Colza est cultivé dans le nord de la France pour ses graines qui fournissent une huile jaune, d'odeur et de saveur peu agréables, à moins d'être récemment préparée. L'huile de Navette, produite par une plante voisine, s'en rapproche beaucoup. Ces huiles peuvent à la rigueur remplacer celle d'Olive, etc. Le Colza fleurit au mois d'avril.

206. — **Concombre**, *Cucumis sativus*. (Cucurbitacées.) — Bien connu surtout pour son usage domestique, le Concombre sert encore à la préparation d'une pommade, d'un emploi populaire comme émolliente. Les graines peuvent servir à préparer des émulsions adoucissantes. Le Concombre, originaire des régions chaudes, est cultivé en Europe depuis longtemps. Une de ses variétés donne le *Cornichon*.

207. — **Coriandre**. *Coriandrum sativum*. (Ombellifères.) — Les fruits sont carminatifs et jouissent des propriétés stimulantes et stomachiques d'un grand nombre d'Ombellifères. On l'emploie en tisane, 10 grammes pour 1.000 grammes d'eau en infusion. L'odeur de la Coriandre fraîche rappelle celle de la punaise. La poudre entre dans la composition du *Kari* ou *Kurry*.

208. — **Cornouiller**, *Cornus Mas*. (Cornées.) — Le fruit, appelé *Cornouille*, passe pour astringent. Il est acidulé, agréable au goût et peut servir à la préparation d'une boisson vineuse. L'écorce de cet arbre est astringente. Le Cornouiller croît dans les bois secs d'une grande partie de la France et est en sus fréquemment cultivé.

209. — **Coronille**, *Coronilla Emerus*. (Légumineuses.) — Vulg. : *Séné bâtard, Séné sauvage*. — Les feuilles sont purgatives en infusion et peuvent remplacer le Séné. Une autre plante du même genre, le *Coronilla varia*, est diurétique et passe pour dangereuse. La Coronille croît sur les coteaux

calcaires et est fréquemment cultivée comme arbuste d'ornement; elle fleurit en avril-juin.

210. — **Cotylédon**, *Umbilicus pendulinus.* (Crassulacées.) —
Vulg. : *Nombril de Vénus, Escudé* et *Cucumaro* (Marseille). —
Tonique du système nerveux dont les feuilles fournissent
un suc âcre, qui a été préconisé contre l'épilepsie. Le Cotylédon croit sur les rochers, les murs de l'ouest et du midi de
la France; il fleurit de mai en juillet.

211. — **Courge**, *Lagenaria vulgaris.* (Cucurbitacées.) —
Vulg. : *Calebasse, Gourde, Coujo* (Gasc.). — Les semences de
Courge des pharmacies sont fournies surtout par la Citrouille
et par le Potiron : elles passent pour ténifuges, mais leur
administration est souvent infidèle. L'huile de Courge est
usitée en Alsace dans la médecine vétérinaire. La Courge est
cultivée en France et fleurit en été.

212. — **Cresson alénois**, *Lepidium sativum.* (Crucifères.)
— Vulg. : *Nasitor, Anitor* (Gasc.). — Saveur et propriétés du
Cresson de fontaine (voir page et pl. 42), mais plante annuelle,
de végétation rapide et par cela même très recommandable.
Le Cresson alénois, originaire du Levant, est cultivé fré-
quemment et fleurit en juin-juillet.

213. — **Cumin**, *Cuminum Cyminum.* (Ombellifères.) — Le
Cumin, qu'il ne faut pas confondre avec le *Carvi* (voir page
et pl. 30), qui porte dans les Vosges le nom de Cumin, est
carminatif, sudorifique, emménagogue et s'emploie en infusion
à la dose de 2-4 grammes pour un litre d'eau. L'odeur de ses
semences n'est pas sans analogie avec celle de la punaise. En
France, il n'est que cultivé, car il est originaire d'Egypte.

214. — **Cyclamen**, *Cyclamen europæum.* (Primulacées.) —
Vulg. : *Pain de pourceau.* — Très belle plante dont les tubercules, recherchés par les porcs, sont dangereux; ils sont
purgatifs, vermifuges et emménagogues, capables de provoquer l'avortement. La dose comme purgatif est de
1 gramme de poudre sèche. Le Cyclamen entrait dans l'*Onguent d'Arthanita.* Il croît dans les bois du Jura et de la Savoie
et fleurit à l'automne.

215. — **Cynorrhodon**, *Rosa canina.* (Rosacées.) — Vulg. :
Rosier de chien, Eglantier, Gratto-cuou et *Agarancier* (Marseille). — Les fruits appelés Cynorrhodons servent à la préparation de la *Conserve de Cynorrhodons* employée comme anti-
diarrhéique. En Alsace on en fabrique une confiture très

estimée. Le *Rosa canina* croit dans les haies, les buissons et fleurit en mai.

216. — **Cytise**, *Cytisus Laburnum*. (Légumineuses.) — Vulg. : *Faux ébénier*, *Aubours*. — Petit arbre très dangereux, dont le principe toxique existe surtout dans les fleurs et les graines, même après dessiccation. C'est un purgatif à la façon du Séné, mais très difficile à employer; c'est aussi un vomitif énergique. Ses fleurs ont quelquefois, par erreur, été prises pour l'Acacia, pour la confection de beignets et ont donné lieu à des accidents graves. Le Cytise habite les bois des terrains calcaires; cultivé, il fleurit en avril=mai.

217. — **Dattier**, *Phœnix dactylifera*. (Palmiers.) — Les dattes entrent dans la tisane de quatre fruits (voir **Jujubier**, page et pl. 73, et **Figuier**, page et pl. 52). On peut les employer seules en décoctions adoucissantes et émollientes (30 grammes pour un litre d'eau). Le Dattier est indigène en Afrique et cultivé dans toutes les régions chaudes du globe.

218. — **Dauphinelle**, *Delphinium Consolida*. (Renonculacées.) — Vulg. : *Pied d'alouette*, *Flouro de l'amour*, et *Flour dei Capucino* (Marseille), *Pé de laouzéto* (Gasc.). — La plante, y compris les graines, est diurétique; à dose élevée, ces dernières sont vomitives et purgatives; pulvérisées, elles peuvent détruire les poux comme le Staphysaigre. **Plante dangereuse**, qui habite les moissons et fleurit en juin=août.

219. — **Dentelaire**, *Plumbago europæa*. (Plumbaginées.) — Vulg. : *Herbe aux panaris*, *Malherbe*, *Erbo dei rascou* et *Erbo enrabiado* (Marseille). — Plante rubéfiante qu'on peut *utiliser pour produire une vésication rapide*. La racine mâchée excite la salivation et peut arrêter les maux de dents. **Plante dangereuse** qui croît dans le midi de la France et fleurit en juillet-août.

220. — **Dompte-venin**, *Vincetoxicum officinale*. (Asclépiadées.) — Vulg. : *Asclépiade*. — Les racines, qui sont âcres et amères, jouissent de propriétés vomitives, dépuratives, sudorifiques; elles entrent dans le Vin diurétique de la Charité. Les prétendues vertus, qui lui ont fait donner son nom, ne sont aucunement fondées. Le Dompte-venin croît dans les lieux secs, arides et fleurit en juin=août.

221. — **Doronic**, *Doronicum Pardalianches*. (Composées.) — La racine, maintenant oubliée, était regardée comme tonique, comme curative des morsures de scorpions et de ser-

pents. Les fleurs de Doronic ont été, en raison de leur ressemblance, substituées à celles de l'Arnica. Le Doronic habite les bois ombragés de la région montagneuse et fleurit de mai à juin.

222. — Droséra, *Drosera rotundifolia*. (Droséracées.) — Vulg. : *Rossolis, Herbe à la rosée*. — C'est le type des plantes prétendues carnivores, sur lequel ont porté les célèbres expériences de Darwin. Usité depuis longtemps dans la médication homéopathique, il ne l'est que depuis peu dans la médecine courante, comme curatif de la coqueluche (10 à 40 gouttes de teinture par jour). Le Droséra croît dans les tourbières et fleurit au mois de juillet.

223. — Elatérium, *Ecballium Elaterium*. (Cucurbitacées.) — Vulg. : *Concombre d'âne, Pistolet de Dame, Pissoca*. (Gasc.), *Coucoumasso* (Marseille). — Le suc desséché, appelé *Elaterium*, est usité comme drastique, dans l'hydropisie, à la dose de 3 centigrammes; à l'extérieur, l'Ecballium est irritant. Son amertume est extrême. Il croît au bord des chemins, dans les lieux vagues du Midi et de l'Ouest et fleurit de mai à août.

224. — Empétrum, *Empetrum nigrum*. (Empétrées.) — Vulg. : *Camarine*. — Les fruits à saveur aigrelette sont réputés diurétiques et antiscorbutiques; on en fait, dans le nord de l'Europe et de l'Asie, une boisson agréable. L'Empétrum croît dans les tourbières des montagnes et fleurit au mois de mai.

225. — Ergot, *Claviceps purpurea*. (Champignons.) — Vulg. : *Seigle ergoté*. — L'Ergot frais et pulvérisé est d'un usage courant dans la pratique obstétricale; l'extrait et l'*Ergotine* qu'on en retire sont des antihémorragiques puissants. On l'a préconisé contre le rhumatisme articulaire aigu. L'Ergot est dangereux; l'empoisonnement dit *Ergotisme* se manifeste par de la gangrène sèche des orteils. Il se développe et croît dans les épis de Seigle aux dépens des semences.

226. — Erigéron, *Erigeron canadense*. (Composées.) — Vulg. : *Erigéron du Canada*. — Plante naturalisée dans toute l'Europe depuis un siècle environ, employée surtout aux États-Unis contre la diarrhée et l'hydropisie, en raison de ses vertus astringentes et diurétiques (infusion : 30 grammes pour 600 gr. d'eau). L'Érigéron fleurit de juillet à septembre.

227. — Eupatoire, *Eupatorium cannabinum.* (Composées.)
— Vulg. : *Eupatoire d'Avicenne, Herbe de Sainte-Cunégonde,
Fal Carbé* (Gasc.). — La racine est purgative ; les sommités
fleuries agissent comme tonique amer, prises en infusion
(30 grammes pour un litre d'eau). Peu de plantes ont été
aussi vantées. L'Eupatoire croît au bord des eaux et fleurit
en juillet-août.

228. — Euphraise, *Euphrasia officinalis.* (Scrofularinées.)
— Vulg. : *Herbe à l'ophthalmie.* — La ressemblance, qu'on a
cru voir entre la tache jaune de la fleur et la forme de l'œil
lui a valu ses merveilleuses propriétés contre les maladies
des yeux. On employait son eau distillée maintenant tout à
fait délaissée. L'Euphraise croît au bord des chemins, sur les
pelouses, etc., et fleurit de juillet à septembre.

229. — Fève, *Faba vulgaris.* (Légumineuses.) — Vulg. :
Fève de marais, Fèverolle, Fabo (Gasc.), *Favo* (Marseille).— Les
graines, alimentaires et peu digestives, passent pour astringentes et adoucissantes. Les fleurs en infusion, à la dose d'une
pincée pour une tasse, sont diurétiques et usitées contre les
coliques néphrétiques. La Fève, originaire d'Asie, fleurit de
mai à juillet.

230. — Ficaire, *Ranunculus Ficaria.* (Renonculacées.) —
Vulg. : *Petite Eclaire, Aureilleto* (Marseille), *Glaouband* (Gasc.).
— Les racines, en raison de leur forme, ont été, en s'appuyant
sur la *doctrine des signatures,* vantées contre les hémorroïdes. Elles ne sont plus usitées. La Ficaire est dangereuse ;
elle croît dans les lieux ombragés et humides et fleurit en
mars-avril.

231. — Figue de Barbarie, *Opuntia vulgaris.* (Cactées.)
— Vulg. : *Raquette, Figue d'Inde, Semelle du Pape, Roquéto*
(Gasc.). — Le fruit mûr est diurétique et colore l'urine en
rouge ; les articulations de la tige, pilées et appliquées sur les
durillons et les cors, les ramollissent sous l'influence de
l'humidité qu'elles renferment. La Figue de Barbarie, d'origine américaine, est naturalisée dans le Midi et fleurit en été.

232. — Filipendule, *Spiræa Filipendula.* (Rosacées.) — Les
racines, renflées en tubercules, sont astringentes, grâce au
tanin qu'elles renferment, et diurétiques (décoction, de 30
à 60 grammes pour un litre d'eau). La Filipendule croît dans
les bois secs, les prairies et fleurit en juin.

233. — Framboisier, *Rubus Idaeus.* (Rosacées.) — Vulg. :

Pélavin (Marseille). — Les feuilles sont astringentes comme celles de la Ronce. Les fruits, appelés *Framboises*, servent à faire un sirop et une gelée, très agréables et très parfumés. On en prépare aussi une liqueur dite *Marasquin* et un alcoolat qui entre dans la composition de mélanges liquoreux. Le Framboisier croît dans les bois; il est fréquemment cultivé, fleurit en mai–juin et fructifie en juillet–août.

234. — **Fraxinelle**, *Dictamnus Fraxinella.* (Rutacées.) — Vulg : *Dictame blanc.* — Les racines, très amères et aromatiques, étaient usitées comme toniques. Leur écorce s'administrait en infusion (20 grammes pour un litre d'eau) et en alcoolature (1 gramme d'écorce fraîche pour 8 d'alcool). La Fraxinelle est gorgée d'essence; on a prétendu qu'elle s'enflammait à l'approche d'une lumière. Elle croît sur les coteaux calcaires et donne ses jolies fleurs rouges ou blanches de mai à juin.

235. — **Fritillaire**, *Fritillaria imperialis.* (Liliacées.) — Vulg. : *Couronne impériale, Impériale.* — **Plante dangereuse** qui a été préconisée contre la goutte à la façon du Colchique (voir pl. 39). Les oignons présentent une odeur caractéristique désagréable. La Fritillaire impériale, originaire d'Asie, est cultivée fréquemment et fleurit en juin.

236. — **Fucus**, *Fucus vesiculosus.* (Algues.) — Vulg. : *Goëmon, Varech.* — On a cru, mais sans preuve, trouver dans cette algue brune un remède contre l'obésité. L'Iode qu'elle contient, et qu'on en retirait jadis, lui a fait attribuer des vertus antiscrofuleuses. Le Fucus est émollient et peut servir à faire des cataplasmes. Abondant sur les côtes de l'Océan et de la Manche.

237. — **Fusain**, *Evonymus europæus.* (Célastrinées.) — Vulg. : *Bonnet carré, Bonnet de prêtre, Béret de capélan* (Gasc.), *Bouné de capélan* (Marseille). — Eméto-purgatif (3 à 4 fruits); la décoction des fruits est usitée contre la gale (30 grammes pour un litre d'eau) et la poudre pour tuer les poux. Le Fusain croît dans les bois et fleurit en avril–juin.

238. — **Galéga**, *Galega officinalis.* (Légumineuses.) — Vulg. : *Rue de chèvre, Lavanèse.* — Après avoir sans raison passé pour diurétique et vermifuge, le Galéga est encore réputé comme ayant une action sur la sécrétion du lait. Il est amer et teint la salive en jaune. Le Galéga, originaire de

l'Europe orientale, est fréquemment cultivé et fleurit en juin-
juillet.

239. — **Gattilier**, *Vitex Agnus-castus.* (Verbénacées.) —
Malgré son nom latin, qui vient de ses prétendues vertus
antiaphrodisiaques, cet arbrisseau est un stimulant. Ses
graines, qui ne sont pas sans analogie avec celles du Poivre,
sont carminatives, apéritives et diurétiques. Le Gattilier croit
dans le midi de la France où il fleurit de juin à juillet.

240. — **Giroflée**, *Cheiranthus Cheiri.* (Crucifères.) —
Vulg. : *Bâton d'or, Violier, Bioulié jaoüné* (Gasc.), *Garanié*
(Marseille). — Les fleurs de cette plante étaient employées
comme céphaliques, cordiales, antispasmodiques; on en préparait une huile par infusion La Giroflée croit sur les vieux
murs et fleurit au premier printemps; elle est aussi fréquemment cultivée.

241. — **Grassette**, *Pinguicula vulgaris.* (Lentibulariées.)
— Cette plante, maintenant oubliée et dont les feuilles font
cailler le lait, passait pour vulnéraire. On faisait un mélange
avec ses feuilles pilées et de l'axonge. La Grassette croit dans
les marais tourbeux et fleurit en mai-juin.

242. — **Gratiole**, *Gratiola officinalis.* (Scrofularinées.) —
Vulg. : *Herbe au pauvre homme, Séné des prés.* — Purgatif
drastique violent, dangereux à haute dose; l'infusion se fait
avec 10 grammes de plante sèche, pour 200 grammes d'eau,
et se prend en deux fois. La Gratiole croit dans les prairies
humides et fleurit en juillet-août.

243. — **Groseillier**, *Ribes rubrum.* (Saxifragées). — Vulg. :
Groseillier rouge, Groseillier-à-grappes. — La groseille est un
fruit de table agréable et rafraîchissant, surtout employé
pour la préparation de gelée, de sirop et de suc. Le suc se
prépare avec un kilog. de groseilles, 100 grammes de cerises
acides et 50 grammes de merises. On peut le framboiser
avec 1/10 de framboises. On fait le sirop de groseilles avec
1.000 grammes de suc et 1.750 grammes environ de sucre
blanc. Le Groseillier est l'objet de grandes cultures; il fleurit
au printemps et fructifie en été.

244. — **Gui**, *Viscum album.* (Loranthacées.) — Vulg. :
Verquet, Gui de Chêne, Vis (Marseille). — Le Gui, après avoir
guéri tous les maux, est absolument abandonné. On employait la plante en décoction (30 grammes pour un litre
d'eau) contre l'épilepsie. On fait de la glu avec les baies. Le

Gui croît sur beaucoup d'arbres et est rare sur le Chêne ; il fleurit en mars-avril.

245. — **Hellébore blanc**, *Veratrum album*. (Colchicacées.) — Vulg. : *Varaire*. — C'est une plante qui jouit, à la dose de 5-10 centigrammes de poudre de racine, de propriétés vomitives très marquées ; elle est purgative à doses plus élevées. La poudre est fortement sternutatoire et doit en partie ses propriétés à la *Vératralbine*. **Plante dangereuse**, de la région montagneuse, qui fleurit en juillet-août.

246. — **Hellébore noir**, *Helleborus niger*. (Renonculacées.) — *Rose de Noël*. — L'Hellébore passait chez les Anciens pour guérir la folie ; ce n'est plus qu'un purgatif et un vomitif énergiques, dont les racines sont très rarement employées de nos jours (infusion de 4 grammes pour 120 grammes d'eau). **Plante très dangereuse**, cultivée pour la beauté de ses fleurs qui paraissent dès la fin de novembre.

247. — **Hépatique des fontaines**, *Marchantia polymorpha*. (Muscinées.) — Vulg. : *Herbe aux poumons, Marchantie*. — Son nom lui vient de ce qu'on la croyait capable de guérir les maladies de foie. Sa décoction a été très préconisée comme diurétique (90 grammes pour un litre d'eau), ainsi que l'infusion dans le vin blanc. L'Hépatique forme de larges plaques vertes, qui poussent dans les lieux humides, entre les pavés des cours, au pied des murs.

248. **Herbe-à-Robert**, *Geranium Robertianum*. (Géraniacées.) — Vulg. : *Herbe à l'esquinancie, Bec de grue*. — Astringent très léger, encore usité comme antihémorragique (30 grammes de plante sèche pour un demi-litre d'eau). Les feuilles écrasées servent à panser les plaies. L'Herbe=à-Robert croît dans les décombres, sur les vieux murs ; elle fleurit de mai à août.

249. — **Hêtre**, *Fagus sylvatica*. (Cupulifères.) — Vulg. : *Faine, Fayard, Fau, Faïar* (Marseille). — L'écorce est astringente (30 grammes pour 200 grammes d'eau). Des amandes, appelées *faines*, qui produisent une véritable ivresse quand on en mange trop, on retire une huile excellente. Le tourteau est dangereux pour les animaux. Le Hêtre est un des plus beaux arbres de nos forêts ; il fleurit au mois de mai et donne ses fruits à l'automne.

250. — **Hièble**, *Sambucus Ebulus*. (Caprifoliacées.) — Vulg. : *Yèble, Petit Sureau, Eoulé* (Gascogne), *Sampudón* (Mar-

seille). — L'écorce de la racine est purgative (15 à 30 grammes par litre de vin). Les baies servent à colorer le vin.
L'Hièble croît au bord des chemins, fleurit en juin-juillet et
fructifie en septembre.

251. — **Houx**, *Ilex Aquifolium*. (Ilicinées.) — Vulg. :
Agréou (Gascogne), *Vis* (Marseille). — Les feuilles sont
amères, les fruits violemment émétiques. Avec la seconde
écorce de la tige on fait de la glu. Le Houx croît dans les
bois et fleurit en mai-juin.

252. — **If**, *Taxus baccata*. (Conifères.) — Les feuilles et
les fruits sont dangereux et causent souvent l'empoisonnement des animaux. On a recommandé les feuilles contre
l'épilepsie et comme antispasmodique. L'If est fréquemment
cultivé, fleurit au mois d'août et fructifie fin de l'automne.

253. — **Impératoire**, *Imperatoria Ostruthium*. (Ombellifères.) — Vulg. : *Benjoin français, Ostruche*. — Peu employée maintenant, la racine d'Impératoire était considérée
comme excitante (infusion de 15-30 grammes par litre d'eau).
Mâchée, elle est usitée en Savoie contre la migraine et les
maux de tête. L'Impératoire croît dans la région montagneuse et fleurit en juin-juillet.

254. — **Iris**, *Iris florentina*. (Iridées.) — Vulg. : *Iris de
Florence*. — Le rhizome de cette plante qui fleurit blanc,
ainsi que celui de l'*Iris germanica* dont les fleurs sont violettes, produit une poudre aromatique très employée en parfumerie. Il est irritant et servait à la fabrication des *pois à
cautères*. Les deux espèces sont fréquemment cultivées et
fleurissent en juin-juillet.

255. — **Ivraie**, *Lolium temulentum*. (Graminées.) — Vulg. :
Ivrago (Gascogne), *Margaou* (Marseille). — La farine d'Ivraie
est dangereuse et provoque des accidents quand elle est
mêlée au pain. L'Ivraie croît dans les moissons et abonde
certaines années.

256. — **Jacée**, *Centaurea Jacea*. (Composées.) — Vulg. :
Tétotte, Cat d'aouzel (Gascogne), *Maco muou* (Marseille). —
La plante, la racine surtout, est amère, astringente et par
suite fébrifuge (décoction 30 grammes par litre d'eau). La
Jacée croît dans les prairies et fleurit de mai à septembre.

257. — **Joubarbe**, *Semperpivum tectorum*. (Crassulacées.)
— Vulg. : *Artichaut sauvage, Herbe aux cors, Artichaou* (Gascogne). — La cuticule (peau) des feuilles, appliquée sur les

cors, les ramollit; les feuilles écrasées constituent un cataplasme populaire. La Joubarbe croît sur les vieux murs, les
toits de chaume, les roches et fleurit en juillet.

258. — **Laiche des sables**, *Carex arenaria*. (Cypéracées.)
— Vulg.: *Salsepareille d'Allemagne, Salsepareille des pauvres.*
— La décoction des rhizomes était réputée sudorifique
(30 grammes par litre d'eau). Les racines servent à faire des
balais. La Laiche croît dans les sables du littoral.

259. — **Laiteron**, *Sonchus oleraceus*. (Composées.) —Vulg.:
Lasseron, Laïtiron (Gascogne), *Engraisso paouar* (Marseille).
— Le Laiteron passe pour exciter la sécrétion du lait; son
suc desséché est purgatif. Il croît dans les lieux cultivés, les
décombres, et fleurit presque toute l'année.

260. — **Laitue**, *Lactuca sativa*. (Composées.) — Vulg.:
Laïtchugo (Gascogne). — La Laitue entre dans la préparation
du bouillon aux herbes; on en fait une eau distillée. On
retire par incision du *Lactuca altissima*, espèce voisine, un
suc qui, desséché, constitue le *Lactucarium*, calmant et hyp-
notique léger. La Laitue est cultivée pour l'usage alimentaire et fleurit en juillet.

261. — **Lampourde**, *Xanthium strumarium*. (Composées.)
— Vulg.: *Herbe aux écrouelles, Laputs fols* (Gascogne). —
La décoction des feuilles passait pour antiscrofuleuse; le suc
teignait les cheveux en jaune. Le *Xanthium spinosum* est
diurétique et a été vanté contre la rage. La Lampourde croît
au bord des chemins.

262. — **Laurier-cerise**, *Prunus Laurocerasus*. (Rosacées.)
— Vulg.: *Laurier Amande, Laouirièro* (Gascogne). — L'eau
distillée de Laurier-cerise est un antispasmodique léger,
usité dans les bronchites, à la dose de trois cuillerées par
jour dans une tasse de lait. Les feuilles servent à aromatiser
les crèmes, et doivent leur propriété calmante à l'essence et
à l'acide prussique qu'elles renferment. Le Laurier-cerise est
fréquemment cultivé comme plante d'ornement.

263. — **Laurier Rose**, *Nerium Oleander*. (Apocynées.) —
Vulg.: *Nérion, Rosage.* — Plante très vénéneuse, agissant
comme vomitif et comme régulateur du cœur, à la façon de
la Digitale (voir pl. nº 45). Le Laurier Rose, indigène en
Provence, est cultivé partout et fleurit en juin-juillet.

264. — **Lentille**, *Ervum Lens*. (Légumineuses.) — Vulg.:
Lentillon, Lentio (Marseille). — Les graines bouillies et écra-

sées servent quelquefois de cataplasme émollient. La farine de Lentille entre, dit-on, pour une bonne part dans la composition de la *Revalescière Dubarry*. La Lentille est cultivée en grand pour l'alimentation de l'homme et des animaux; elle fleurit en juin-juillet.

265. — **Lilas**, *Syringa vulgaris*. (Oléacées.). — Vulg. : *Lila* (Marseille). — Les feuilles sont toniques, astringentes; les fruits jouissent de propriétés marquées comme fébrifuges dans les fièvres intermittentes (en décoction). Le Lilas donne ses jolies fleurs en mai.

266. — **Lis blanc**, *Lilium candidum.* (Liliacées.) — Vulg. : *Lirés blans* (Gascogne). — On fait des cataplasmes avec ses bulbes écrasés et bouillis; l'eau distillée de fleurs de Lis était réputée comme calmante; le pollen était emménagogue. L'huile obtenue par macération des fleurs était très usitée comme calmante. Le Lis est cultivé dans tous les jardins et fleurit en juin-juillet.

267. — **Livèche**, *Levisticum officinale*. (Ombellifères.) — Vulg. : *Ache de montagne.*—La racine est souvent employée par les gens de la campagne, qui la confondent avec celle de l'Angélique; elle remplace souvent l'Ache des pharmacies et a les mêmes propriétés. La Livèche est fréquemment cultivée.

268. — **Lobélia**, *Lobelia urens*. (Lobéliacées.) — Plante âcre, caustique, purgative, dont la décoction a été employée dans les fièvres paludéennes. La Lobélie est une plante très dangereuse, qui croît dans les lieux marécageux de l'ouest de la France et fleurit en juillet-août.

269. — **Lotus**, *Trigonella cærulea*. (Légumineuses.) — Vulg. : *Baumier, Trèfle musqué*. — Macérées dans l'eau-de-vie, les fleurs jouissaient d'une grande vogue comme vulnéraires. Il est cultivé dans les jardins de la campagne et fleurit en juin-juillet.

270. — **Lupin**, *Lupinus albus*. (Légumineuses.) — Vulg. : *Aoubinos, Fabo folo* (Gascogne). — La farine de Lupin était calmante et émolliente; les graines passaient pour diurétiques et emménagogues. Elles contiennent de la *Lupinine* qui est dangereuse. Le Lupin est cultivé en grand et fleurit en juin.

271. — **Lyciet**, *Lycium barbarum*. (Solanées.) — On a recommandé l'infusion des feuilles en guise de Thé; les

jeunes pousses se mangent comme asperges. Les dindons
sont très friands des feuilles. Le Lyciet croît dans les haies,
les décombres; il fleurit en juillet-août.

272. — Lycopode, *Lycopodium clavatum*. (Lycopodiacées.)
— Vulg. : *Patte de loup, Soufre végétal*. — La plante entière
a été vantée comme diurétique. Les spores, dites *Poudre de
Lycopode*, servent à recouvrir les excoriations, les coupures
des enfants. Le Lycopode croît dans les bruyères, les pâturages, surtout des montagnes.

273. — Mandragore, *Atropa Mandragora*. (Solanées.) —
Les propriétés de la Mandragore sont celles de la Belladone,
mais cependant avec moins d'activité. Elle a joui d'une
grande réputation comme aphrodisiaque, en vertu de la
forme de sa racine. Elle croît en Italie et en Afrique.

274. — Marjolaine, *Origanum Majorana*. (Labiées.) — La
Marjolaine ne saurait être séparée de l'Origan; elle a les
mêmes propriétés et convient aux mêmes usages. Sa poudre
est sternutatoire; les feuilles servent de condiment dans le
Midi. Elle croît dans le midi de l'Europe et fleurit en juillet.

275. — Marronnier, *Æsculus Hippocastanum*. (Sapinda-
cées.) — Vulg. : *Marronnier d'Inde, Chataigne de cheval,
Castagné saoubatzé* (Gascogne). — L'écorce est fébrifuge; la
fécule tirée du marron est alimentaire, une fois dépouillée de
son amertume. L'huile de marrons a été employée contre la
goutte. Le Marronnier, originaire de l'Asie tempérée, est
planté partout; il fleurit en mai-juin.

276. — Matricaire, *Pyrethrum Parthenium*. (Composées.)
— Vulg. : *Mandiane, Matriguèro* et *Camoumillo* (Gascogne),
Boutoun d'argen (Marseille). — La décoction des sommités
fleuries sert contre la chlorose, l'anémie (10 grammes par
litre d'eau). C'est un tonique, stimulant comme la Camomille. La Matricaire croît au voisinage des habitations et
fleurit en juin.

277. — Mélèze, *Larix europæa*. (Conifères.) — Le Mélèze
est un des plus beaux arbres des hautes montagnes; il perd
ses feuilles l'hiver, contrairement à ce qui a lieu chez les
autres conifères. De son tronc on retire la *Térébenthine de
Venise*; ses feuilles laissent exsuder la *Manne de Briançon*,
qui a été employée comme purgatif. Il habite les Alpes du
Dauphiné et de la Savoie et est fréquemment planté.

278. — Mercuriale vivace, *Mercurialis perennis*. (Euphor-

biacées.) — Propriétés de la Mercuriale annuelle, mais avec plus d'énergie; son suc est vomitif. La plante serait diurétique; usitée dans la médication homéopathique. Habite les bois ombragés et fleurit au premier printemps.

279. — **Méum**, *Meum athamanticum.* (Ombellifères.) — Vulg. : *Méon, Fenouil des Alpes.* — Les racines sont stimulantes et s'emploient comme celles de l'Angélique. On en mêle les semences aux fromages pour les aromatiser. Le Méum croît dans les prairies des montagnes et fleurit au mois de juillet.

280. — **Mouron rouge**, *Anagallis phœnicea.* (Primulacées.) — Vulg. : *Mouron des champs.* — La médication homéopathique l'emploie. Il a été vanté contre une foule de maladies des plus diverses : la goutte, le cancer, la rage, la peste. Les oiseaux n'y touchent pas. Le Mouron rouge croît dans les champs et fleurit en juin-octobre, en même temps que la variété à fleurs bleues.

281. — **Mousse de Corse.** — La Mousse de Corse est formée par le mélange d'un grand nombre d'algues de la Méditerranée, et principalement par l'*Alsidium Helminthocortos.* La décoction de 20 grammes dans 250 grammes de lait est encore usitée contre les vers. C'est un vermifuge certain et non irritant.

282. — **Myrte**, *Myrtus communis.* (Myrtacées.) — Vulg. : *Nerto* (Marseille). — Toutes les parties de la plante ont été employées comme astringentes dans la leucorrhée, le catarrhe des bronches (15 à 30 grammes pour un litre d'eau). Les feuilles sont aromatiques. Le Myrte, originaire d'Afrique, naturalisé en Provence, est très abondant en Corse, et fleurit en juillet.

283. — **Nard celtique**, *Valeriana celtica.* (Valérianées.) — Le Nard a une souche odorante, rappelant moins le parfum de la Valériane que celui de la Camomille. A peu près abandonné de nos jours, il est encore employé en Savoie contre l'hystérie. Le Nard habite les montagnes de la Savoie.

284. — **Navet**, *Brassica Napus.* (Crucifères.) — Vulg. : *Nabet* (Gascogne), *Naveou* (Marseille). — Le Navet est usité dans la médecine populaire pour faire un sirop pectoral, comme celui de Chou rouge. Cette plante est l'objet de cultures en grand et fleurit en avril-mai.

285. — **Nigelle**, *Nigella arvensis.* (Renonculacées.) —

Vulg. : *Pattes d'Araignées.* — Les fruits de la Nigelle, ainsi que ceux des *Nigella sativa* et *damacesna,* sont odorants et de saveur poivrée; ils sont carminatifs, emménagogues, diurétiques en infusion vineuse à la dose de 10 grammes. Ils sont aussi condimentaires. La Nigelle croît dans les champs cultivés et fleurit en juillet.

286. — **Noisetier,** *Corylus Avellana.* (Amentacées.) — Vulg. : *Aveline, Avelanié* (Marseille). — La noisette donne une huile comestible estimée qui peut remplacer l'huile d'amandes douces. Les jeunes rameaux servent de baguettes divinatoires pour découvrir les sources cachées. Le Noisetier croît dans les bois; il fleurit en décembre-janvier et fructifie seulement en août–septembre.

287. — **Nummulaire,** *Lysimachia Nummularia.* (Primulacées.) — Vulg. : *Monnoyère, Herbe aux écus, Herbe à cent maux.* — La dysenterie, le scorbut, l'hémoptysie s'y sont adressées; elle passait pour astringente, mais est maintenant abandonnée. Elle fleurit en juillet dans les lieux ombragés humides.

288. — **Œillet rouge,** *Dianthus Caryophyllus.* (Caryophyllées.) — Vulg. : *OEillet ratafia, Girouflats* (Gascogne), *Uhspét rougé* (id.), *Ginouflié* (Marseille). — Les fleurs, dont l'odeur rappelle celle du clou de Girofle, passaient pour sudorifiques, toniques et cordiales (15 grammes par litre d'eau). L'OEillet, fréquemment cultivé, croît sur les vieux murs et fleurit en juillet.

289. — **Œnanthe crocata.** (Ombellifères.) — Vulg. : *OEnanthe safranée, Pensacre.* — Plante très vénéneuse, dont les racines laissent couler un suc safrané; d'un usage dangereux, même à l'extérieur, elle a été conservée pour la médication interne homéopathique. L'OEnanthe croît au bord des eaux dans l'ouest de la France; elle fleurit au mois de juillet.

290. — **Oignon,** *Allium Cepa.* (Liliacées.) — Vulg. : *Cébo* (Marseille). — D'un usage condimentaire important, l'Oignon a été préconisé contre l'hydropisie, comme diurétique associé au lait; il passe pour vermifuge, pectoral. L'Oignon cuit sous la cendre fait un cataplasme excellent. Originaire de l'Inde, il est cultivé partout et fleurit en août.

291. — **Oranger,** *Citrus vulgaris* et *Aurantium.* (Auran-

tiacées.) — Vulg. : *Portégalié* (Nice), *Arangi*, *Orenge* (Provence). — L'eau de fleurs d'Oranger est d'un usage journalier comme antispasmodique; il en est de même de l'infusion des feuilles, qui sont en outre sudorifiques (5 grammes pour un litre d'eau), seule ou mélangée au Tilleul. Les fleurs distillées donnent l'*Essence de Néroli*; les feuilles et les jeunes fruits, celle de *Petit grain*, usitées dans la parfumerie. L'écorce d'oranges amères, qui sert à faire un sirop tonique et le *Curaçao*, provient du *Citrus vulgaris*. L'orange douce, avec laquelle on peut faire une excellente boisson rafraîchissante, l'*orangeade*, est fournie par le *Citrus Aurantium*. L'Oranger, originaire de l'Inde, est cultivé dans toutes les contrées chaudes du globe. Il fleurit dans le midi de la France en mai–juin et mûrit ses fruits à partir de janvier.

292. — Orme, *Ulmus campestris*. (Urticées.) — Vulg. : *Ourmé* (Gascogne), *Ourné* (Marseille). — L'écorce d'Orme est légèrement tonique et astringente par son tanin (125 grammes pour un litre d'eau et réduire à moitié). Le bois est excellent pour le chauffage. L'Orme, indigène chez nous, est planté au bord des routes; il fleurit en mars-avril.

293. — Orobe, *Orobus vernus*. (Légumineuses.) — Les graines passaient pour expectorantes et pour activer la sécrétion du lait. Il paraît qu'elles étaient souvent remplacées par celles de l'*Ers* (Ervum Ervilia). L'Orobe croît dans les bois calcaires de la région montagneuse et fleurit en avril=mai.

294. — Orpin, *Sedum Telephium*. (Crassulacées.) — Vulg. : *Herbe aux charpentiers, Herbe à la reprise, Erbo dé Nostro Damo* (Gascogne). — Les feuilles fraîches, pilées et macérées dans l'huile, servent au pansement des plaies. Il croît dans les bois ombragés et fleurit en juillet.

295. — Osmonde, *Osmunda regalis*. (Fougères.) — Vulg. : *Fougère royale, Fougère fleurie*. — La décoction de racine (30 grammes pour un litre) a été usitée contre le rachitisme, le carreau et comme purgative. On l'a vantée, mais sans raison, pour la guérison des hernies. L'Osmonde habite les bois humides, tourbeux.

296. — Panicaut, *Eryngium campestre*. (Ombellifères.) — Vulg. : *Chardon roulant, Cloucó* (Gascogne), *Panicaou* (Marseille). — La racine est diurétique dans l'hydropisie (40 gr. par litre d'eau). Le Panicaut habite les lieux vagues, le bord des chemins où il fleurit en juillet-août.

297. — **Pâquerette,** *Bellis perennis.* (Composées.) — Vulg. :
Petite Marguerite, Margaridéto, Pimparélos (Gascogne). —
La Pâquerette est encore employée en Savoie contre les crachements de sang; elle est légèrement astringente. La Pâquerette croît partout et fleurit presque toute l'année.

298. — **Parisette,** *Paris quadrifolia.* (Asparaginées.) —
Vulg. : *Herbe à Paris, Raisin de renard.* — Plante antispasmodique et narcotique, très active dans toutes ses parties et
dangereuse qui, à dose élevée, est un vomitif et un purgatif
énergique. La Parisette croît dans les bois humides et fleurit
au mois de mai.

299. — **Parnassie,** *Parnassia Palustris.* (Saxifragées.) —
Vulg. : *Hépatique blanche.* — L'infusion de cette plante agirait comme tonique, astringente, avec succès dans les diarrhées rebelles.(30 grammes pour un litre d'eau). La Parnassie
habite les prairies tourbeuses et fleurit en août.

300. — **Passerage,** *Lepidium latifolium.* (Crucifères.) —
Vulg. : *Grand Passerage.* — Propriétés antiscorbutiques du
Cochléaria, du Cresson et mêmes usages. Il en est de même
du *Petit Passerage* (Lepidium graminifolium). Cette plante
croît au bord des eaux; elle fleurit en juillet.

301. — **Pastel,** *Isatis tinctoria.* (Crucifères.) — Vulg. :
Vouède, Guette. — Le Pastel est surtout connu pour ses qualités tinctoriales. En médecine, on l'a prescrit comme antiscorbutique et contre la jaunisse. Il croît dans les champs
calcaires et fleurit en mai-juin.

302. — **Pêcher,** *Amygdalus Persica.* (Rosacées.) — Vulg. :
Perséguè (Gascogne), *Perset* (id.), *Perséguié* (Marseille). —
Les feuilles et les fleurs en infusion (30 et 15 grammes pour
un litre d'eau) sont purgatives, vermifuges et diurétiques.
Le Pêcher, originaire de la Chine, depuis longtemps cultivé,
fleurit au mois de février-mars et fructifie de juillet à
novembre suivant les variétés.

303. — **Pédiculaire,** *Pedicularis palustris.* (Scrofularinées.)
— Vulg. : *Herbe aux poux.* — D'un usage probablement
dangereux à l'intérieur, cette plante, comme son nom l'indique, était employée pour détruire les poux. La Pédiculaire
croît dans les prairies tourbeuses et fleurit en août.

304. — **Perce-pierre,** *Crithmum maritimum.* (Ombellifères.) Vulg. : *Criste marine, Cassé pierre, Bacillo* (Marseille), *Fenou dé mar* (id.). — Très aromatique, cette plante

confite au vinaigre donne un excellent condiment. Croît dans les rochers du littoral.

305. — Ph llandrie, *OEnanthe Phellandrium*. (Ombellifères.) — Vulg. : *Ciguë aquatique, Fenouil d'eau, Persil des fous*. — **Plante suspecte** dont les fruits ont été prônés contre la toux et la phtisie débutante. (Infusion de 4 à 16 grammes pour un litre d'eau.) La Phellandrie, qui, paraît-il, n'est plus nuisible une fois sèche, croît dans les cours d'eau; elle fleurit en juillet.

306. — **Phytolacca**, *Phytolacca decandra*. (Phytolaccées.) — Vulg. : *Raisin d'Amérique, Épinard doux, Herbe à la toque*. — La racine est émétique et purgative à la dose de 50 centigrammes à un gramme; à plus faible dose (50 à 30 centigr.), on l'a recommandée comme altérante dans le rhumatisme chronique. Les fruits servent à colorer le vin. D'origine américaine, elle est naturalisée chez nous et fleurit en juillet-août.

307. — **Pied-de-chat**, *Antennaria dioica*. (Composées.) — L'infusion des fleurs de Pied-de-chat est très réputée comme béchique, adoucissante, dans le rhume et les bronchites (15 à 20 grammes par litre d'eau). Le Pied-de-chat fait partie des espèces pectorales. Il croît dans les bruyères, surtout de la région montagneuse et fleurit en mai-juin.

308. — **Pigamon**, *Thalictrum flavum*. (Renonculacées.) — *Rue des prés, Rhubarbe des pauvres, Fausse Rhubarbe*. — Les rhizomes sont purgatifs en décoction (25 grammes pour 500 grammes d'eau); les feuilles passent pour laxatives, diurétiques, fébrifuges. *Plante suspecte, qui croît dans les prairies humides et fleurit en juillet-août.

309. — **Piment**, *Capsicum frutescens*. (Solanées.) — Vulg. : *Poivre de Cayenne, Piment enragé, Poivre rouge, Poivre de Guinée, Pébrinos* et *Pébrot* (Gascogne). — Les fruits du Piment sont bien connus pour leur usage condimentaire. Ils constituent un digestif puissant. La teinture jouit de propriétés stimulantes, énergiques, en gargarisme contre l'enrouement et la poudre, en pilules contre les hémorroïdes. Le Piment est originaire de l'Inde et se cultive fréquemment chez nous.

310. — **Piment royal**, *Myrica Gale*. (Myricacées.) — Vulg. : *Galé, Myrte bâtard, Bois-sent-bon*. — Arbrisseau aromatique avec les feuilles duquel on fait une infusion théiforme excitante.

Le Piment royal croît dans les marais de l'Ouest et fleurit en avril.

311. — **Pistachier**, *Pistacia* (Anacardiacées.) — Le *Pistacia Lentiscus*, vulg. : *Lentisque*, donne la résine de *Mastic*; le *Pistacia Terebinthus* fournissait la *Térébenthine de Chio*; tous deux croissent dans le midi de la France. Quant au *Pistacia vera*, qui produit les *Pistaches*, il n'est chez nous que naturalisé.

312. — **Pivoine**, *Pæonia officinalis.* (Renonculacées.) — Vulg. : *Piône, Rose chaste, Herbe sainte*. — Le rhizome était antispasmodique et un peu narcotique; il est délaissé de nos jours. (Infusion de 30 grammes par litre.) Les graines sont émétiques et purgatives et, réunies en collier, passent pour préserver les enfants des convulsions. La Pivoine est cultivée et fleurit en mai-juin.

313. — **Podagraire**, *Aegopodium Podagraria.* (Ombellifères.) — Vulg. : *Herbe aux goutteux, Pied de bouc*. — Les racines et les feuilles ont joui d'une haute réputation contre la goutte. Elles sont maintenant inusitées. La Podagraire croît dans les lieux cultivés qu'elle envahit; elle fleurit en juillet.

314. — **Poireau**, *Allium Porrum.* (Liliacées.) — Vulg. : *Pos, Pourret* (Gascogne), *Pouarri* (Marseille). — La décoction de Poireau est un remède populaire comme diurétique; autrefois cette plante était employée contre la toux et l'enrouement. Le Poireau est cultivé dans tous les jardins.

315. — **Polygala**, *Polygala vulgare.* (Polygalées.) — Vulg. : *Herbe au lait, Laitier*. — Plante amère, qu'on prend en infusion (10 grammes pour un litre d'eau) comme expectorante, sudorifique, légèrement émétique. Le Polygala passait pour donner du lait aux animaux. Il croît sur les pelouses et fleurit en juin-juillet.

316. — **Populage**, *Caltha palustris.* (Renonculacées.) — Vulg. : *Souci des marais, Giron, Bassineau*. — Le Populage passe, et est employé en Savoie, pour supprimer la sécrétion lactée. Les boutons des fleurs peuvent se préparer à la façon des câpres. Le Populage croît dans les lieux humides et fleurit en avril.

317. — **Prêle**, *Equisetum arvense.* (Equisetacées.) — Vulg. : *Queue de cheval, Escuréto* (Gascogne). — La décoction de Prêle (15 grammes par litre d'eau) est regardée comme diu-

rétique. La Prêle des bois (Equisetum sylvaticum), autre espèce du même genre, passe en Savoie pour faire maigrir, si on en fait un usage prolongé. La Prêle croît dans les lieux humides.

318. — **Primevère**, *Primula officinalis*. (Primulacées.) — Vulg. : *Coucou, Cocu, Caleillous* (Gascogne).— Les fleurs sont calmantes (infusion 10 grammes pour un litre d'eau). La plante était vantée contre la paralysie, et la racine contre la gravelle, les vertiges et les vers. La Primevère croît dans les prairies, les bois, et fleurit au premier printemps.

319. — **Prunier**, *Prunus domestica*. (Rosacées.) — Vulg. : *Pruniéro* (Marseille). — Les prunes séchées, appelées *pruneaux*, jouissent de propriétés laxatives légères qui les font employer dans la médecine populaire. Le *Prunellier* (Prunus spinosa), a des fruits acerbes qui servent à préparer une liqueur agréable; son écorce est astringente.

320. — **Pulsatille**, *Anemone Pulsatilla*. (Renonculacées.)— Vulg. : *Coquelourde, Fleur de Pâques, Passe fleur, Herbe au vent.* — Plante très dangereuse qui irrite la peau; on l'emploie en alcoolature dans le traitement de l'orchite (2 à 4 grammes). La médication homéopathique en fait un usage fréquent; c'est l'antidote du mercure. La Pulsatille croît sur les pelouses sèches et fleurit en mai.

321. — **Pyrèthre**, *Pyrethum roseum* et *carneum*. (Composées.) — Vulg. : *Pyrèthre du Caucase.* — La poudre de Pyrèthre est très employée comme poudre insecticide. Elle vient surtout de Dalmatie. La racine de Pyrèthre (*Anacyclus Pyrethrum*) s'emploie comme masticatoire, pour faire cracher.

322. — **Quintefeuille**, *Potentilla reptans*. (Rosacées.) — Vulg. : *Erbo dé cin feillos* (Gascogne), *Frayo* et *Pato dé lou* (Marseille). — Astringent léger (30 grammes de racines pour un demi-litre d'eau) dans la dysenterie. La Quintefeuille pousse au bord des chemins et fleurit en juin-juillet.

323. — **Redoul**, *Coriaria myrtifolia*. (Coriariées.) — Vulg. : *Corroyère, Redou, Redon, Rédous* (Gascogne). — Plante très dangereuse, dont les feuilles ont, dit-on, servi à falsifier le Séné; elle est toxique pour les animaux. Le Redoul croît dans le midi de la France où il fleurit au mois de juin.

324. — **Renouée**, *Polygonum aviculare*. (Polygonées.) — Vulg. : *Trainasse, Herbe à cochon, Herbe à cent nœuds, Nouzado* (Gascogne), *Sannoûzo* (id.), *Traino* (id.), *Tirasso*

(Marseille), *Erbo dei passeroun* (id.). — Astringent très léger; les fruits seraient vomitifs et purgatifs. La Renouée croît partout et fleurit une partie de l'année.

325. — **Rhubarbe**, *Rheum officinale*. (Polygonées.) — La poudre de Rhubarbe est un purgatif d'un emploi courant, qui agit à la dose de 50 centigrammes à 4 grammes, sans causer de coliques ni d'irritation. On prend encore la Rhubarbe en macération et en vin (5 grammes pour un litre d'eau froide et 60 grammes pour un kilogramme de vin de Grenache). Le Sirop de Rhubarbe composé est un laxatif qui sert à purger les enfants. La Rhubarbe est d'origine asiatique.

326. — **Riz**, *Oryza sativa*. (Graminées.) — La décoction de Riz (20 grammes pour un litre d'eau) est journellement employée contre la diarrhée. On la sucre avec du sirop de coings. Le Riz est un aliment précieux pour les pays chauds. On en fait, au Japon et dans les Indes néerlandaises, des boissons spiritueuses appelées *Saki* et *Arac*.

327. — **Roquette**, *Eruca sativa*. (Crucifères.) — Vulg. : *Chou roquette, Rouquéto* (Gascogne), *Rouquetto* (Marseille). — Propriétés stimulantes et antiscorbutiques de beaucoup de Crucifères; elle passait pour être aphrodisiaque. La Roquette est usitée comme condiment en Italie. Elle croît surtout dans le midi de la France et fleurit en mai.

328. — **Rosage**, *Rhododendron ferrugineum*. (Ericacées.) — Vulg. : *Rue des Alpes*. — Les feuilles et les fleurs sont usitées contre les rhumatismes (infusion 8 grammes pour un litre d'eau), comme sudorifiques. L'*Huile de marmotte*, *utilisée comme vulnéraire, se prépare en faisant infuser dans* l'huile les galles des feuilles de Rosage. Le Rosage croît dans la région montagneuse élevée où il fleurit en juillet.

329. — **Rose trémière**, *Althæa rosea*. (Malvacées.) — Vulg. : *Rose à bâton, Passe rose, Bourdon de Saint-Jacques*. — Cette plante jouit des mêmes propriétés que la Guimauve (voir pl. 68). Elle est cultivée pour la beauté de ses fleurs qui paraissent de juin à août.

330. — **Sabine**, *Juniperus Sabina*. (Conifères.) — Vulg. : *Sabine mâle, Sabine femelle*. — Emménagogue **dangereux** qui ne doit être employé qu'avec la plus grande prudence. A l'extérieur, la poudre de Sabine agit comme irritant et rubéfiant. La Sabine, indigène dans les Alpes et les Pyrénées, est souvent cultivée.

331. — **Sain bois**, *Daphne Mezereum.* (Thyméléacées.) — Vulg. : *Bois gentil, Joli bois, Faux Garou.* — Mêmes usages que le Garou (voir pl. 58). La décoction de la racine et de l'écorce est usitée en Savoie comme sudorifique léger. Le Sain bois habite les bois montagneux et fleurit aux mois de février-avril.

332. — **Salep**, *Orchis Morio, mascula,* etc. (Orchidées.) — Vulg. : *Pentecôte, Doumaïzélos* (Gascogne). — Les tubercules de certains Orchis, très mucilagineux et féculents, constituent un aliment léger, de digestion facile, qu'on donne aux convalescents, sous le nom de *Salep.*

333. — **Salicaire**, *Lythrum Salicaria.* (Lythrariées.) — *Lisop fol* (Gascogne), *Cresto de gaou* (Marseille). — Les feuilles en décoction (16 grammes pour un litre d'eau) sont astringentes et usitées contre la dysenterie. La Salicaire croît le long des cours d'eau et fleurit en juin-septembre.

334. — **Sanicle**, *Sanicula europæa.* (Ombellifères.) — Vulg. : *Sanicle mâle et femelle.* — La Sanicle était jadis une panacée, oubliée de nos jours. Les feuilles sont légèrement astringentes. Elle croît dans les bois ombragés et fleurit en mai-juin.

335. — **Sanguisorbe**, *Sanguisorba officinalis.* (Rosacées.) — Vulg. : *Grande Pimprenelle. Pimpinélo* (Gascogne). — C'est encore un astringent qui agit par son tanin. La racine s'employait en décoction (30 grammes pour un demi-litre d'eau) contre les hémorragies. Prairies humides en juillet-août.

336. — **Santoline**, *Santolina Chamæcyparissus.* (Composées.) — Vulg. : *Aurone femelle, Petite Citronelle, Aoûsset ménu* (Gascogne). — Emménagogue et surtout vermifuge pour les enfants (décoction de 15 grammes dans un demi-litre d'eau, à prendre pendant 4 jours). Plante du Midi, cultivée dans le Nord, fleurit en juillet.

337. — **Sapin**, *Abies pectinata.* (Conifères.) — Vulg. : *Sapin des Vosges, Sapin argenté, Avet.* — Donne la Térébenthine des Vosges. Les bourgeons dits de Sapin sont fournis par le Pin sylvestre (voir pl. 142). Le Sapin est un bel arbre de la région montagneuse, surtout des Vosges.

338. — **Sarriette**, *Satureia hortensis et montana.* (Labiées.) Vulg. : *Erbo de sinton, Sarilléto, Erbéta, Erbos finos* (Gascogne), *Hisso, Pébré d'aï* (Marseille). — Propriétés et usages

des autres labiées aromatiques (infusion 10 gr. par litre d'eau). Plante condimentaire, du Midi et souvent cultivée.

339. — **Saule**, *Salix alba.* (Salicinées.) — Vulg. : *Osier blanc, Sausse grasse, Aouba* (Gascogne), *Saouzé blanc* (id.), *Sauzé* (Marseille). — L'écorce est très amère et astringente ; on l'emploie contre les fièvres intermittentes en décoction (60 grammes). Le Saule croît au bord des eaux et fleurit en mars.

340. — **Sceau de Notre-Dame**, *Tamus communis.* (Dioscorées.) — Vulg. : *Herbe à la femme battue, Bigno blanco* (Gascogne), *Coujourasso des bos* (id.). — La racine est purgative (2 à 4 grammes) ; pilée, on l'applique sur les contusions, d'où l'un de ses noms. Cette plante croît dans les bois, les haies et fleurit en août.

341. — **Sceau de Salomon**, *Polygonatum vulgare.* (Asparaginées.) — Vulg. : *Herbe aux panaris, Grenouillet.* — Le rhizome cuit est émollient et peut servir de topique contre les panaris ; il est un peu astringent. Le Sceau de Salomon pousse dans les bois ombragés ; il fleurit en mai-juin.

342. — **Scille maritime**, *Urginea Scilla.* (Liliacées.) — Vulg. : *Grande Scille, Squille, Oignon marin.* — Le bulbe est diurétique et fréquemment employé comme tel (teinture 1 à 10 grammes). La Scille est dangereuse et ne doit être usitée qu'avec prudence. Elle croît sur le littoral de la Méditerranée.

343. — **Sclarée**, *Salvia Sclarea.* (Labiées.) — Vulg. : *Orvale, Toute bonne, Herbe aux plaies.* — Cette plante, à odeur rappelant celle du Tolu, peut être utilisée pour remplacer la Sauge (voir pl. 127). Cultivée à l'époque féodale, cette plante se rencontre fréquemment dans les ruines des vieux châteaux ; elle fleurit en juillet-août.

344. — **Scolopendre**, *Scolopendrium officinale.* (Fougères.) — Vulg. : *Langue de cerf, Langue de bœuf, Herbe à la rate.* — Plante jadis employée en infusion (10 à 25 feuilles pour un demi-litre d'eau), comme pectorale, astringente. Elle croît dans les puits, les roches humides.

345. — **Scordium**, *Teucrium Scordium.* (Labiées.) — Vulg. : *Chamaros, Germandrée aquatique, Germandrée d'eau.* — Plante à odeur d'Ail, tonique et excitante (3 à 4 pincées par litre d'eau en infusion). Le Scordium croît dans les prés humides ; il fleurit en août.

346. — **Scrofulaire**, *Scrophularia nodosa*. (Scrofularinées.)
— Vulg. : *Herbe aux hémorroïdes*, *Erbo del sietgé* (Gascogne.) — La Scrofulaire est légèrement excitante et servait
jadis contre les hémorroïdes et les scrofules (infusion des
feuilles, 30 grammes pour un litre). Elle croît dans les lieux
humides et fleurit en août.

347. — **Souchet**, *Cyperus longus et rotundus*. (Cypéracées.)
— Vulg. : *Souchet odorant*, *Joun carrar* (Gascogne.) — Les
rhizomes sont astringents et diurétiques (infusion 30 grammes pour un litre d'eau). Le premier croît dans le midi de la
France, le second surtout dans l'ouest, au bord des eaux.

348. — **Staphysaigre**, *Delphinium Staphysagria*. (Renonculacées.) — Vulg. : *Herbe aux poux*, *Mort aux poux*, *Graine
de Capucin*. — **Plante dangereuse** dont les graines, réduites
en poudre, sont employées contre les poux. Elle croît dans
le midi de la France et fleurit en juin.

349. — **Stœchas**, *Lavandula Stœchas*. (Labiées.) — Vulg. :
Stœchas d'Arabie, *Keirelet* (Marseille.) — Mêmes propriétés
que la Lavande (voir pl. 76). Le Stœchas croît en Provence ;
il fleurit en mai-juin.

350. — **Sumac**, *Rhus Coriaria*. (Anacardiacées.) — Vulg. :
Vinaigrier, *Sabo* (Gascogne), *Fauvi* (Marseille). — Toutes les
parties de cet arbrisseau sont astringentes et surtout usitées
pour le tannage des cuirs ; les fruits sont acidulés. Le Sumac
croît sur les coteaux du Midi ; il est fréquemment cultivé.

351. — **Tamarix**, *Tamarix anglica et gallica*. (Tamarisci-
nées.) — Vulg. : *Tamaris* (Marseille). — Tonique, sudorifique, astringent, dont l'écorce a été usitée jadis. Les Tamarix
croissent sur le littoral de la Méditerranée et de l'Océan ; ils
fleurissent de juin à août.

352. — **Thé**, *Thea chinensis*. (Ternstrémiacées.) — L'infusion de Thé est excitante à la manière du café ; prise à dose modérée, elle active la digestion et est légèrement diurétique.
Elle jouit de qualités stomachiques, surtout quand elle est
bue refroidie. Le Thé est originaire de l'Asie orientale.

353. — **Tormentille**, *Potentilla Tormentilla*. (Rosacées.) —
Vulg. : *Tourmentille*, *Blodrot*. — La quantité de tanin, que sa
racine renferme, en fait un bon astringent contre la diarrhée
(10 grammes pour un litre, en décoction). La Tormentille
croît dans les prés, les bois ; elle fleurit en juin.

354. — **Troëne**, *Ligustrum vulgare*. (Oléacées.) — Vulg. :

Frézillon, Cabrifol (Gascogne), *Ooulivié-fé* (Marseille). — Les feuilles et les fleurs sont un astringent léger, dont la décoction est bonne contre les maux de gorge. On fait de l'encre avec les baies. Le Troène fleurit en mai-juin.

355. — **Turquette,** *Herniaria glabra.* (Paronychiacées.) — Vulg. : *Herniaire, Turquelle, Millegraine.* — Diurétique actif en décoction (30 grammes pour un litre d'eau) dans l'hydropisie; propriétés imaginaires contre les hernies. La Turquette croît dans les champs sablonneux et fleurit de juin à septembre.

356. — **Verge d'Or,** *Solidago Virga-aurea.* (Composées.)— Vulg. : *Herbe aux juifs, Grande verge dorée.* — Astringente, diurétique et vulnéraire, employée en décoction dans les maladies de la vessie et des reins (50 grammes par litre). Elle croît dans les bois et fleurit en juin-août.

357. — **Verveine odorante,** *Lippia citriodora.* (Verbénacées.) — Vulg. : *Citronnelle.* — Les feuilles très odorantes et les sommités donnent une bonne infusion excitante, antispasmodique, stomachique et diurétique (10 grammes pour un litre d'eau). Cultivée fréquemment dans les jardins; elle fleurit en août-septembre.

358. — **Vesse de loup,** *Lycoperdon giganteum.* (Champignons.) — La poussière, formée en grande partie par les spores, jouit des propriétés du Lycopode. La Vesse de loup croît sur les pelouses sèches à l'automne. Ses emplois sont rares.

359. — **Vigne,** *Vitis vinifera.* (Ampélidées.) — Vulg. : *Vigno* (Marseille). — Nous ne parlerons de la Vigne que pour rappeler que les raisins de Corinthe font partie des quatre fruits avec lesquels on prépare une tisane bien connue.

360. — **Vipérine,** *Echium vulgare.* (Boraginées.) — Vulg. : *Herbe aux vipères.* — Mêmes propriétés et même mode d'emploi que la Bourrache (voir pl. 18). La Vipérine croît au bord des chemins dans les lieux secs et fleurit en juin-juillet.

TROISIÈME PARTIE

Groupement des plantes par applications.

« Les classifications en thérapeutique, a dit Bouchardat, offrent de grandes difficultés ; celles qui prennent pour point de départ le but d'administration, quoique offrant de considérables imperfections, sont encore le plus généralement suivies. On ne leur a rien substitué de plus pratique. Plusieurs auteurs se sont efforcés de prendre une base de classification exclusive dans l'action physiologique des médicaments ; cette pensée est excellente, mais elle offre de grandes difficultés. » On ne saurait dire plus vrai ; aussi suivrons-nous la classification telle qu'elle est exposée dans le *Formulaire magistral* du professeur Bouchardat.

I. — MÉDICAMENTS NÉVROTROPIQUES.

On comprend dans ce groupe tous les médicaments susceptibles de modifier, d'une façon quelconque, le système nerveux. Il renferme les narcotiques, les antispasmodiques, d'une façon générale tous les calmants et les sédatifs.

A. **Narcotiques** *(sédatifs, calmants)* ; on leur a encore donné les noms de *stupéfiants, anodins, hypnotiques* :

Aconit.	Laitue vireuse.	Phellandrie.
Belladone.	Laurier cerise.	Stramoine.
Chanvre.	Mandragore.	Tabac.
Ciguë.	Morelle noire.	
Jusquiame.	Pavot (opium).	

B. **Antispasmodiques**, exerçant sur le système nerveux une influence spécifique, tendant à faire cesser le trouble de ses fonctions et à calmer les contractions musculaires :

Aconit.	Belladone.	Droséra.
Amandes amères.	Camomille.	Gui.
Ballote noire.	Camphre.	If.
Balsamite.	Ciguë.	Laurier cerise.

Laitue.
Jusquiame.
Mélisse.
Morelle.
Oranger.
Parisette.
Pivoine.

Plantain d'eau.
Primevère.
Pêcher.
Phellandrie.
Pulsatille.
Santoline.
Sarriette.

Stramoine.
Tilleul.
Valériane.
Verveine odorante.
Tabac, etc.

II. — MÉDICAMENTS STIMULANTS.

Les médicaments stimulants augmentent l'énergie des parties vitales et déterminent une fièvre passagère. Ce sont encore les *excitants :*

Absinthe.
Ache.
Agripaume.
Ail.
Alliaire.
Alléluia.
Aneth.
Angélique.
Anis.
Aristoloche.
Balsamite.
Barbarée.
Berce.
Berbéris.
Berle.
Benoîte.
Bétoine.
Bugle.
Cabaret.
Cade.
Café.
Calament.
Camphre.
Camphrée de Montpellier.
Capillaire.
Capucine.
Cataire.

Chamaedrys.
Citron.
Cochléaria.
Coriandre.
Cresson.
Criste marine.
Cumin.
Doronic.
Douce amère.
Erysimum.
Fraxinelle.
Fumeterre.
Genévrier.
Houblon.
Hysope.
Impératoire.
Laurier.
Lavande.
Lierre terrestre.
Livèche.
Marjolaine.
Marrube.
Matricaire.
Mélèze.
Mélilot.
Menthe.
Ményanthe.
Méum.

Millefeuille.
Millepertuis.
Moutarde.
Nigelle.
Noyer.
Oignon.
Oranger.
Origan.
Ortie.
Oseille.
Osmonde.
Passerage.
Pastel.
Persil.
Peuplier.
Pervenche.
Pied-de-chat.
Piment.
Pin.
Pomme-de-terre.
Raifort.
Romarin.
Roquette.
Rue.
Sanicle.
Sauge.
Sapin.
Scabieuse.

Scordium.	Stœchas.	Thé d'Europe.
Scrofulaire.	Sureau.	Thym.
Serpolet.	Thé.	Tussilage.
Souci.		

On rattache aux stimulants, les carminatifs, les plantes aromatiques et balsamiques, les antiépileptiques, etc.

III. — MÉDICAMENTS EXPECTORANTS.

Appelés encore *incisifs* ou *béchiques*, ils agissent comme stimulants sur la muqueuse pulmonaire, en favorisant l'expulsion des crachats. La plupart des stimulants sont des expectorants. Notons en outre :

Aunée.	Jusquiame.	Pulmonaire.
Belladone (coque-	Iris de Florence.	Quatre fruits.
luche).	Laitue.	Phellandrie.
Bouillon blanc.	Lichen d'Islande.	Réglisse.
Bourrache.	Lichen pulmonaire.	Safran.
Buglosse.	Lis.	Scille.
Coquelicot.	Mauve.	Violette, etc.
Doradille.	Pavot.	
Guimauve.	Polygala.	

Ils sont d'un usage courant, avec les *émollients*, contre la toux, les rhumes, bronchites, etc.

IV. — MÉDICAMENTS APHRODISIAQUES.

La plupart des plantes aromatiques ont passé pour aphrodisiaques. Le Nénuphar, le Gattilier ont la réputation d'anaphrodisiaques.

V. — MÉDICAMENTS EMMÉNAGOGUES.

On nomme ainsi les médicaments qui jouissent de la propriété de provoquer ou de favoriser l'écoulement des menstrues.
Les véritables emménagogues sont :

Absinthe.	Ergot de seigle.	Sabine.
Armoise.	Persil.	Safran.
Camomille.	Rue.	Uva Ursi.

La plupart des Labiées et des Ombellifères aromatiques ont passé pour jouir des mêmes propriétés.

VI. — MÉDICAMENTS ÉMÉTIQUES.

Médicaments administrés dans le but de provoquer le vomissement :

Arroche.	Épurge.	Narcisse.
Cabaret.	Fusain.	Phytolacca.
Cytise.	Houx.	Scille.
Colchique.	Lierre.	Violette (racine); etc.
Dompte-venin.	Muguet.	

VII. — MÉDICAMENTS PURGATIFS.

Les purgatifs facilitent et augmentent les évacuations alvines (du ventre). On les a divisés en *purgatifs* proprement dits, *laxatifs* ou purgatifs légers et *drastiques* qui sont énergiques et irritent l'intestin :

Aloès.	Globulaire.	Pigamon.
Bourgène.	Gratiole.	Polypode.
Agaric.	Hièble.	Pruneaux.
Bryone.	Houx.	Rhubarbe.
Buis.	Lobélie.	Ricin.
Elaterium.	Mercuriale.	Sceau de Notre-Da-
Épurge.	Nerprun.	me, etc.
Fusain.	Parisette.	
Frêne à manne.	Phytolacca.	

Quelques plantes jouissent de la propriété de provoquer les selles avec des vomissements :

Cabaret.	Hellébore blanc.	Saponaire.
Gouët.	Lierre.	Sureau.
Gratiole.	Polygala.	

VIII. — MÉDICAMENTS SUDORIFIQUES.

On les appelle encore *diaphorétiques;* ils augmentent la transpiration. Les vrais sudorifiques sont rares, la plupart n'agissent que par la quantité d'eau chaude qu'ils font absorber. Les antilaiteux en font partie.

Alkékenge.	Douce amère.	Pensée sauvage.
Bardane.	Fumeterre.	Pissenlit.
Bourrache.	Garou.	Saponaire.
Canne de Provence.	Laiche des sables.	Scabieuse.
Cerises (queues de).	Marron d'Inde.	Succise.
Chicorée.	Patience.	Sureau.

IX. — MÉDICAMENTS DIURÉTIQUES.

Augmentent la sécrétion de l'urine, grâce à leur action marquée sur les reins. D'innombrables plantes ont été prônées dans ce but, mais nous ne pouvons en retenir qu'un petit nombre : beaucoup n'agissent que par l'eau ingérée.

Ache.	Chiendent.	Hépatique des fontaine.
Adonis.	Colchique.	
Alkékenge.	Coronille.	Houx (Petit).
Arénaria.	Digitale.	Maïs.
Asperge.	Erigéron.	Orge.
Aspérule.	Fenouil.	Ortie.
Bruyère.	Fève.	Pariétaire.
Bugrane.	Genêt.	Persil.
Café.	Genévrier.	Poireau.
Caprier.	Grémil.	Scille.
Cerisier.		Vigne (raisin).

X. — MÉDICAMENTS CONTRO-STIMULANTS.

Ils diminuent l'excitation et le mouvement fébrile. Les diurétiques, les émétiques employés à haute dose le sont tous. Il en est ainsi particulièrement des médicaments *cardiaques* qui régularisent les fonctions de l'appareil circulatoire (cœur).

Adonis.	Genêt à balais.	Scille.
Digitale.	Muguet.	

XI. — MÉDICATION ANTIPHLOGISTIQUE.

Cette médication comprend l'emploi [des *antithermiques, analgésiques* (qui font tomber la chaleur produite par la fièvre), des *émollients* ou *pectoraux*. Ce sont, d'une façon générale, *les débilitants* de l'ancienne médecine.

| Aconit. | Colchique. | Saule. |
| Belladone. | Jusquiame. | Stramoine. |

qui sont *antithermiques* ou *analgésiques*.

Amidon.	Figuier.	Lin.
Bouillon blanc.	Guimauve.	Lis.
Buglosse.	Joubarbe.	Plantain.
Carraghaën.	Jujubier.	Quatre fleurs, etc.
Consoude.	Lichen.	

Les *expectorants* sont tous *émollients*, ainsi que les *résolutifs* employés en cataplasmes ou en application locale.

XII. — MÉDICAMENTS TEMPÉRANTS.

Les fruits acides et les antiscorbutiques qui remédient à 'excès d'excitation.

XIII. — MÉDICAMENTS TONIQUES.

Ce sont des *corroborants*, des *amers*, des *fébrifuges* (propres à combattre la fièvre). Les toniques, proprement dits, agissent surtout quand ils s'attaquent à des accès intermittents :

Absinthe.	Ecorce d'oranges a-	Lilas.
Artichaut.	mères.	Marronnier.
Centaurée (Petite).	Eucalyptus.	Ményanthe.
Chardon-Marie.	*Frêne.*	*Olivier.*
Chêne (glands tor-	Gentiane.	Rhubarbe.
réfiés).	Germandrée.	Saule.

Les *amers* agissent en stimulants sur l'appareil gastro-intestinal, aussi sont-ils dits *apéritifs*; ils sont *antiscrofuleux*, *antichlorotiques*, etc. A ce groupe appartiennent les *analepti-ques* :

Glands de chêne, Salep.

X V — MÉDICAMENTS ASTRINGENTS.

Ce sont les plus nombreux de tous; il est peu de plantes qui ne renferment plus ou moins de tanin, grâce auquel elles resserrent les tissus avec lesquels elles sont mises en contact. Citons les principaux astringents :

Aigremoine.	Ergot de Seigle.	Ortie blanche.
Airelle.	Eucalyptus.	Renouée.
Argentine.	Ficaire.	Ronce.
Benoîte.	Fraisier.	Rose rouge.
Bistorte.	Framboisier.	Tormentille.
Bouleau.	Grenadier.	Ulmaire.
Chêne (Galles de).	Myrte.	Uva Ursi, etc.
Cognassier.	Nénuphar.	
Consoude.	OEillet.	

A ce groupe appartiennent les plantes qui jouissent d'une action contre la diarrhée, la dysenterie, les hémorragies, les crachements de sang, etc.

XV. — MÉDICAMENTS RÉVULSIFS.

Les uns sont rubéfiants, c'est-à-dire qu'ils font rougir la peau; d'autres sont vésicants et déterminent des cloques; d'autres sont caustiques et désorganisent les parties du corps en contact avec eux :

Clématite.	Garou.	Pulsatille, etc.
Dentelaire.	Moutarde.	
Éclaire.	Piment.	

C'est comme irritants qu'agissent les *sternutatoires* (ils font éternuer) :

Arnica.	Cabaret.	Muguet, etc.
Bétoine.	Hellébore blanc.	

XVI. — MÉDICAMENTS PARASITICIDES.

A l'extérieur, contre les poux :

Hellébore blanc.	Staphysaigre.
Huile de Cade.	Tabac, etc.

A l'intérieur, contre les ténias :

Courges (semences).	Grenadier (Écorce de
Fougère mâle.	racine).

Contre les vers :

Absinthe.	Aloès.	Tanaisie.
Absinthe maritime.	Camomille.	Valériane, etc.
Ail.	Mousse de Corse.	

XVII. — MÉDICAMENTS SIALAGOGUES.

Dentelaire.   Pyrèthre (racine).

Les racines de ces deux plantes, mâchées, excitent la *salivation* ; la teinture de Pyrèthre sert à combattre les maux de dents.

En terminant nous donnons quelques indications générales, que nous ne pouvions répéter à propos de chaque plante :

Macération : opération qui consiste à immerger une substance dans un liquide froid pendant un temps variable (*vins de plantes*).

Infusion : se fait en versant un liquide bouillant sur des plantes ou en mettant des plantes dans un liquide bouillant.

Décoction : se prépare en faisant bouillir les plantes avec l'eau pendant un temps variable, habituellement une heure.

Les infusions de racines demandent deux à trois heures de contact ; les infusions de feuilles et de fleurs une heure seulement. Nous avons indiqué pour chaque plante la quantité à employer.

Récolte, préparation, culture.

I. — RÉCOLTE.

Le temps favorable à la récolte des plantes médicinales, le « temps balsamique », comme l'appelait Van Helmont, n'est pas facile à préciser. Il varie avec les espèces, avec le sol, avec la température.

En outre, l'âge influe sur les propriétés des *simples*. Jeunes, elles sont plus aqueuses et moins chargées de principes actifs ; les plantes vénéneuses elles-mêmes, un certain nombre du moins, sont inoffensives et même comestibles dans les premières phases de leur développement. La culture agit aussi en les modifiant : certains végétaux y perdent, la Digitale, par exemple ; d'autres y gagnent (les Labiées, Crucifères, etc.).

Nous indiquons succinctement l'époque de récolte des diverses parties des plantes médicinales :

Racines. — On ne récolte les racines des plantes vivaces qu'au bout de plusieurs années, trois ans en moyenne, avant cependant qu'elles soient devenues ligneuses; celles des plantes bisannuelles à la fin de la première année. Les racines de Quintefeuille, de Cynoglosse, sont recueillies ligneuses; celles de la Guimauve à la fin de la deuxième année.

La récolte des racines devra se faire au moment de la floraison en mai-juin; c'est à cette époque qu'elles sont les plus actives. La racine de Gentiane présente une intéressante particularité; elle ne prend la coloration brun-rougeâtre recherchée, qu'au bout de six à huit mois et à l'abri de l'humidité. On lui donne artificiellement cette coloration en huit à dix jours, par un procédé spécial de dessiccation.

Ecorces. — Récolte à la même époque que pour les racines sur des individus d'âge moyen.

Feuilles. — On doit les recueillir en pleine période de végétation active, au moment où les organes de reproduction commencent à se développer. Il faut choisir le moment favorable, car trop jeunes elles sont aqueuses, trop âgées pauvres en principes. Les feuilles de Digitale sauvage sont plus actives que celles de la plante cultivée, et leur activité varie avec la localité où elles poussent. Celles qui proviennent des Vosges doivent être préférées.

Les feuilles de la Pulsatille, de la plupart des Crucifères, perdent tout ou partie de leurs propriétés par la dessiccation.

Fleurs. — *Les fleurs, d'une façon générale, doivent être* récoltées en plein épanouissement; celles des Composées, en boutons, car elles continuent à se développer. Celles que l'on veut conserver sont recueillies par un temps sec et après que la rosée est dissipée; celles qu'on utilise de suite, de préférence le matin ou dans la soirée.

Fruits. — On récolte les fruits charnus lors de la maturité parfaite; les framboises, mûres, groseilles, un peu avant. Quant aux fruits secs, on devancera le moment de leur dessiccation sur la plante; ceux des Ombellifères seront pris quand ils sont prêts à tomber.

Semences. — On recueillera les semences à la maturité.

Voici, mois par mois, l'indication des époques de récolte pour les plantes les plus importantes :

Janvier. — Pulmonaire et Chêne.

Mars. — Bourgeons de Peuplier, de Pin, Ficaire.

Avril. — Feuilles de Cabaret, de Mandragore.

Mai. — Absinthe, Alliaire, Beccabunga, Benoîte, Ciguë, Cochléaria, Cresson, Lierre terrestre, Pensée sauvage, Pulmonaire, Pulsatille.

Juin. — *Feuilles et sommités* : Alléluia, Aneth, Angélique, Armoise, Aurone, Belladone, Bétoine, Bugle, Buglosse, Cabaret, Caille lait, Chardon-bénit, Chardon-Marie, Chicorée, Digitale, Epurge, Erysimum, Euphraise, Fenouil, Fumeterre, Guimauve, Jacée, Joubarbe, Jusquiame, Herbe-à-Robert, Laitue, Lotus, Marrube, Nummulaire, Pariétaire, Pervenche, Petit Chêne, Pissenlit, Plantain, Polygala, Ronce, Roquette, Saponaire, Scabieuse, Thé d'Europe, Verveine. *Fruits* : Cerises, Fraises, Framboises, Groseilles, Noix.

Juillet. — Absinthe, Aigremoine, Argentine, Aurone, Ballote, Basilic, Bon-Henri, Calament, Cataire, Centaurée, Cétérach, Clématite, Droséra, Eclaire, Gratiole, Hysope, Marjolaine, Mauve, Mélisse, Menthe, Millefeuille, Millepertuis, Origan, Orpin, Passerage, Pied de Lion, Romarin, Rue, Sabine, Sanicle, Sauge, Scolopendre, Scordium, Scrofulaire, Séneçon, Serpolet, Sumac, Tabac, Tanaisie, Ulmaire. *Fruits et graines* : Carottes, Cassis, Cerises, Fraises, Framboises, Groseilles, Orobe, Lupin, Pavot, Persil, Psyllium, Violette.

Août. — *Feuilles et sommités* : Belladone, Botrys, Laurier cerise, Ményanthe, Morelle, Rue, Stramoine, Sumac, Turquette. *Fruits et graines* : Angélique, Anis, Cassis, Concombre, Coriandre, Elaterium, Houblon, Jusquiame, Mûres, Phellandrie.

Septembre. — *Feuilles* de Mercuriale. — *Fruits et graines* : Alkékenge, Courge, Cynorrhodon, Epine-vinette, Nerprun, Noisette, Ricin. *Racines, rhizomes, tubercules* : Acore, Angélique, Aristoloche, Asperge, Bistorte, Bugrane, Cabaret, Canne de Provence, Chicorée, Chiendent, Dompte-venin, Eclaire, Fenouil, Fougère, Gouët, Guimauve, Hellébore blanc et noir, Iris, Livèche, Nymphéa, Oseille, Patience, Persil, Petit Houx, Pivoine, Polypode, Pomme-de-terre, Quintefeuille, Raifort, Réglisse, Salep, Scrofulaire, Tormentille, Tussilage, Valériane.

Octobre. — *Baies* de Genévrier, de Gui, de Sureau; coings, raisins.

Racines : Astragale fausse-Réglisse, Aunée, Bardane, Bryone, Consoude, Cynoglosse, Fraisier, Garance, Impératoire, Panicaut, Saponaire, Valériane.

Novembre. — Bulbes de Colchique; Agaric amadouvier; Ecorces de Buis, Chêne, Garou, Lierre, Marronnier, Orme, Saule.

L'époque de floraison de chaque plante, se trouvant mentionnée dans les deux premières parties, nous ne l'avons pas indiquée ici.

II. — DESSICCATION ET PRÉPARATION.

Si les plantes médicinales pouvaient être recueillies en bon état pendant toute l'année, il serait inutile de songer à les conserver. Mais il n'en est pas ainsi et la dessiccation devient une nécessité. En se desséchant, l'eau qui s'y trouve en abondance s'évapore et les principes fixes se déposent dans les tissus. Quant aux principes volatils, les uns se vaporisent, d'autres se transforment. Il faut que la dessiccation se fasse rapidement à l'air sec et chaud, continuellement renouvelé.

Le lieu où l'on dessèche les plantes s'appelle un *séchoir*. C'est un bâtiment aéré et ventilé, à ouvertures nombreuses orientées au Midi. Les plantes y sont déposées sur des claies *ou en guirlandes qu'on nomme aussi des couronnes.* Il ne faut pas qu'elles soient trop serrées, si l'on veut éviter la fermentation, qui aurait lieu inévitablement, entraînant de l'humidité et la production des moisissures.

Par les temps pluvieux et humides on peut recourir à l'étuve, en élevant graduellement la température de 20 à 40 degrés. Ce mode de préparation est le meilleur pour les plantes à feuilles épaisses, telles que la Jusquiame, la Joubarbe, etc. Le séchoir, au contraire, vaut mieux pour les plantes aromatiques.

En ce qui concerne les racines, on commence par les laver à grande eau pour les débarrasser de la terre qui leur est adhérente; celles qui sont succulentes doivent être coupées en rouelles, disposées en chapelets et suspendues ou bien placées sur des claies. On a recommandé également, pour les nettoyer, de les secouer dans un sac après dessiccation.

Quand on veut conserver des racines fraîches (ex. Raifort, Guimauve), on les met dans du sable fin et sec, après avoir coupé les bourgeons du sommet.

Les écorces se comportent comme les racines.

Quant aux fleurs, celles qui sont très petites sont recueillies et séchées en masse. On en fait des paquets que l'on suspend. Quelquefois on les enveloppe de papier pour protéger leur couleur (Millepertuis, Centaurée, Mélilot, Origan, etc.). La dessiccation doit être rapide à cause de la délicatesse des tissus qui s'altèrent facilement.

On sépare le calice et l'onglet de la corolle dans les Roses rouges, les Œillets ; on détache le calice pour la Violette qui conserve sa couleur, si on l'introduit dans des vases hermétiquement fermés, aussitôt après la dessiccation. Les fleurs de Sureau se préparent d'une façon spéciale ; on les laisse en tas pendant quelques heures ; les corolles se détachant facilement, on secoue et on passe au tamis.

Les fruits peu charnus sont desséchés directement ; ceux des Ombellifères doivent être placés à l'ombre ; quant à ceux qui sont pulpeux (figues, prunes, etc.), il ne faut pas qu'ils deviennent cassants, aussi leur fait-on subir des expositions alternées à l'étuve et au soleil.

Les graines et semences, que l'on récolte sèches sur les plantes, n'ont qu'à être placées directement en lieu sec.

III. — CULTURE.

Un grand nombre de plantes médicinales croissent à l'état sauvage et c'est dans cet état même qu'on peut les récolter. C'est ce qui se fait couramment dans certaines parties de la France pour la Belladone, la Digitale, la Petite Centaurée, la Ciguë, etc. Les jardins de la campagne donnent asile à quelques-unes d'entre elles : il en est peu où ne se rencontrent la Menthe, le Thym, la Lavande, etc.

Dans les temps anciens, la culture des *simples* s'est trouvée tout indiquée, en même temps que leur importance pour l'art de guérir et la foi naïve qu'on accordait à leurs vertus. Les botanistes du xvie siècle parlent souvent des plantes cultivées, et auparavant, Charlemagne, le grand empereur, dans un de

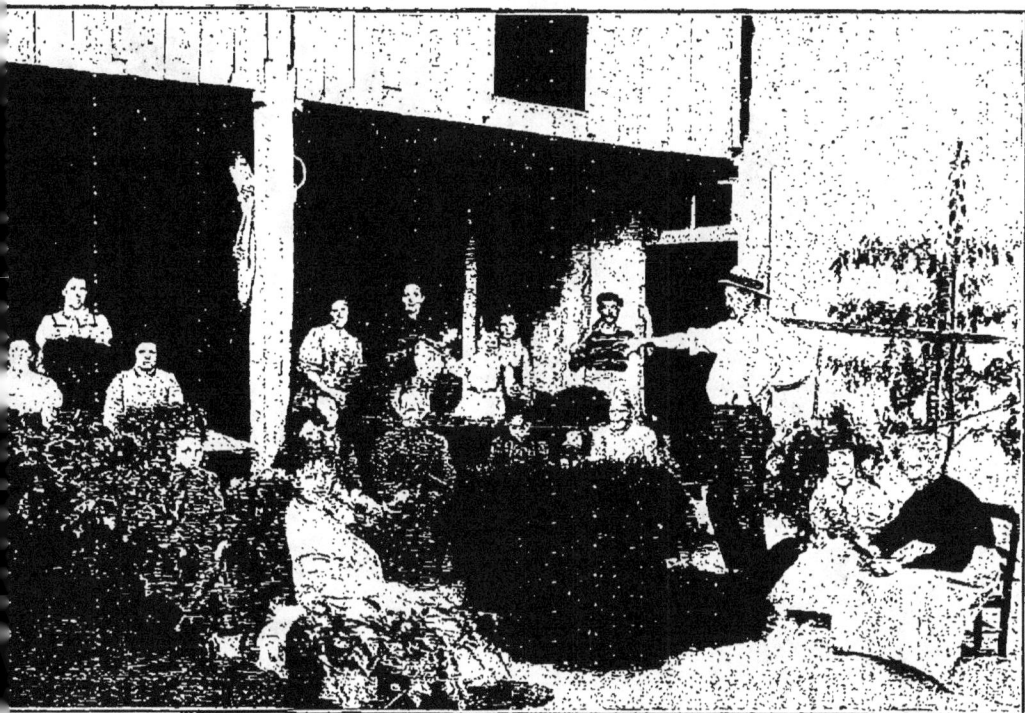

Manipulation des plantes médicinales à Milly.

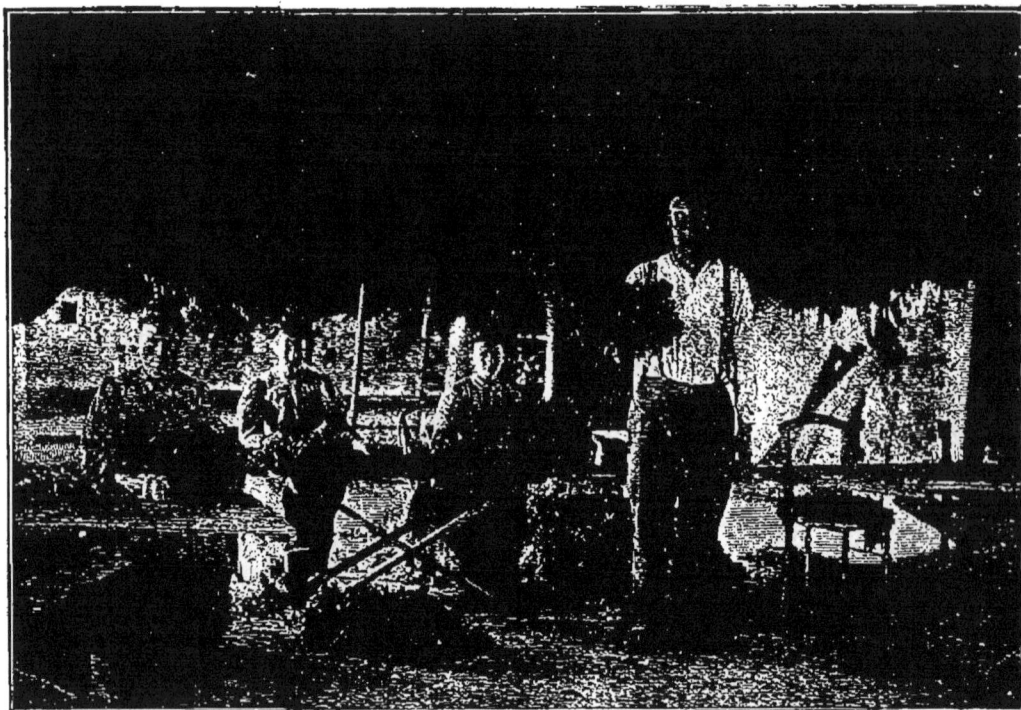

Intérieur d'un séchoir à Milly.

ses *Capitulaires* (en 812) indique celles qu'il désirait voir répandues dans les jardins des fermes impériales : Aigremoine, Bardane, Basilic, Bétoine, Cabaret, Cataire, Coignassier, Coriandre, Epurge, Fenugrec, Guimauve, Hellébore, Hysope, Iris, Joubarbe, Lin, Livèche, Matricaire, Mauve, Mentastre *(Mentha sylvestris)*, Menthe, Menthe Coq *(Balsamite)*, Pouliot *(Mentha Pulegium)*. Romarin, Rose, Rue, Sabine, Sauge, Sarriette, Sclarée, Tanaisie. La Carline n'est-elle pas la plante de Charles, et ne doit-elle pas son nom à Charlemagne?

La médecine était alors dans l'enfance; le peuple l'ignorait du tout au tout, et les moines seuls avaient la connaissance et la pratique des simples.

La culture des plantes au moyen âge a laissé des vestiges dans les ruines et aux environs des vieux châteaux. Il y aurait à faire une flore des castels d'autrefois. L'Œillet, la Sclarée ne s'éloignent guère des vieux donjons ou de leurs emplacements. L'Agripaume ne se plait guère que dans les rues des villages, marquant ainsi son origine.

A partir du XVIᵉ siècle, aux quelques plantes exotiques alors connues vinrent s'en joindre d'autres, grâce surtout à la découverte de l'Amérique. Actuellement leur nombre est considérable et chaque jour on en voit apparaître de nouvelles, que la thérapeutique préconise et patronne pour un temps. Nous n'avons pas à nous en occuper, tout en ne pouvant passer sous silence quelques-unes d'entre elles, qui se sont implantées chez nous et sont devenues nôtres, par la culture, par les usages auxquelles elles se prêtent : Eucalyptus, Oranger, Citronnier, Aloès, Rhubarbe, etc.

Nous avons dit plus haut que c'était dans leur lieu d'origine, au sein des bois, des prairies et des champs, dans les escarpements des hautes montagnes, qu'il fallait encore aller chercher bon nombre de simples actuellement en usage. D'autres sont devenus l'objet de grandes cultures, qui ne sont pas aussi florissantes qu'elles devraient l'être, et dont quelques-unes, même, n'existeront bientôt plus qu'à l'état de souvenir.

Si l'on consulte les statistiques décennales, publiées par le Ministère de l'Agriculture, on est étonné de la faible part qu'y tiennent les cultures des plantes médicinales. Ces cultures spéciales ne figurent pas dans la nomenclature des questions posées aux commissions et aux sous-commissions constituées dans chaque canton pour l'établissement de la statistique agricole. Il y a là une lacune regrettable qui serait facile à combler.

Les plantes pharmaceutiques doivent être cherchées, dans les tableaux statistiques, parmi les plantes textiles, oléagineuses, industrielles de diverses sortes, à essence ou à parfum. Il en est ainsi du Lin, du Chanvre, du Colza, de l'Œillette, du Tabac, du Houblon, de la Betterave, de la Chicorée, du Pastel, du Safran, de l'Olivier, des Noyer, Amandier, Hêtre, Pêcher, Prunier, Cerisier, Châtaignier, Oranger, Citronnier, etc. Ce sont des plantes à deux fins, plutôt industrielles et comestibles que pharmaceutiques à proprement parler.

A la statistique de 1892 (la dernière parue et publiée), les plantes pharmaceutiques figurent en bloc, sans indication satisfaisante, sans spécification, pour 1198 hectares. En 1881 et en 1862, il n'en est pas fait mention.

Si nous exceptons le Safran, la Betterave, la Pomme-de-terre, le Tabac, le Houblon, le Chardon-à-foulon, la Gaude, le Chiendent qui sont indiqués d'une façon spéciale, nous voyons que les plantes pharmaceutiques étaient cultivées, en 1892, dans quatorze départements qui sont :

Aisne	1 hectare.
Alpes-Maritimes	205 hectares.
Ardèche	60 —
Bouches-du-Rhône	90 —
Drôme	13 —
Gard	306 —
Haute-Savoie	6 —
Indre-et-Loire	29 —
Maine-et-Loire	27 —
Nord	104 —
Seine	4 —
Seine-et-Oise	33 —
Tarn	288 —
Var	10 —

Mais on ne trouve aucun détail. Il serait intéressant cependant de savoir quelles sont les cultures spéciales à telle ou telle région de la France, quel est le chiffre d'affaires auquel elles donnent lieu. Encore une lacune qu'il serait facile de faire cesser, avec un peu de bonne volonté !

Il faut remarquer que certains départements ne figurent pas dans cette liste, où la culture des plantes à parfum et à essence est signalée ; le Doubs, par exemple, avec 80 hectares. L'Absinthe, qui y est spécialement cultivée, entre pour une certaine part dans la consommation pharmaceutique.

Le Safran se tient à part. En 1892, on en cultivait 477 hectares dont 472 dans le Loiret (Safran du Gâtinais) et 5 en Seine-et-Marne. En 1862, il figurait pour 1.115 hectares ! En 1892, sa valeur se chiffre par 103.952 francs ; elle était de 237.204 francs en 1882 et de 741.088 en 1862. Pourquoi cette déchéance ?

L'*Annuaire statistique de la France,* publié en 1898 par le Ministère du Commerce et de l'Industrie, ne parle pas de la culture des plantes pharmaceutiques proprement dites. Le *Rapport général sur l'Exposition de 1889* la passe également sous silence.

Donc officiellement peu de renseignements. Nous avons dû chercher ailleurs et, ailleurs aussi, les renseignements sont rares.

Le département de Maine-et-Loire, où la culture figure pour 27 hectares, fournissait en 1856 de la Coriandre et de l'Anis, du Fenugrec, du Pavot blanc. Le petit village de Saint-Lambert-du-Lattay s'est adonné depuis quelque temps à la culture des plantes médicinales, mais il paraît que ces dernières ont surtout du *coup d'œil*, mais peu d'arome : elles arrivent sur le marché comme facteur de quantité, mais la qualité en est inférieure. Quelle en est la cause ? Est-ce le terrain qui laisse à désirer ? sont-ce les soins, apportés à la récolte ou à la dessiccation, qui seraient défectueux ?

Dans l'Indre-et-Loire, nous devons à notre confrère M. Tourlet, pharmacien à Chinon, d'intéressants renseignements que nous transcrivons : « Il y a un certain nombre d'années, on cultivait dans l'arrondissement de Chinon, et spécialement dans le canton de Bourgueil, un certain nombre de plantes médicinales : la Réglisse, la Coriandre, le Fenugrec, l'Anis. Aujourd'hui la culture des trois dernières a disparu, et ce n'est que très exceptionnellement que l'on trouve un champ de Fenugrec ou de Coriandre.

Quant à la Réglisse, sa culture, tout en diminuant dans de
très fortes proportions, en raison de la baisse des prix et par
suite de la réduction du bénéfice, sa culture, dis-je, se con-
tinue encore, mais sur une bien moindre échelle que par le
passé. On n'en rencontre plus que dans trois communes :
Bourgueil, Restigné, Benais, appartenant toutes les trois au
canton de Bourgueil. Les terrains mis en culture atteignent
à peine 6 à 8 hectares pour chacune de ces communes.

« La récolte de la Réglisse se fait quatre ans après la plantation. Le produit en est de 8 à 10.000 kilogrammes par
hectare, et le prix de vente, qui atteignait autrefois 25 francs
les 100 kilogrammes, est tombé au-dessous de 12 francs.

« Dans cet état de choses, les frais occasionnés par l'arra-
chage étant considérables, le bénéfice est relativement très
minime. C'est cette baisse de prix qui a fait abandonner
presque complètement la culture de la Réglisse dans nos
contrées, où les terrains atteignent un prix élevé et où la
main-d'œuvre est fort chère. »

La situation n'est donc pas brillante dans l'Indre-et-Loire.

Voyons ce qui se passe en Seine-et-Marne où, à une quin-
zaine de lieues de Paris, existent des cultures, des *herbages*
comme on dit dans le pays. A Milly (1), sur les confins de
Seine-et-Oise, tout près des limites du Loiret, la culture des
simples est depuis de longues années en honneur. Nous
sommes allés sur place faire notre enquête, et M. Baudin,
pharmacien, a bien voulu nous adresser des renseignements
circonstanciés des plus intéressants qui nous ont été fort
utiles. Qu'il nous soit permis de le remercier, ainsi que son
fils, jeune étudiant en pharmacie, qui a bien voulu nous offrir
trois clichés reproduits ici (2).

Sur 55 hectares indiqués par la statistique agricole de 1892
pour le département de Seine-et-Oise, Milly en occupe à lui
seul 40 à 50. On y cultive : Menthe poivrée, Mélisse, Pensée

1. L'excursion à Milly, intéressante pour les botanistes et les
étudiants en pharmacie, se fait par Maisse (station du P.-L.-M.);
de là on se rend à pied ou en omnibus à Milly, distant de 6 kilo-
mètres. Les herbages, accessibles à tous, entourent la petite
ville, curieuse encore par une vieille halle servant de marché.

2. Nous sommes également redevables à M. Paul Lechevalier
fils, libraire à Paris, d'un quatrième cliché. Nous l'en remer-
cions bien vivement.

sauvage, Datura, Belladone, Absinthe, Absinthe (Petite), Hysope, Sauge, Marjolaine, Marjolaine à coquille, Origan, Basilic, Bourrache, Sarriette, Menthe coq (Balsamite), Menthe Pouliot, Guimauve.

Le nombre des cultivateurs y est de 25 à 30, qui se livrent en même temps à la culture maraîchère et aussi à la grande culture.

Les récoltes trouvent leurs principaux débouchés à Paris, à Lyon, à Nîmes, à Dijon, à Marseille et dans l'est de la France. La qualité est remarquable et très appréciée des droguistes et Milly conserve son renom.

« Il y a longtemps, d'ailleurs, dit M. Baudin, que les habitants de Milly se sont faits *herboristes*. Les arrière-grands pères des Morin, des Thévenin actuels, s'occupaient à rechercher, dans les champs et les bois, les plantes que leur demandaient les drogueries de Paris. La flore sauvage des environs est encore largement exploitée : parmi les plantes sauvages, le Millepertuis, la Ronce, le Mélilot, la Tanaisie, le Serpolet, la Jusquiame, la Petite-Centaurée, le Lierre terrestre, la Turquette et surtout le Polypode, qui est connu ici sous le nom de *Suçet*, et vendu comme plante ornementale. Cinq ou six familles s'occupent de la recherche des simples. En somme il y a plus d'un siècle que les habitants sont les humbles auxiliaires de la médecine. »

Quelle est l'importance relative de chacune de ces cultures?

La Menthe occupe de 8 à 10 hectares. Le rendement total, très variable, peut être estimé à 40.000 kilogrammes; le prix moyen est de 150 francs les 100 kilogr. *pour les feuilles mondées* (détachées de la tige), et de 55 à 65 pour la plante en bouquets.

La Mélisse occupe de 6 à 8 hectares avec un rendement total de 16 à 18.000 kilogrammes en bouquets, au prix moyen de 50 à 60 francs les 100 kilogr. On trouve 4 hectares de Pensée sauvage fournissant 20.000 kilogr. à 70 francs les 100 kilogr. ; six hectares sont consacrés au Datura qui s'expédie de Milly par 15.000 kilogr. à raison de 80 francs les 100 kilogr. Le Datura a trouvé un débouché auprès des fabricants de cigarettes calmantes (pour les asthmatiques), qui ont soin de passer des marchés avec les cultivateurs.

La Belladone se vend de 90 à 120 francs les 100 kilog. et donne annuellement environ 5.000 kilogr. de feuilles.

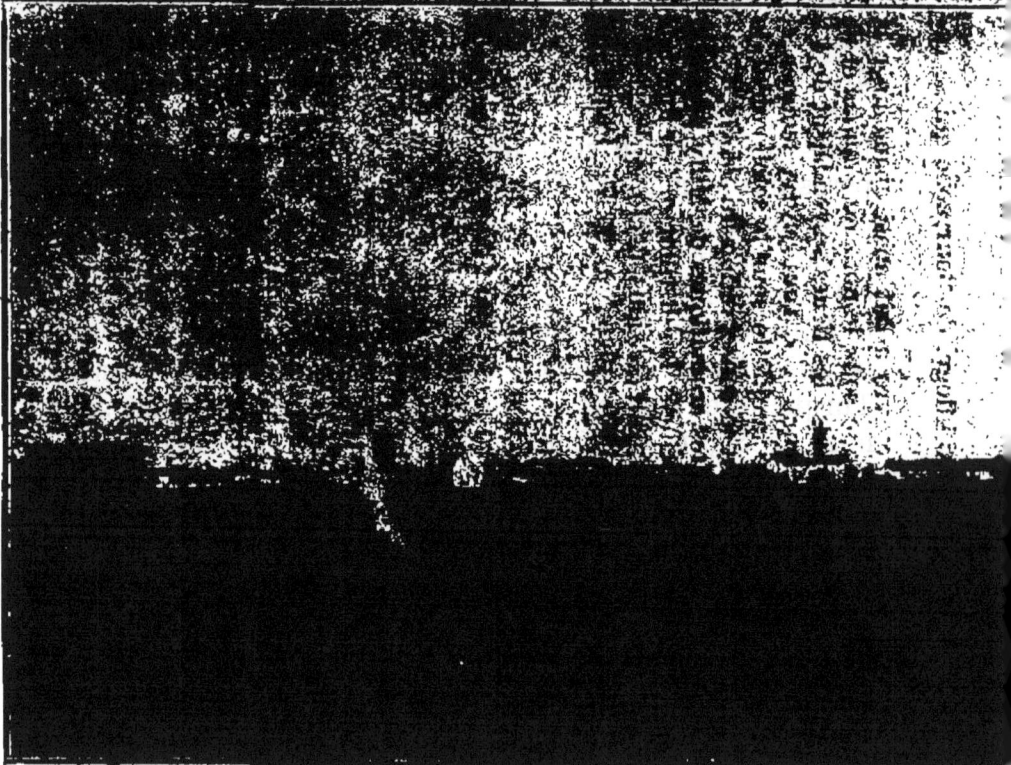

Vue d'un champ de Datura à Milly.

La Guimauve est cultivée pour sa racine sur 4 hectares. La cherté de la main-d'œuvre fait qu'on ne recueille ni les fleurs, ni les feuilles. La racine est expédiée fraîche aux Halles de Paris, par bottes de 25 kilogr., à raison de 5 à 6 francs la botte.

On exploite environ 2.000 kilogr. de Bourrache qui se récolte entière.

La cherté de la main-d'œuvre a fait aussi abandonner la culture de la Mauve, connue sous le nom de *Papillon* et de *fleur rouge*. Il y a vingt ans, les fleurs se vendaient de 4 à 500 francs les 100 kilogrammes. « Tout Milly, femmes et enfants, était occupé à la cueillette sous le soleil ardent, la rosée et la pluie empêchant la conservation du coloris. »

Il s'en faut que les plantes aromatiques de Milly prennent toutes le chemin des officines ; les distillateurs en font une énorme consommation qui peut être ainsi évaluée :

Basilic, 3 hectares, 5.000 kilogr. à 55-75 francs les 100 kilogr. en bouquets.

Marjolaine, mêmes chiffres.

Sauge, 2 hectares. 40.000 kilogr. à 90 francs les 100 kilogr. mondée, ou à 60 fr. les 100 kilogr. en bouquets.

Sarriette, 50 francs les 100 kilogr. en bouquets.

Menthe coq (Balsamite, Menthe chat) et Menthe Pouliot, peu demandées, 80 francs les 100 kilogr. en bouquets.

Origan, 2.000 kilogr. environ.

Quant à la Grande Absinthe, la Petite Absinthe et l'Hysope leur culture était très importante autrefois et égalait celle de la Menthe. A cette époque, l'Absinthe et l'Hysope se vendaient jusqu'à 60 francs les 100 kilogrammes. Le prix est descendu à 18 et 20 francs, mais on signale une reprise, et la vente se fait de nouveau à 30 et 40 francs.

Il existe des stocks considérables de ces plantes chez les cultivateurs de Milly, et les séchoirs en sont pleins, depuis que le Lyonnais, le Midi, les environs de Besançon et la Suisse les cultivent pour la fabrication de la liqueur verte.

A Milly, l'Absinthe occupe 2 hectares ; la Petite Absinthe, 4 hectares ; l'Hysope, 1 hectare. La Petite Absinthe se reconnaît de loin à sa taille peu élevée et à la teinte grise de son feuillage, qui tranche sur celui des plantes avoisinantes.

On nous avait également signalé la culture de la Rue qui ne paraît plus avoir grande importance. La récolte se faisait avec des gants, à cause des affections cutanées de la main, auxquelles prêtait sa manipulation, surtout si la cueillette se faisait le matin à la rosée.

La Rose de Provins, cultivée pendant quelque temps, a été abandonnée, à cause des précautions que nécessite la récolte et de la cherté de la main-d'œuvre.

On pourrait essayer, dans les terrains siliceux des bois de

Vue extérieure d'un séchoir à Milly.

Milly, la culture de la Digitale. Les graines germent facilement, ainsi que M. Baudin s'en est assuré par lui-même.

Nous avons vu que la plupart de ces plantes étaient livrées en bouquets. Le Datura est toujours vendu mondé. Les cultivateurs cueillent les feuilles à mesure qu'elles se développent et qu'elles atteignent leur maximum de dimension. A l'arrière-saison, il ne reste plus dans les champs que les tiges effeuillées, ce qui leur donne « un aspect singulier de rangées d'arbres morts ».

Le cultivateur n'est pas satisfait du rapport de ses cultures. — c'est un peu général et de tous les temps. Ceux que nous avons interrogés ont été unanimes à dire que, si c'était à refaire, ils tourneraient leurs efforts d'un autre côté. N'y a-t-il pas là quelque peu d'exagération?

En général, les cultures sont bien tenues, bien nettes et les herbes étrangères y sont nulles ou rares. Mais, comme tous les autres végétaux, les plantes médicinales ne sont pas exemptes de maladies. La Menthe est tout particulièrement sujette à des affections parasitaires, qui nuisent plus ou moins à la production. Au printemps, c'est un puceron qui élit domicile sur les feuilles qui paraissent comme décolorées; à la fin de l'été et à l'automne, surtout dans les années humides, c'est une *rouille* (le Puccinia Menthæ) qui les attaque.

Quand le moment de la récolte est arrivé, on fait la cueillette en choisissant son temps, de manière à ne pas travailler par la pluie ou par la rosée. Puis vient la dessiccation qui a lieu dans des séchoirs, abondamment ventilés, pareils à celui qui est représenté ici. Les plantes recueillies en bouquets sont attachées et mises en *couronnes* (voir **Dessiccation** et **Préparation**).

Il serait à souhaiter qu'on pût faire l'histoire de chaque centre de culture de plantes médicinales. Ce serait l'affaire de nos confrères en pharmacie, qui s'intéresseraient vite à cette besogne.

Dans le nord de la France existent des cultures de Guimauve, de Lin, de Camomille romaine, de Moutarde noire, de Pavot à œillette, dont les marchés les plus importants sont ceux de Cambrai et d'Arras. Le Pavot à opium y a été aussi essayé pour la fabrication de l'opium indigène, mais la culture paraît en avoir été abandonnée.

Aux environs de Paris, la Mauve, l'Angélique ont été cultivées, ainsi que le *Rosa damascena*, qui avait pris, de son lieu de culture, le nom de *Rose de Puteaux*.

L'Yonne et la Côte-d'Or fournissent encore une grande partie des bourgeons de Sapin. L'est de la France a fourni la Mauve, la Moutarde noire et la Garance.

En Auvergne, Aubergier avait, vers 1830, introduit la culture du Pavot à opium qui donnait 7 kilogr. par hectare d'un opium riche en alcaloïdes et surtout en Morphine. Le *Lactuca altissima* est cultivé, depuis 1841, près de Clermont pour la fabrication du Lactucarium.

Dans l'Ouest et le Sud-Ouest, il faut citer la culture de l'Angélique à Niort et à Nantes, de la Rhubarbe, maintenant abandonnée, dans le département du Morbihan.

Le midi de la France cultive, près de Nimes, le Fenouil doux, le Thym pour la fabrication de l'essence, qui se fait deux fois par an, lors de la floraison en juin et en octobre; près d'Avignon, la Garance qui n'est plus qu'un mythe; le Lupin, dans la Provence et, aux îles d'Hyères, le Jujubier, etc.

Les cultures de la Provence, de la région méditerranéenne, méritent de fixer l'attention d'une façon spéciale. Elles ont un intérêt tout particulier. La Rose, l'Oranger, l'Eucalyptus y figurent avec éclat.

A Grasse, à Cannes, à Nice, à Valloris dominent les cultures de Roses. La Rose à cent feuilles, la Rose de Provins, la Rose de Damas, la Rose de Bengale s'y rencontrent. Un hectare de plantation peut contenir de 30 à 40.000 rosiers. La récolte des roses est faite par des femmes, pendant le mois de mai, et chaque rosier en bonne production peut fournir 200 grammes de fleurs. Les Alpes-Maritimes utilisent, pour la distillation de l'essence retirée de la *Rose à cent feuilles*, environ 500.000 kilog. de fleurs chaque année.

Le Rosier Bengale *indica major*, à fleurs rouge foncé, remplace maintenant en grande partie, pour la pharmacie, le Rosier de Provins et fournit la Rose rouge.

L'*Eucalyptus Globulus*, d'Australie, se plaît sous le ciel de la Provence où ses graines très fines se sèment naturellement sous les arbres; il y atteint de 15 à 17 mètres d'élévation en une dizaine d'années. L'*Eucalyptus amydalina*, également usité en thérapeutique, y croît aussi avec vigueur, bien que sa croissance soit un peu moins rapide que celle du précédent.

Quant au genre *Citrus*, qui comprend Citronnier, Oranger, etc.; on en cultive plusieurs espèces qui fournissent à la pharmacie et à l'industrie un certain nombre de produits : l'eau de fleurs d'Oranger, les essences de Néroli, de Portugal, de petits grains; l'écorce d'oranges amères; les feuilles d'Oranger; les fleurs; l'orange; le citron; etc. Les principaux centres de culture sont : Hyères, Cannes, Grasse, Nice, Menton. En Corse, on cultive le Cédratier qui donne de bons produits et forme de superbe jardins à l'île Rousse, à Bastia, à Nonza, à Vescovato, à Rogliano, à Luri. Tous les *Citrus* sont originaires de l'Asie orientale et méridionale.

L'*Oranger doux*, Citrus Aurantium, fournit les oranges et l'essence de Portugal; ainsi que les feuilles, les fleurs d'Oranger et leur eau distillée. Mais, pour ces derniers produits, on lui préfère le Citrus vulgaris, ou *Oranger amer*, ou *Bigaradier*, qui est plus aromatique et donne les essences de Néroli et de petits grains.

Le citron est le fruit du *Citrus Limonum*; le cédrat, celui du *Citrus medica*, et l'essence de Bergamotte se retire du *Citrus Bergamia var. vulgaris*. Un Bigaradier de 20 ans donne de 15 à 20 kilogr. de fleurs qui se paient de 0 fr. 50 à 1 fr. 50 le kilogr. Il en faut 100 kilogr. pour faire 40 kilogr. d'eau distillée et 100 grammes d'essence. A Grasse, on en utilise chaque année près de 300.000 kilogr. Les fleurs de l'Oranger doux ne valent que de 10 à 40 centimes le kilogr. Les pousses, résultant de l'émondage, forment le *brou* et les petits fruits tombés de bonne heure, le *petit grain*.

Le Citronnier est moins résistant que l'Oranger, et son aire de culture vers le Nord ne dépasse pas Nice, Villefranche et Menton, en progressant vers Gênes. Quant au Bergamotier, il est encore plus délicat et n'existe que par pieds isolés.

Il nous resterait à dire maintenant quelques mots de la multiplication des plantes médicinales, mais on sent que ce sujet nous entraînerait hors des limites et dépasserait le but de cet ouvrage. Ceux que ce sujet intéresserait se reporteront avec avantage au *Dictionnaire d'Horticulture* de D. Bois, publié par M. Paul Klincksieck.

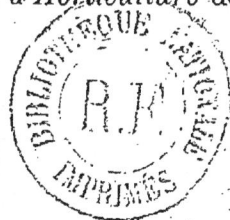

TABLE ALPHABÉTIQUE

des noms latins, français, populaires, provençaux et gascons, des espèces et familles figurées ou citées, ainsi que des principaux médicaments où des préparations signalés.

Les noms latins sont imprimés en *italique*, ceux des familles en égyptienne. Les chiffres renvoient aux pages.

— 221 —

TABLE GÉNÉRALE

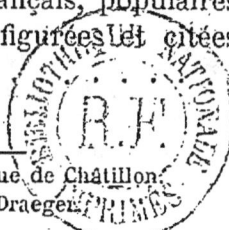

Paris. — Imp. J. Mersch, 4 bis, avenue de Châtillon.
Paris. — Chromotypographie Draeger.

Atlas des Plantes de France

UTILES, NUISIBLES & ORNEMENTALES

400 PLANCHES COLORIÉES

REPRÉSENTANT 450 PLANTES COMMUNES

avec de nombreuses figures de détail

ET UN TEXTE EXPLICATIF DE LEURS PROPRIÉTÉS & USAGES

en *Médecine, Agriculture,*
Horticulture, dans l'Industrie, l'Économie domestique, etc.

PAR

A. MASCLEF

3 volumes grand in-8°, composés de 368 pages de texte et de 400 planches imprimées en nombreuses teintes. (Le texte broché ; les planches dans 2 cartons.) Prix. . . . **60 francs.**

Les superbes planches de cet ouvrage, d'une scrupuleuse exactitude, d'une netteté de dessin parfaite, constituent un excellent élément pour l'enseignement comme pour l'étude, non moins que des modèles utiles dans tous les arts décoratifs. Le texte est simple et à la portée de tout le monde.

Atlas des Champignons

COMESTIBLES ET VÉNÉNEUX
80 planches coloriées

Représentant 191 champignons communs en France, avec leur description,
les moyens de reconnaître les bonnes et les mauvaises espèces
et de nombreuses recettes culinaires

Par L. DUFOUR
DOCTEUR ÈS-SCIENCES

Un vol. in-8° dans un carton. — Prix . . . . 15 francs.

*Le succès considérable de cet atlas est dû à la remarquable exécu-
tion des planches, au grand nombre d'espèces figurées, et à un prix
qu'on n'est pas habitué de rencontrer dans les ouvrages de champignons à planches coloriées.*

Atlas des Algues Marines

les plus répandues des côtes de France
48 PLANCHES TIRÉES EN COULEUR

Représentant 110 espèces d'Algues faciles à récolter, avec leur description
et les moyens de les préparer et de les conserver

Par Paul HARIOT
LAURÉAT DE L'INSTITUT

Planches et texte renfermés dans un joli carton, orné d'une vue des
côtes de Bretagne . . . . 12 francs.

*Ouvrage élémentaire destiné aux personnes qui se rendent aux
bains de mer et qui, après avoir réuni en jolis albums, les belles
plantes marines trouvées dans la mer ou que les vagues rejettent sur
les côtes, désirent aussi en connaître le nom.*

Tableau
des Principaux Champignons

COMESTIBLES ET VÉNÉNEUX
Par Paul DUMÉE

MEMBRE DES SOCIÉTÉS MYCOLOGIQUE ET BOTANIQUE DE FRANCE, PHARMACIEN

*Ce tableau est d'une scrupuleuse exactitude et préviendra bien des
accidents dus autant à l'ignorance qu'à l'imprudence. Il est surtout
destiné à être fixé au mur. Les personnes désireuses de le mettre en
poche peuvent se le procurer plié, renfermé dans un cartonnage souple.*

Prix du Tableau à plat (mesurant 50 sur 67 cm.) . . .	1 fr. »	net.
— — expédié par la poste autour d'un rouleau	1 fr. 20	—
— — plié, dans un cartonnage souple . . .	1 fr. 35	—
— — le même, expédié par la poste	1 fr. 45	—

Dictionnaire d'Horticulture

ILLUSTRÉ

de 959 figures dans le texte, dont 403 en couleurs
et de 6 plans coloriés hors texte

Par D. BOIS

Assistant au Muséum d'Histoire naturelle
en collaboration avec de nombreux spécialistes

2 volumes gr. in-8° reliés toile pleine. — Prix . . . **45** francs.

Le Dictionnaire d'Horticulture, *ouvrage pratique et entièrement original, s'adresse aussi bien aux jardiniers qu'aux amateurs et gens du monde n'ayant que peu ou pas de connaissances horticoles.*

Les plantes de plein air et de serres, les arbres fruitiers et d'ornement, les légumes sont traités avec tous les développements qu'ils comportent. Plus de 25 spécialistes autorisés y traitent, chacun en ce qui le concerne, les opérations culturales, la greffe et la taille des arbres, le chauffage des serres, les questions d'engrais, l'outillage horticole, les maladies des plantes, les insectes et autres animaux nuisibles ou utiles au jardin.

SOUS PRESSE

Flore descriptive et illustrée

DE LA FRANCE, DE LA CORSE ET DES CONTRÉES LIMITROPHES

Par l'abbé H. COSTE

MEMBRE HONORAIRE DE LA SOCIÉTÉ BOTANIQUE DE FRANCE.

Cet ouvrage à la fois scientifique et pratique sera publié en 9 fascicules formant 3 volumes et contiendra environ 8.000 figures représentant les 4.000 espèces de plantes spontanées en France et dans les contrées limitrophes.

Le prix des 3 volumes est de **60** francs. Jusqu'à ce que la publication soit terminée, ce prix est réduit pour les personnes m'envoyant, en souscrivant *d'avance et en une fois* :

à **45** francs jusqu'à l'achèvement du volume I.
à **50** francs jusqu'à l'achèvement du volume II.
à **55** francs jusqu'à l'achèvement du volume III.

On peut aussi acheter par fascicules isolés; ce mode d'achat est moins avantageux pour l'acheteur.

Un prospectus détaillé et illustré est envoyé gratis sur demande.

Bibliothèque de Poche du Naturaliste

Cette collection, unique en son genre, se recommande par son format portatif, sa simplicité comme langage et méthode, l'exécution très soignée des nombreuses planches coloriées que chaque volume renferme, et par son prix très modique, abordable pour toutes les bourses.

Voici les titres des 10 volumes parus :

Plantes des champs, des prairies et des bois, par SIÉLAIN. — 3 volumes se vendant séparément, chacun avec 128 planches coloriées . . . . à **6 fr. 50**

Flore coloriée à l'usage du touriste dans les montagnes, par CORREVON. — 1 volume avec 144 planches coloriées. . . . . **6 fr. 50**

Atlas des Insectes de France, utiles et nuisibles, par DONGÉ. — 1 vol. avec 72 planches coloriées. **6 fr. 50**

Atlas des Oiseaux de France, Suisse et Belgique, par D'HAMONVILLE. — 2 volumes se vendant séparément, chacun avec 72 planches coloriées . . . . . à **6 fr. 50**

Atlas des Papillons de France, Suisse et Belgique, par GIROD. — 1 volume avec 72 planches coloriées . . . . **6 fr. 50**

Atlas des Champignons comestibles et vénéneux, par DUMÉE. — 1 vol. avec 36 planches coloriées. **4 fr.** »

Ces volumes mesurent 11 1/2 sur 16 cm., et ne se vendent que reliés toile pleine.

Paraîtra en Mai 1900 :

Atlas des Poissons des eaux douces de France, par RAVERET-WATTEL. — 1 volume avec 72 planches coloriées . . . . **6 fr. 50**

www.ingramcontent.com/pod-product-compliance
Lightning Source LLC
Chambersburg PA
CBHW061108220326
41599CB00024B/3959